食物与健康

主编 王少康 宋志秀 张 红

东南大学出版社
SOUTHEAST UNIVERSITY PRESS
·南京·

图书在版编目(CIP)数据

食物与健康 / 王少康,宋志秀,张红主编. — 南京 :
东南大学出版社,2022.12(2024.5重印)
 ISBN 978-7-5766-0320-0

 I.①食… II.①王… ②宋… ③张… III.①食物营
养—关系—健康—教材 IV.①R151.4

 中国版本图书馆 CIP 数据核字(2022)第 209460 号

责任编辑:郭 吉 **责任校对**:子雪莲 **封面设计**:王 玥 **责任印制**:周荣虎

食物与健康

Shiwu Yu Jiankang

主 编	王少康 宋志秀 张 红	
出版发行	东南大学出版社	
出 版 人	白云飞	
社 址	南京市四牌楼 2 号(邮编:210096 电话:025-83793330)	
经 销	全国各地新华书店	
印 刷	江苏凤凰数码印务有限公司	
开 本	787mm×1092mm 1/16	
印 张	15.5	
字 数	360 千字	
版 次	2022 年 12 月第 1 版	
印 次	2024 年 5 月第 2 次印刷	
书 号	ISBN 978-7-5766-0320-0	
定 价	56.00 元	

《食物与健康》编委会

主　编　王少康（东南大学）

　　　　宋志秀（南京中医药大学）

　　　　张　红（东南大学）

副主编　夏　惠（东南大学）

　　　　毋瑞朋（西藏民族大学）

编　委　（按拼音排序）

　　　　廖　望（东南大学）

　　　　乜金茹（南京卫生高等职业技术学校）

　　　　邵　莉（西藏民族大学）

　　　　吴云凤（南京中医药大学）

　　　　杨立刚（东南大学）

　　　　叶雨婷（南京卫生高等职业技术学校）

　　　　喻　晓（南京中医药大学）

　　　　周　明（南京医科大学）

前言
PREFACE

　　食物与健康密切相关,良好的国民营养和健康状况既是社会经济发展的基础,也是社会发展的重要目标。目前国内大部分高等院校开设了食物与健康的相关选修课程,以提高大学本科的通识教育,使学生能够深入理解食物与人体健康、疾病的关系,认识平衡膳食、合理营养以及食品安全的重要性。目前食物与健康的相关教材主要是面对预防医学、临床医学和食品科学等具有相关专业基础的大学生,专业性较强,不适用于非相关专业大学生的通识教育。本教材坚持科学性、系统性和科普性三位一体的理念,贯彻"以人为本"的教育思想,以学生好学、教师好教为出发点,结合国内外营养学进展和热点问题,与实际生活紧密联系,以提高教学质量和学生学习兴趣。

　　本教材的主要特色为科普性和专业性,编写过程中采用通俗的语言代替晦涩的专业术语,用浅显的科学常识代替深奥的分子生物学机制,打破医学与文科、理科、工科等非医学专业之间不可逾越的鸿沟和限制,以科普的手段和形式,帮助学生进一步理解食物与健康的知识和理论,学会融会贯通,从而提高自身的健康知识水平和健康素养,指导自己的实际生活并保持良好的健康水平。

　　本教材的创新点为:(1) 理论与实际充分结合。在"科学知识链接"中结合各式各样的生活实践内容,分析其中深刻的科学道理,进一步阐述平衡膳食、合理营养的重要性。"辟谣知识链接"中借助专业学者对科学知识的正确甄别能力,发布权威的科普知识,与实际生活紧密联系,公开树立正确的食物与健康相关的科学观点和立场,坚决和社会上风行的伪科学、反科学观念做斗争,秉承不传谣、不信谣的信念,帮助大学生掌握识谣辟谣的科学方法,揭开伪科学、反科学的神秘面纱。(2)"思政元素"融入各部分内容。"思政知识链接"将专业知识与课程思政有机结合,使学生通过学习教材内容,不仅仅学习科学知识,以及将知识灵活地运用于日常生活中,提高科学素养,同时也会受到爱国主义教育,树立正确的社会主义核心价值观、法治意识,培养家国情怀,增强社会责任感和文化自信,培养创新意识,树立辩证联系观和正确的人生观、价值观,确立科学的生态观。

本教材由长期在教学和科研一线的专家老师共同承担编写工作。第一章为绪论,阐述食品、营养学和卫生学概念以及发展史。第二章为营养学基础,内容包括六大营养素的相关知识。第三章为各类食物的营养价值,内容包括食物营养价值概念、各类植物性和动物性食物以及加工制品的营养特点。第四章为合理营养与平衡膳食,内容包括中国居民膳食参考摄入量、膳食指南与膳食宝塔,以及营养工作实践(营养调查、食谱编制等)。第五章为人群营养与膳食,介绍不同生命阶段即婴幼儿、学龄前儿童、学龄儿童、青少年、孕妇、乳母和老年人的生理特点及营养需求。第六章为营养与疾病,内容为营养风险筛查,肠内肠外营养,常见疾病肥胖、糖尿病、高血压以及癌症与营养的关系,以及营养治疗。第七章为食品污染及其预防,介绍常见食品中微生物、化学性以及物理性污染及其预防。第八章为食品添加剂及其管理,介绍食品中常见的食品添加剂。第九章为食品卫生及其管理,介绍常见各类食品以及保健食品和转基因食品的卫生管理。第十章为食物中毒及其预防,介绍细菌性、真菌性食品,有毒动植物和化学性食物中毒的机制以及预防措施等。

　　在教材即将出版之际,感谢来自东南大学、西藏民族大学、南京医科大学、南京中医药大学、南京卫生高等职业技术学校等十余位编者的辛勤付出,感谢东南大学教务处、西藏民族大学医学院和江苏省中医药健康养生技术工程研究中心给予的经费支持,向所有支持、帮助本教材编写和出版工作的领导、同行和所有编辑致谢! 由于编者学识水平和实践经验有限,在编写过程中难免有不当之处,敬请读者批评指正。

王少康

2022 年 11 月

目录
CONTENTS

第一章　绪　论

　　食物与健康属于预防医学范畴,本书主要阐述膳食与人体的相互作用及其对健康的影响和作用机制,并据此提出疾病预防和健康促进的措施、政策和法规等。食物与健康既涉及食物营养与健康,又涉及食物卫生与健康。营养学与食品卫生学这两个领域既密切联系又相互区别,是无法完全割裂的有机统一体,它不仅具有很强的自然科学属性,还具有相当程度的社会科学属性。

一、食物与健康的基本概念

　　"民以食为天,食以安为先",食物是维持人体生命的最基本条件,是大自然赋予我们的天然或基本天然的可食用生物资源。随着社会的不断发展,人们对食物的需求已经从最初的满足基本生理需求、维持自身基本生存,逐渐向追求延年益寿、从食物中获得享受,从而满足心理需求的方向发展。

　　(一)食品

　　一般来讲,食品是食物经过一系列人为的加工改造(如高温、加压、灭菌、加入添加剂等)而形成的产品。按我国相关法律法规规定,食品是指各种供人食用或饮用的成品和饮料,以及按照传统既是食品又是药品,但是不包括以治疗为目的的物品。即食品包括食物原料、加工后的食物以及传统上既是食品又是药品的物品。

　　(二)营养学

　　营养学是指研究机体营养规律以及改善措施的科学,即研究食物中对人体有益的成分及人体摄取和利用这些成分以维持、促进健康的规律和机制,在此基础上采取具体的、宏观的、社会性措施改善人体健康,提高生命质量。

　　(三)营养

　　营养中的"营"是谋求,"养"是养身或养生的意思,那么营养即是谋求养生。确切地说,营养是人体摄取、消化、吸收和利用食物中的养料以维持生命活动的整个过程,即人体从外界摄取食物满足自身生理需要的过程。营养是研究人们应该"吃什么""吃多少""怎么吃"的问题。

　　(四)营养素

　　营养素是指食物中所含有的能被人体消化吸收而起到营养作用的有效成分。人体需要的营养素主要包括蛋白质、脂类、碳水化合物、维生素、矿物质(无机盐)、水六大类。由于蛋白质、脂类、碳水化合物的摄入量较大,称其为宏量营养素;维生素和矿物质的需要量较小,称为微量营养素。

　　营养素的来源主要是天然的动植物。不同食物其营养素的组成和含量都不同,而且并非每种食物都含有符合人类"营养"的全部营养素。人体需要的营养是指营养素而并非各种食物,食物在营养学上的重要性在于它们所含的营养素。认识营养素的种类、性质、来源及功能,对人们选择、搭配和利用各种食物,保证机体健康,达到营养健康的目的是非常重要的。

（五）营养价值

营养价值是指食物中所含营养素和能量能满足人体营养需要的程度。食物营养价值的高低,取决于食物中所含营养素的种类是否齐全、数量是否充足、成分比例是否适宜以及是否容易被消化吸收和利用。在自然界没有一种食物含有人体所需要的全部营养素。所以将多种食物科学合理地搭配食用,构成均衡膳食,才能使膳食中含的营养素得到互补,满足人体正常的生理需要。

食物的营养价值和其价格并不对等,不是价格越高其营养价值就越高,比如鸡蛋是所有食物中蛋白质质量最高的,其营养价值远远高于鱼翅、鲍鱼等名贵食材。日常生活中用价格较低的食材就能搭配出营养价值很高的食谱,切记不要迷信"山珍海味更有营养"这样的说法。

（六）中国居民膳食营养素参考摄入量

中国居民膳食营养素参考摄入量（DRIs）是一组每日平均膳食营养素摄入量的参考值,包括如下 7 项内容。

1. 平均需要量（EAR）　EAR 是某一特定性别、年龄及生理状况群体中对某营养素需要量的平均数。摄入量达到 EAR 水平时可以满足群体中半数（50%）个体的需要,而不能满足另外半数个体对该营养素的需要。

2. 营养素推荐摄入量（RNI）　RNI 是指通过膳食满足某一特定性别、年龄及生理状况群体中绝大多数（97%~98%）个体需要的能量和各种营养素的量。长期摄入达到 RNI 水平,可以维持组织中有适当的储备。RNI 是健康个体的膳食营养素摄入量目标,个体摄入量低于 RNI 时并不一定表明该个体未达到适宜营养状态。如果某个体的平均摄入量达到或超过 RNI,可以认为该个体没有摄入不足的危险。

3. 适宜摄入量（AI）　AI 是通过观察或实验获得的健康人群某种营养素的摄入量。AI 应能满足目标人群中几乎所有个体的需要。AI 的准确性远不如 RNI,可能显著高于 RNI。AI 主要用作个体的营养素摄入目标,同时用作限制过多摄入的标准。当健康个体摄入量达到 AI 时,出现营养缺乏的危险性很小。

4. 可耐受最高摄入量（UL）　UL 是平均每日可以摄入该营养素的最高量。这个量对一般人群中的几乎所有个体均不至于损害健康。UL 的主要用途是检查个体摄入量过高的可能,避免发生中毒。当摄入量超过 UL 时,发生毒副作用的危险性会增加。在大多数情况下,UL 包括膳食、强化食物和添加剂等各种来源的营养素之和。对一般群体来说,摄入量达到 UL 水平对几乎所有个体均不致损害健康,但并不表示达到此摄入量对健康是有益的。对大多数营养素而言,健康个体的摄入量超过 RNI 或 AI 水平并不会产生益处。目前有些营养素的 UL 还没有足够的资料来制定,但并不意味着过多摄入这些营养素没有潜在的危险。

5. 宏量营养素可接受范围（AMDR）　AMDR 指脂肪、蛋白质和碳水化合物理想的摄入范围,该范围可以满足人体对这些必需营养素的需要,并且有利于降低慢性病的发生危险,常用占能量摄入量的百分比表示。蛋白质、脂肪和碳水化合物都属于产能营养素,是人体的必需营养素,而且三者的摄入比例还会影响微量营养素的摄入状况。另一方面,产能营养素摄入过量时可能导致机体能量储存过多,增加非传染性慢性病NCD 的发生风险。因此,有必要提出 AMDR,以预防营养缺乏,或减少摄入过量而导致慢性病的风险。AMDR 显著的特点之一是具有上限和下限。如果一个个体的摄入量高于或低于推荐的范围,可能引起罹患慢性病的风险增加,或导致必需营养素缺乏的可能性增加。

6. 预防非传染性慢性病的建议摄入量(PI-NCD,简称建议摄入量 PI) PI-NCD 是以非传染性慢性病(NCD)(包括肥胖、糖尿病、高血压、血脂异常、脑卒中、心肌梗死以及某些癌症)的一级预防为目标提出的必需营养素的每日摄入量。当 NCD 易感人群某些营养素的摄入量接近或达到 PI 时,可以降低他们发生 NCD 的风险。PI 的主要用途是 NCD的一级预防,对于 NCD 危险人群而言,某些营养素的摄入量应该超过身体的基本需要量,即 PI 高于 RNI 或 AI,例如维生素 C、钾等;而另一些营养素则需要限制其摄入量,使其低于目前居民的平均摄入水平,例如钠。

7. 特定建议值(SPL) SPL 是指某些疾病易感人群膳食中营养素以外的具有改善人体生理功能、预防慢性病等生物学作用的某些膳食成分(其中多数属于植物化学物)的摄入量达到或接近建议水平时,有利于维护人体健康。

需要指出的是,将 DRIs 实际应用到 NCD 预防时,应当把计划当作几年或更长时间实施的工作。而且,不应该局限于以一种营养素或膳食成分的计划实现慢性病的预防,而要充分考虑与此慢性病相关联的其他危险因素,从综合角度制定预防措施。

(七)食品卫生学

食品卫生学是指研究食品中可能存在的、危害人体健康的有害因素及其对机体的作用规律和机制,在此基础上提出具体、宏观的预防措施,以提高食品卫生质量,保护食用者安全的科学。

(八)食品卫生

食品卫生是为了提供有益健康的食品,必须在清洁环境中,由身体健康的食品从业人员加工食品,防止因有毒有害物质污染食品而对人体造成危害,防止因微生物污染食品而引发食源性疾病,以及使引起食品腐败的微生物的繁殖减少到最低程度。

(九)食品安全

在食品安全概念的理解上,国际社会已经基本形成共识,即食品的种植、养殖、加工、包装、储存、运输、销售、消费等活动符合国家强制标准和要求,不存在可能损害或威胁人体健康的有毒、有害物质致消费者病亡或者危及消费者及其后代的隐患。我国《食品安全法》中食品安全的定义是"指食品无毒、无害,符合应当有的营养要求,对人体健康不造成任何急性、亚急性或者慢性危害"。

二、营养学的发展历史

（一）古代营养学的发展历史

我国对食物营养及其对人体健康影响的认识历史悠久，源远流长。早在 3 000 多年前我国古代的西周时期，官方医政制度就把食医排在"四医"之首，专门从事饮食营养的相关工作。在中医经典著作《黄帝内经·素问》中，有"五谷为养，五果为助，五畜为益，五菜为充，气味合而服之，以补精益气"这一朴素的平衡膳食原则，可以认为这是最早的膳食指南，也是我国悠久历史文化传承的证明。东晋葛洪撰写的《肘后备急方》记载了用豆豉、大豆、小豆、胡麻、牛乳、鲫鱼等六种食物治疗和预防脚气病。唐代医学家孙思邈强调顺应自然，特别要避免"太过"和"不足"的危害，还提出了"食疗"的概念和"药食同源"的观点，认为就食物功能而言，"用之充饥则谓之食，以其疗病则谓之药"。元朝忽思慧等撰写的《饮膳正要》，针对各种保健食物、补益药膳以及烹调方法进行了较为深入的研究。明代李时珍总结了我国 16 世纪以前的药学经验，撰写了《本草纲目》，其中有关抗衰老的保健药物及药膳就达 253 种。

我国劳动人民在长达几千年探索饮食与健康关系的历史进程中，逐渐形成了传统医学中关于食物保健的独特理论体系，如"药食同源学说""药膳学说""食物功能的性味学说""食物的升、降、浮、沉学说""食物的补泻学说""食物的归经学说""辨证施食学说"等。

（二）现代营养学的发展

1785 年，法国的"化学革命"带来了一些主要化学元素的鉴定及一批化学分析方法的建立，开始了现代意义的营养学研究，这也标志着现代营养学的开端。之后营养学的快速发展不仅得益于物理学、化学突飞猛进的发展，还依赖于医学、生理学、微生物学、生物化学等学科所取得的突破性成果。

现代营养学从开始至现在通常分为三个时期：

1. 营养学的萌芽与形成期（1785—1945 年） 此期的特点有：在认识到食物与人体基本化学元素组成的基础上，逐渐形成了营养学的基本概念、理论；明确了一些营养缺乏病的病因；建立了食物成分的化学分析方法和动物实验方法；分离和鉴定了食物中绝大多数营养素。

2. 营养学的全面发展与成熟期（1945—1985 年） 此期的特点有：继续发现一些新营养素并系统研究了这些营养素消化、吸收、代谢及生理功能，营养素缺乏引起的疾病及其机制；不仅关注营养缺乏问题，而且还开始关注营养过剩对人类健康的危害；公共营养学兴起。

3. 营养学发展新的突破与孕育期（1985 年至今） 此期的特点有：营养学研究领域进一步扩大，植物化学物逐渐成为营养学研究热点；营养学的研究内容进一步深入，提出了分子营养学的概念，营养学研究已进入分子时代；营养学的研究内容更加宏观，公共营养学得到迅速发展，营养学与社会学、环境科学融为一体，形成了一门综合性的新型学科。

三、食品卫生学的发展历史

(一)古代食品卫生学

人类在最早的起源时期,就开始认识到食品可能会造成人体健康损害甚至死亡。大约在170万年前到1万年前,人类主要是靠捕猎和采集野果维持生命,这时人类就已经认识到有些动植物是有毒的,可造成中毒甚至死亡。大约在1万年前至8 000年前,人类开始从事食品生产,随着生产食物的技术与能力不断提高,出现了因食物过剩而储藏食物的需求。为了避免食物腐败变质和食物中毒的问题,开始研发食物的各种保存方法和生产耐储藏食品的新技术。我国大约在3 000多年前的周朝,就能控制一定卫生条件而制造出酒、醋、酱等发酵食品。夏商周时期,青铜制造工艺达到鼎盛,并广泛用作食品容器,因此经常发生铅中毒事件。这一时期又发明了炼丹术,将含汞物质炼成兼具治疗和强身健体功能的丹药,从而经常引发汞中毒事件。另外,随着农业的发展,出现了玉米、小麦被真菌污染而引发霉菌毒素中毒事件。

在生产、生活过程中,人们逐渐认识到食物对人类健康可能造成的重大危害。这引起了当时统治阶层的高度重视,并制定了相应的法律。如我国周朝时期就已经设置了"凌人",专司食品冷藏防腐。唐朝时期制定的《唐律》规定了处理腐败食品的法律准则,如"脯肉有毒,曾经病人,有余者速焚之,违者杖九十;若故与人食并出卖,令人病者,徒一年;以故致死者,绞"。国外也有类似的食品卫生管理的记载。但当时关于食品卫生与人类健康关系的认识还处于感性的、经验的积累阶段。

(二)现代食品卫生学

1. 现代食品卫生学的形成期 18世纪末至20世纪中叶是自然科学有了划时代意义的重大发现和突破的鼎盛时期,也是现代食品卫生学形成和建立的繁荣时期。此时期由于化学、微生物学、物理学、生理学等学科所取得的突破性成就,现代食品卫生学不仅得以建立,而且取得了迅猛发展。这一时期食品存在的主要卫生学问题是细菌污染与食品腐败变质、食物中毒以及食品的伪造、掺假、掺杂等问题。

2. 现代食品卫生的快速发展期 第二次世界大战结束以后,科学技术的快速发展带动了工业、农业、商业等的迅猛发展,这种快速发展直接或间接促进了食品卫生学科的进一步发展与完善,并取得了令人瞩目的成就。

(1)理论与技术研究方面:食品毒理学理论与食品安全性评价程序的建立及危险性分析方法的应用;食品卫生监督管理概念及理论体系的提出;一些现代化、高精度仪器,如各种色谱仪和分光光度计、气质联用仪、液质联用仪、磁共振仪等在食品卫生学领域的应用;细胞生物学、分子遗传学、免疫组织化学、分子生物学等技术及同位素示踪技术等在食品卫生学领域的应用等。

(2)食品污染物研究方面:食品的化学性污染是第二次世界大战结束后食品卫生的最主要问题,也是发展最快、最具特征的一个研究领域。生物性污染物研究方面取得的重大成就是发现了真菌污染的严重性,鉴定了一系列真菌毒素的化学结构并阐明了这些毒素的毒作用性质及作用机制。物理性污染物研究方面,食品的放射性污染是20世纪50

年代中期提出并纳入食品卫生学的新问题,世界各国都建立了包括食品在内的环境放射性污染监测系统,制定并不断修订"食品中放射性物质限量标准"和"食品放射性管理办法"。

(3) 食品卫生监督与管理研究方面:鉴于食品污染的广泛性和严重性,世界各国都非常重视食品卫生监督与管理工作,提出了食品卫生监督与管理的概念及理论体系,成立了相应的组织管理机构,并开展了卓有成效的工作。1963 年,FAO/WHO 成立了食品法典委员会。世界各国都制定了本国的食品卫生法及与之配套的技术规范、规章、办法等。各国政府设有专门负责食品卫生监督与管理的部门,并有专业人员队伍负责食品卫生的日常监督与管理,从而基本上保障了食品安全。

思政知识链接

中国营养学奠基人郑集——塑造爱国主义情怀及无私奉献、不懈追求的精神

郑集教授(1900 年 5 月 6 日—2010 年 7 月 29 日),号礼宾,四川南溪刘家镇人,著名营养学家、生物化学家,中国营养学的奠基人,中国生物化学的开拓者之一,世界最长寿教授和世界最高龄作家。

1900 年,郑集出生在四川南溪一个清寒的农民家庭,自幼家境贫寒,体弱多病。1924 年考入国立东南大学生物系。1930 年公费留学,于美国俄亥俄州立大学专攻生物化学,其间先后在芝加哥大学、耶鲁大学、印第安纳大学学习,在学习科学现代营养学的同时,也有机会师从于一批世界著名的生物化学家和营养学权威。那个时代的旧中国,百姓生活朝不保夕,根本谈不上营养均衡。当时的中国人普遍缺少蛋白质,而蛋白质是人体不可缺少的营养物质,中国又是盛产大豆的国家,为此郑集选择了中国的大豆作博士论文《生物胶体——大豆蛋白质》。1934 年郑集获得博士学位,同时被选为美国科学家荣誉学会会员,但幼年多病的经历使郑集对中国人的孱弱体质有着切肤之痛,他立志研究营养学,誓雪"东亚病夫"之耻,实现"科学救国"的理想。那年春天,他满怀报国热情义无反顾地踏上了回国的旅程。

回国后的郑集接受了秉志教授的邀请,到中国科学社生物研究所工作。1935 年,中央大学成立医学院,郑集筹备了生物化学系,成为最早的教授之一,自此开始了一生钟爱的营养教育事业。延续着在美国的研究,郑集仍以研究大豆蛋白质为解决民众营养问题的切入点,提出了蛋白质互补的科学依据。同时谷物碾磨过细造成营养素丢失、常用食物的营养素分析、储藏和烹调对营养素的影响等课题的研究,其主要用意也是改善国民营养状况的现实问题。

社会的动荡,未能阻止郑老带着他亲手创办的教研室辗转大江南北。十四年抗战期间,在敌机的轰鸣中,在物资极端匮乏的影响下,他始终关心"我国战时国民的营养问题",研究出"中国国民最低营养需要"。

新中国成立之时,已届知天命之年的郑老,先后在第四军医大学、金陵大学等多所大学兼课,还编纂了系列营养学专著《现代中国营养学史料》《中国科学史料丛书》《食物中毒》等。其中,《现代中国营养学史料》记录了我国食物营养研究从萌芽开始,经历成长与发展阶段,直至学科建立的全过程,是十分珍贵的资料。在他 80～90 岁的十年中,他独自编写、出版了 7 种专著,包括获全国优秀教材二等奖的《普通生物化学》、获全国优秀科普书籍二等奖的《衰老与抗衰老》等,发表科学论著、述评及科普文章 56 篇,其中《健康长寿之路》获全国优秀短篇科普论文一等奖,合作研究论文 16 篇,指导硕士、博士研究生 9 名,培训进修教师 10 余名并参加学术会议 40 余次。

之前的条件那般艰苦,郑集教授依旧不忘初心,坚持为营养事业和生化领域的发展无私地奉献了自己的一生。随着祖国的繁荣富强,我们的学习、科研、生活条件较之前均得到了飞跃般的提升。因此,我们更应以郑集教授为榜样,努力学习,确立爱国主义情怀,争取今后在一定领域发光发热,为国家科技发展奉献出自己的一份力量。

（王少康）

第二章 营养学基础

营养学基础主要研究营养素的生理功能、消化、吸收、代谢,缺乏和过剩对人体健康的影响及营养素的食物来源,确定营养素的需要量和推荐摄入量以及营养素之间的相互作用与平衡关系,合理搭配膳食,达到营养均衡的目的。人体为维持生命和健康,每天都需要从食物中摄取营养素和能量。人体需要 40 多种营养素。现代营养学根据化学性质和生理作用把营养素分为六大类,即蛋白质、脂类、碳水化合物(糖类)、矿物质、维生素和水。根据人体需要量或体内含量多少,将营养素分为宏量营养素和微量营养素。宏量营养素包括蛋白质、脂类、碳水化合物,这三种营养素经体内氧化可释放能量,故又称为产能营养素。微量营养素包括矿物质和维生素。根据在体内含量不同,矿物质又分为常量元素和微量元素。维生素根据溶解性分为脂溶性维生素和水溶性维生素。

各类营养素有各自的生理功能,如提供能量、维持体温、构成机体组织成分及调节机体生理功能等;在代谢过程中它们又密切联系,共同参与和调节生命活动。然而不同食物营养价值也不同,自然界中没有一种食物可以满足人体必需的所有营养素,因此,人体每天必须进食多种食物,才能使摄入的营养素数量充足、比例合适。如果机体对某种营养素长期摄入不足或过量,都有可能对机体造成危害或引发疾病。

第一节 蛋白质

蛋白质是机体细胞、组织和器官的重要组成成分,是一切生命的物质基础。生命现象总是和蛋白质同时存在,从机体的构成到一切生命活动,几乎都离不开蛋白质,因此没有蛋白质就没有生命。人体内的蛋白质不断分解与合成,始终处于动态平衡的状态,从而达到组织蛋白质更新和修复的目的。

一、氨基酸

(一)氨基酸及其分类

氨基酸是构成蛋白质的基本单位,各氨基酸由肽键连接,其排列顺序、链的长短以及空间结构的异同构成了无数种功能各异的蛋白质。氨基酸广义上是指既含有一个碱性氨基又含有一个酸性羧基的有机化合物。自然界存在的氨基酸有 300 余种,但构成人体蛋白质的氨基酸只有 20 种,分为必需氨基酸、非必需氨基酸和条件必需氨基酸。两个或两个以上的氨基酸缩合成肽,从而构成蛋白质的前体。

1. 必需氨基酸 必需氨基酸是指人体不能合成或合成速度不能够满足机体需要,必须通过食物供给的氨基酸。必需氨基酸共有 9 种,包括异亮氨酸、亮氨酸、赖氨酸、蛋氨酸、苯丙氨酸、苏氨酸、色氨酸、缬氨酸和组氨酸,其中组氨酸是婴儿的必需氨基酸。人体必需氨基酸必须从外界摄取,吸收多少就是多少,人体自身不能够合成。只有当氨基酸比例适当时,才能被机体充分利用。若某个必需氨基酸摄入不足,就会导致氨基酸的整体利用水平降低。

2. 非必需氨基酸 非必需氨基酸是指人体可以自身合成,可由其他营养物质转变而来的氨基酸,包括丙氨酸、天门冬氨酸、天门冬酰胺、谷氨酸、甘氨酸、脯氨酸和丝氨酸。

3. 条件必需氨基酸 条件必需氨基酸是指在正常情况下,某些氨基酸可由机体合成,此时为非必需氨基酸,但在特定情况下,如合成能力降低或需要量增加时,则必须通过食物来获取的氨基酸,包括谷氨酰胺、精氨酸、半胱氨酸和酪氨酸。谷氨酰胺和精氨酸在正常情况下是非必需氨基酸,但在创伤或患病期间谷氨酰胺为必需氨基酸,肠道代谢功能异常或严重生理应激条件下,精氨酸也成为必需氨基酸。人体内的酪氨酸(非必需氨基酸)可由苯丙氨酸(必需氨基酸)转化而来,半胱氨酸(非必需氨基酸)可由蛋氨酸(必需氨基酸)转化而来,若膳食直接提供酪氨酸和半胱氨酸,那么机体就会减少苯丙氨酸和蛋氨酸的需要量,此时,酪氨酸和半胱氨酸就成为必需氨基酸。

(二)氨基酸模式和蛋白质分类

氨基酸模式是评价某种蛋白质中各种必需氨基酸构成比例的一种指标,即根据蛋白质中必需氨基酸含量,以含量最少的色氨酸为 1 计算出的其他氨基酸的相应比值,常用来反映人体蛋白质以及各种食物蛋白质在必需氨基酸的种类和含量上存在的差异。食物蛋白质与人体蛋白质的氨基酸模式越接近,必需氨基酸被机体利用的程度就越高,食物蛋白质的营养价值也就越高。

1. 完全蛋白 指所含的必需氨基酸种类齐全,氨基酸模式与人体蛋白质氨基酸模式接近的蛋白质。在膳食中用这类蛋白质作为唯一的蛋白质来源时,可以维持成年人健康,并可促进儿童的正常生长发育,完全蛋白质是一种高质量的蛋白质,乳类、蛋类以及瘦肉的蛋白质均属于完全蛋白质。其中,鸡蛋蛋白的氨基酸模式与人体蛋白质氨基酸模式最为接近,通常作为参考蛋白用于评价其他食物蛋白的质量。由于鸡蛋蛋白易获取且为完全蛋白,因此它是一种性价比极高的膳食蛋白质。虽然作为膳食胆固醇的主要来源之一,摄入过量可能增加血脂异常的风险,但近些年国内外多项人群研究均表明健康人群每天摄入一个鸡蛋不会带来健康风险。

2. 半完全蛋白 指所含的必需氨基酸种类齐全,但有的数量不足、比例不适当、可以维持生命、但不能促进生长发育。半完全蛋白氨基酸模式与人体蛋白质氨基酸模式差异较大,蛋白质中的一种或几种必需氨基酸相对含量较低,导致其他必需氨基酸不能被充分利用而浪费,营养价值降低。

3. 不完全蛋白 指所含的必需氨基酸种类不全,既不能维持生命又不能促进生长发育的食物蛋白质,如玉米中的玉米胶蛋白,动物结缔组织、肉皮中的胶质蛋白,豌豆中的豆球蛋白均属于不完全蛋白质。

(三)限制氨基酸与蛋白质的互补作用

蛋白质中含量相对较低的必需氨基酸称为限制氨基酸,其中含量最低的称为第一限制氨基酸。为了提高食物蛋白质的营养价值,通常将两种或两种以上的食物混合食用,使其所含有的必需氨基酸取长补短,相互补充,达到较好的比例,从而提高蛋白质利用率的作用,称为蛋白质的互补作用。比如将大豆制品与米面同时食用,米面可补充大豆蛋白质中蛋氨酸的不足,大豆又可补充米面中赖氨酸的不足,从而达到互补作用,提高蛋白质利用率。为充分发挥食物蛋白质互补作用,在调配膳食时,应遵循三个原则:

1. 食物的生物学种属愈远愈好 如动物性和植物性食物之间的混合比单纯植物性食物之间混合要好。

2. 搭配种类愈多愈好

3. 食用时间愈近愈好 单个氨基酸约在血液中停留 4 小时后到达组织器官,再合成组织器官的蛋白质,而合成组织器官蛋白质的氨基酸必须同时到达才能发挥互补作用。

二、蛋白质功能

1. 人体组织细胞的构成成分 人体的一切细胞组织都含有蛋白质,例如肌肉、心、肝、肾等器官含大量蛋白质。人体在生长发育过程中,蛋白质也不断增长和更新。一般来说,成人体内每天约有 3％的蛋白质被更新。总之,蛋白质是人体一切细胞和组织的基本成分,是人体不可缺少的结构成分。

2. 体内重要生理活性物质的基本成分 体内多种重要的活性物质都由蛋白质构成,比如酶、激素、抗体、载体蛋白等。这些生理活性物质在一系列生理活动中起到催化、调节、免疫和转运的作用。此外,可溶性蛋白质在体液内可解离为阴离子与阳离子,从而维持体液渗透压与酸碱度的平衡,例如蛋白质丢失过多可引起水肿。

3. 供给能量 蛋白质是产能营养素之一,当机体碳水化合物和脂类提供的能量不能够满足机体需要时,蛋白质可以被代谢水解为氨基酸从而释放能量。每克食物蛋白质在体内代谢分解可以产生约 16.7 kJ(4 kcal)的能量。

4. 提供氨基酸和具有肽类特殊的生理功能 蛋白质可被分解为肽和氨基酸,这些活性肽和氨基酸具有许多重要的生理功能,其中包括参与机体的免疫调节、促进矿物质的吸收、降低血压、清除自由基等。

三、蛋白质与健康

蛋白质对人体健康很重要,它对调节生理功能、维持新陈代谢起着极其重要的作用,人类的一切生命活动几乎都离不开蛋白质,蛋白质的缺乏与过量均会对健康造成不利影响。

(一)蛋白质缺乏

1. 免疫力下降 抗体又称为免疫球蛋白,若蛋白质缺乏,免疫球蛋白的合成量就减少,人体免疫力下降,抵抗外界侵害的能力变弱,患者容易感染其他疾病。

2. 儿童生长发育迟缓 蛋白质缺乏在成人和儿童中都有发生,但处于生长阶段的儿童更为敏感。蛋白质缺乏会导致儿童生长发育迟缓,身高不满足正常标准,精神和神经功能发育落后、记忆力减退、注意力不集中、表情淡漠或易激惹等。若能量摄入基本满足但是蛋白质摄入不足,则会造成水肿型蛋白质-能量营养不良。水肿型蛋白质-能量营养不良患儿发病快,出现水肿但体重下降不明显,皮肤易出现破溃,严重可导致压疮。若能量与蛋白质摄入均不足,则为消瘦型蛋白质-能量营养不良。消瘦型患儿病情发展缓慢,体重下降明显,但没有明显水肿,皮肤干燥,弹性差。

3. 人体蛋白质外观异常　人体的肌肉、皮肤、头发、指甲等都是由蛋白质组成,当食物不能供给足够蛋白质时,由于蛋白质原料不足,人体肌肉、皮肤等蛋白质组织合成不足,会表现出含量减少、表达异常以及容易受损的状态,例如脱发、皮肤损伤恢复时间延长等。

4. 消化不良　胃蛋白酶的组成成分是蛋白质,如果胃蛋白酶合成减少,人体肠胃功能会变弱,消化和吸收的能力变差,营养供应不上,严重时肠道还会出现萎缩。

5. 老年人危险增加　老年人代谢能力减退,营养吸收往往不是很好,容易出现蛋白质缺乏,从而导致老年患者虚弱、容易疲劳、嗜睡,经常晕厥、跌倒,常伴感染,伤口迁延不愈,增加老年人住院率,延长住院时间,增加死亡危险。

蛋白质是维持人体健康不可或缺的成分,小到细胞大到组织器官,都离不开蛋白质的参与和其生物调节作用。因此蛋白质缺乏必将对身体造成全身性的危害,尤其是儿童与老年人营养敏感群体,更应该防止蛋白质缺乏情况的发生。一经发现,应及时补足蛋白质,防止病情恶化,促进机体恢复。

(二) 过量表现

当人体摄入过多的蛋白质时就会造成体内蛋白质过量,而人体无法利用这些过量的蛋白质,不仅会造成营养的浪费,同时也会对机体代谢造成负担,进而损害健康。

1. 骨质变脆　蛋白质在体内过剩,可能导致骨质疏松症。由于过量的蛋白质在体内转化为脂肪,血液的酸性就会提高,从而消耗骨骼中大量的钙质,使骨骼变脆。主要表现为乏力、腰酸背痛,容易跌倒,甚至发生骨折。

2. 增加肾脏负担　蛋白质如果摄入过量,在分解蛋白质时,机体会产生大量的氨、尿素、肌酐等含氮物质。而这些物质需要经过肾脏才能排泄出来,会增加肾脏负担,长此以往就可能引起肾脏损伤。尤其对于肾脏疾病患者,则更容易造成严重伤害。因此,长期摄入过量蛋白质会对内脏产生不利影响,使健康风险增加。

3. 脂肪堆积　当蛋白质在体内过量时,过量的蛋白质会在体内转化为脂肪,从而引起脂肪堆积,进而导致肥胖。堆积在血管里的脂肪容易使血液浓稠,可能形成动脉粥样硬化。当血脂较多时,就会沉积于血管壁,逐渐形成小斑块。随着斑块数量增加,血管会被堵塞,从而引发脑梗、心梗,甚至危及生命。

4. 血糖升高　蛋白质对血糖升高有一定影响,糖原异生的生化过程可将蛋白质转化为葡萄糖。当蛋白质代谢分解为氨基酸时,胰高血糖素受到刺激释放,引起血糖升高,而这个过程又促进了肝糖原分解,血糖进一步升高。因此,长期过量摄取蛋白质,引发高血糖的风险也会增加,严重时可能导致糖尿病。

综上,过少或过量地摄入蛋白质均会对健康造成损害,因此,在日常生活中应该合理搭配膳食,注意食物的多样性,均衡营养,比例适宜,不挑食偏食,也不暴饮暴食。同时,应加强对食物营养的知识普及,做好健康教育,使人们意识到平衡膳食的重要性并提供相应指导。此外,特殊群体对蛋白的要求也不一样,特殊人群应根据自身身体状况遵医嘱或营养师建议,合理搭配饮食,摄入适量的蛋白质,保持与促进健康。

（三）动物蛋白和植物蛋白

由于大多数植物蛋白必需氨基酸组成不全，因此利用率较低。然而，动物蛋白虽然氨基酸组成模式更接近于人体，但同时含有较高含量的饱和脂肪酸和胆固醇。因此，日常膳食中应避免只摄入动物蛋白。考虑到氨基酸的互补作用，提倡动物蛋白和植物蛋白搭配食用，以提高蛋白质的利用率。此外，植物蛋白的健康促进作用也得到了越来越多的关注。有研究表明，植物蛋白摄入量与超重人群的体脂含量呈负相关，且植物蛋白摄入可降低全因死亡率，而总蛋白和动物蛋白的摄入量与全因死亡率无相关性。

四、蛋白质参考摄入量与食物来源

（一）参考摄入量

氮平衡是研究蛋白质需要量最常用的方法，健康成人应该维持在零氮平衡（零氮平衡即摄入氮等于排出氮，此时蛋白质分解与合成处于平衡状态）并富裕 5%。我国的膳食结构以植物性食物为主，动物性食物为辅。中国营养学会推荐蛋白质参考摄入量供能一般占总能量的 10%～15%，优质蛋白质的摄入应占蛋白质总摄入量的 1/3 以上，根据劳动强度、性别、年龄与生理状态等的不同，相应蛋白质推荐摄入量也不同。《中国居民膳食蛋白质参考摄入量（2013 版）》指出，成人蛋白质的推荐摄入量为：男性 65 g/d，女性 55 g/d。我国 2017 年营养调查数据显示，18～59 岁男性和女性居民每日蛋白质摄入量分别为 64.4 g 和 53.2 g，基本达到推荐水平。然而，60 岁及以上居民蛋白质摄入量分别为男性 57.3 g，女性 48.6 g，提示我国老年人群蛋白质摄入不足。

（二）食物来源

蛋白质广泛存在于动植物性食物中。鱼、禽、畜等动物性食物蛋白质质量好，含量较高，且利用率高，但同时富含饱和脂肪酸和胆固醇，而大部分植物蛋白质利用率较低。大豆中蛋白质含量高，且氨基酸构成比例合理，是植物蛋白中的优质来源，其对人体健康的益处越来越被认可。蛋类中蛋白质的氨基酸构成平衡，常作为参考蛋白评估其他食物蛋白质的营养价值。

思政知识链接

三聚氰胺事件——认识食品安全是保障国民健康的重要基石

2008 年 9 月，我国暴发了一起婴幼儿奶粉食品安全事件。由于奶粉中含有三聚氰胺，导致婴幼儿发生肾结石症，对婴幼儿健康造成严重的伤害，国家因此启动了重大食品安全事故一级响应预案。三聚氰胺是一种有机化合物，是制造三聚氰胺-甲醛树脂（密胺塑料）的一种原材料。三聚氰胺污染食物的途径有：环境中的污染物质；由三聚氰胺—甲醛树脂制成的食品餐具渗透；饲料中非法添加三聚氰胺导致其在肉类、奶类和蛋类食品中残留，以及不按照法律规定在食品中直接添加等。三聚氰胺为无味、白色单斜晶体，物理性状与蛋白粉相仿，易于购买和生产，成本低。

凯氏定氮法是测定食品中蛋白质含量的常用方法,即通过测定氮元素含量来间接推算出食品中蛋白质含量。三聚氰胺比蛋白质拥有更多的氮原子,其含氮量高达66％,换算成粗蛋白含量为416.27％。因此,在食品中非法添加三聚氰胺可在凯氏定氮法中表现出"高蛋白质含量"的假象。三聚氰胺被造假者利用,添加于婴幼儿配方奶粉当中,造成食品中蛋白质含量较高的假象。在奶粉中添加三聚氰胺属于违法行为,给婴儿健康与家庭带来非常严重的伤害。

食品安全无小事,它是保障国民健康的重要基石。三聚氰胺奶粉事件给社会造成了非常严重的负面影响,民众对国内乳制品企业诚信的认可度极大降低,民众消费国产食品的信心也大受影响。因此,此次事件严重损害了国家形象。政府、企业、社会和媒体应高度重视,共同承担起社会责任。国家应当完善食品安全信息发布机制,颁布食品安全相关法律法规,不定期进行监督;企业应该有将人民健康放在第一位的高度自觉性,以增强民众的消费信心;社会媒体应承担起宣传食品安全法规政策和食品安全科学常识的责任,以提高群众食品安全意识,发挥社会舆论的监督作用;另外食品相关部门可建立举报奖励制度,鼓励和保护社会团体和个人对食品安全卫生的社会监督,形成全社会关心、理解、支持食品安全工作的良好氛围。

第二节　脂　类

脂类是脂肪和类脂的总称。脂肪又称甘油三酯,由一分子甘油和三分子脂肪酸构成。脂肪是膳食中产生能量最高的一种营养素,每克脂肪氧化可产生约 39.7 kJ(9.49kcal)的能量。类脂则包括磷脂和固醇类。磷脂主要分为两类,包括磷酸甘油酯和鞘脂。磷酸甘油酯在脑、神经组织和肝脏中含量丰富。固醇类包括动物体内的胆固醇和植物体内的植物固醇。胆固醇是人体中主要的固醇类化合物,在动物的脑、肝、肾和蛋黄中的含量很高,是最常见的动物固醇。植物固醇主要有 β-谷固醇、豆固醇,存在于谷类和豆类。麦角固醇存在于酵母和真菌类植物中,在紫外线照射下可合成维生素 D。

一、脂肪酸

目前已知存在于自然界的脂肪酸有 40 多种。按照碳链长度可分为短链脂肪酸(含 6 碳以下),中链脂肪酸(含 8～12 碳)以及长链脂肪酸(含 14～24 碳)。按照其饱和程度则可分为饱和脂肪酸和不饱和脂肪酸。饱和脂肪酸的碳链中不含有不饱和双键,在肠道不需要乳化而易于消化,进入肝脏代谢后可迅速产生能量。不饱和脂肪酸则可根据其所含的不饱和双键数量分为单不饱和脂肪酸(含有 1 个不饱和双键)和多不饱和脂肪酸(含有 2 个及以上不饱和双键)。常见的不饱和脂肪酸为油酸、亚油酸、α-亚麻酸等。通常,来自动物性食物的甘油三酯因碳链长、饱和程度高、熔点低而被称为脂;来自植物性食物中的甘油三酯因不饱和程度高、熔点低而被称为油。

（一）必需脂肪酸

从营养学的角度来讲,有的不饱和脂肪酸是机体生命活动所必不可少的,但机体自身又不能合成,必须由食物供给,此类脂肪酸被称为必需脂肪酸,包括亚油酸和 α-亚麻酸。事实上,许多长链多不饱和脂肪酸如花生四烯酸、二十碳五烯酸（EPA）和二十二碳六烯酸（DHA）都为人体不可或缺的脂肪酸,但在体内可由亚油酸和 α-亚麻酸转化得到。然而,在利用必需脂肪酸合成其他多不饱和脂肪酸时需要使用同系列的酶,因其存在竞争抑制作用从而合成速度减慢。因此,直接从食物中获取长链多不饱和脂肪酸是最有效的途径。

必需脂肪酸主要有以下生理功能:① 参与磷脂的合成并以磷脂的形式构成细胞膜和线粒体膜的重要组成成分。当机体缺乏必需脂肪酸时,细胞膜和线粒体膜通透性增加,并由此引发上皮细胞功能紊乱。② 参与胆固醇代谢,体内约有 70% 的胆固醇与脂肪酸结合形成酯而后被转运代谢。如亚油酸和胆固醇结合而成的胆固醇酯可通过高密度脂蛋白从人体各组织转运至肝脏分解代谢。若必需脂肪酸缺乏,胆固醇则不能在体内运输代谢,从而在血管内壁沉积。③ 亚油酸是前列腺素合成的原料,其摄入量直接影响前列腺素的合成。前列腺素存在于许多器官中,有多重生理功能,主要包括使血管扩张和收缩、神经传导、影响肾脏对水的排泄,奶中的前列腺素可防止婴儿消化道损伤等。因此,必需脂肪酸缺乏可导致皮肤、肾脏、肝脏、神经和视觉方面的多种疾病。婴儿缺乏必需脂肪酸,可导致认知功能下降,从而延缓大脑的发育,而老年人缺乏必需脂肪酸会加速其大脑功能衰退。

（二）反式脂肪酸

由于不饱和脂肪酸具有高温不稳定且无法长时间储存等问题,以不饱和脂肪酸为主的植物油在加压和镍等催化剂的作用下加氢硬化,液态不饱和脂肪酸可被转化为固态或半固态的饱和脂肪酸。虽然氢化植物油比普通植物油熔点高,稳定性好,室温下能保持固态形状,从而有助于食物保持美观的外形。但是,一部分顺式不饱和脂肪酸在氢化过程中可被转化为反式,从而形成反式脂肪酸。越来越多的研究表明,反式脂肪酸会对人体健康造成多重危害,如增加冠心病、2 型糖尿病以及肿瘤等疾病的发生风险。

二、脂类功能

（一）人体内脂肪的主要功能

人体内的脂肪主要分布在腹腔、皮下和肌肉纤维之间,主要发挥以下功能:

1. 构成人体成分　新生儿脂肪约占体重的 10%。在 30 岁以前,成年男性脂肪约占体重的 10%,而女性则占 15% 左右。30 岁以后,男性脂肪含量约占体重的 15%,而女性则可达到 22% 左右。

2. 提供和储存能量　在蛋白质、脂肪以及碳水化合物这三种宏量营养素中,脂肪产生的能量是蛋白质和碳水化合物的 2 倍多。然而,脂肪不能直接给脑和神经细胞以及血细胞提供能量,因此节食减肥不当可能导致机体通过分解蛋白质来保证血糖水平。此外,脂肪的储存没有上限,因此人体可因长期摄入过多能量而导致越来越胖。

3. 保温及润滑　由于脂肪是热的不良导体,皮下脂肪组织可起到隔热保温的作用,从而阻止机体散发热量,维持体温恒定。脂肪组织在体内对器官具有支撑和衬垫作用,从而减弱震动对脏器的损害。

4. 节约蛋白质　充足的脂肪在体内的分解产物可促进碳水化合物的代谢,使碳水化合物更有效地释放能量,从而保护蛋白质不被作为能量物质消耗。

5. 促进脂溶性维生素的吸收　脂溶性维生素的吸收与肠道中的脂类密切相关,脂肪可刺激胆汁分泌,协助脂溶性维生素吸收。当膳食缺乏脂肪或机体出现脂肪吸收障碍时,会出现脂溶性维生素不足或缺乏。

6. 脂肪组织的内分泌功能　脂肪组织中的脂肪细胞可通过释放调节多种过程的内分泌因子对生理信号或代谢应激做出不同的反应,例如能量消耗、食欲控制、葡萄糖稳态、胰岛素敏感性、炎症和组织修复。

（二）膳食脂肪的主要功能

膳食脂肪除了为人体提供能量以及作为人体脂肪的合成材料外,还具有以下营养学功能:

1. 增加饱腹感　膳食脂肪可刺激十二指肠产生抑胃素,从而抑制胃蠕动。食物中脂肪含量越高,胃排空的速度越慢,饱腹感随之增强。

2. 改善食物的感官性状　膳食脂肪作为食物烹调的重要原料,可通过改善食物的色、香、味、形从而提升食物的感官性状并促进人的食欲。

3. 提供必需脂肪酸和脂溶性维生素　膳食脂肪可提供机体生理活动所必需的亚油酸和 α-亚麻酸。此外,脂溶性维生素包括维生素 A、维生素 D、维生素 E 和维生素 K,在食物中与脂类共存。因此,膳食脂肪可作为脂溶性维生素的食物来源。

三、脂类与健康

作为人体不可缺少的三大宏量营养素之一,脂肪摄入过量或者不足都会对健康产生不良影响。

（一）膳食总脂肪与健康

膳食总脂肪过量可增加肥胖症、高血压以及心血管疾病的发生风险。1980 年,美国在发布其膳食营养素推荐摄入量时最先提出,为降低慢性病发生风险,膳食脂肪提供的能量不应超过每日总能量的 30％。研究指出,将膳食脂肪提供的能量控制在每日总能量的 30％以内,可通过改善成年人肠道微生物从而有效控制体重、腰围以及血浆胆固醇的水平。随着我国居民生活水平日益提高,膳食脂肪摄入大幅增加。《中国居民营养与慢性病状况报告(2020 年)》显示,我国城市和农村地区膳食脂肪供能比均已突破《中国居民膳食营养素参考摄入量(2013 版)》所推荐的 30％上限。基于膳食总脂肪供能比过高与增加慢性病发生风险之间的关联,《健康中国行动(2019—2030)》强调,目标到 2030 年,我国成人脂肪供能比下降至 30％。然而,必须指出的是,脂肪是主要的供能物质,膳食脂肪缺乏可造成总能量摄入不足。尤其是老年人,由于食物摄入量减少,消化能力减退,若缺乏膳食脂肪更易引起营养不足问题。

（二）膳食饱和脂肪酸与健康

饱和脂肪酸多存在于动物脂肪中，长期过量摄入饱和脂肪酸可增加心血管疾病等慢性病的发生风险。人群队列研究表明，当饱和脂肪酸提供的能量超过每日摄入总能量的10%时，冠心病发生风险显著增加。此外，饱和脂肪酸供能比与心血管疾病死亡率也具有相关性。相反，将一定比例的饱和脂肪酸由多不饱和脂肪酸取代可降低心血管疾病死亡风险。因此，各国膳食营养素推荐摄入量均要求除限制膳食总脂肪摄入量外，对饱和脂肪酸的摄入量也应加以控制，从而起到改善高脂血症，预防动脉粥样硬化以及冠心病的作用。目前，WHO以及我国都将每日膳食饱和脂肪酸的上限定为10%。然而，饱和脂肪酸不易被氧化成有害物质，且一定量的饱和脂肪酸有助于高密度脂蛋白（HDL）的形成，因此不应完全限制饱和脂肪酸的摄入。

（三）必需脂肪酸与健康

亚油酸和 α-亚麻酸为必需脂肪酸。必需脂肪酸的缺乏可引起皮疹、生长迟缓以及肾脏、肝脏、神经和视觉疾病。研究显示，当每日膳食必需脂肪酸提供的能量占总能量的3%时（其中亚油酸提供的能量约为2.5%）可有效预防相关缺乏症的发生。因此，我国目前推荐成年人亚油酸和 α-亚麻酸的适宜摄入量分别占每日膳食摄入总能量的2.5%和0.6%。

（四）EPA、DHA与健康

在长链不饱和脂肪酸中，除了亚油酸和 α-亚麻酸，二十碳五烯酸（EPA）和二十二碳六烯酸（DHA）对机体健康的促进作用也得到了越来越多的关注。EPA属于n-3多不饱和脂肪酸。目前，海洋性n-3多不饱和脂肪酸摄入量与心血管疾病发生及死亡风险之间的关系较为明确。有研究表明，富含EPA的海洋性n-3多不饱和脂肪酸对不同类型的心血管疾病均具有预防作用，且对降低大动脉粥样硬化发生风险的作用最为显著。每日增加80 mg海洋性n-3多不饱和脂肪酸摄入可降低心血管疾病发生的风险。此外，也有研究显示，海洋性n-3多不饱和脂肪酸的摄入可降低亚洲人群2型糖尿病的发生风险，这一作用可能与改善2型糖尿病患者体内炎性生物标志物水平、胰岛素代谢以及脂质分布有关。

DHA为n-3多不饱和脂肪酸，占人脑细胞脂质的10%，对脑细胞的形成、生长发育及脑细胞突起的延伸都起到非常重要的作用，因此也被称作"脑黄金"。在胎儿及幼儿体内聚集的DHA可供脑和视功能发育，因此孕期妇女以及婴儿需要有充足的DHA摄入。

需要指出的是，EPA和DHA的摄入并非越多越好。长期过量摄入EPA和DHA可能存在风险，例如引发出血、房颤等。因此，目前我国推荐成年人EPA和DHA的每日摄入总量保持在0.25～2 g。此外，婴幼儿摄入过量DHA可能导致神经过度兴奋等问题。因此，我国推荐3岁及以下婴幼儿DHA的每日摄入量为100 mg。

（五）膳食单不饱和脂肪酸与健康

虽然单不饱和脂肪酸能由人体合成，但近年来膳食单不饱和脂肪酸的健康效应得到了越来越多的关注。在地中海地区，尽管居民膳食脂肪供能比达到甚至超过总能量的40%，但其血浆胆固醇水平及心血管疾病发病率远低于其他欧美国家。有研究表明，这与地中海地区居民膳食单不饱和脂肪酸摄入水平较高有关。虽然已有队列研究表明,提高膳食单不饱和脂肪酸摄入量可降低心血管疾病的发生风险以及死亡率,但该结论并未在其他研究中得到证实。因此,膳食单不饱和脂肪酸摄入量与心血管疾病之间的关联有待进一步明确。

(六)膳食胆固醇与健康

人体每日从膳食中摄入的胆固醇约为 300～500 mg,人体内每日合成的胆固醇约1 g。虽然长期以来胆固醇被认为与高脂血症以及心血管疾病发生相关,但近年来不断有研究表明,膳食胆固醇摄入量与心血管疾病发生风险之间的关联存在争议,且膳食胆固醇摄入量与心血管疾病死亡率之间的关系也需要进一步研究。因此,我国在 2013 年首次在国际上提出取消健康成年人膳食胆固醇摄入 300 mg 的上限,但建议心脑血管疾病患者参考对应疾病防控指南中的相关建议控制膳食胆固醇的摄入。此外,蛋类是膳食胆固醇的主要来源之一。一项汇集了来自不同国家和地区受访者的大型前瞻性队列研究表明,摄入富含胆固醇的鸡蛋与血脂水平、主要心血管事件和死亡率之间没有显著相关性。有中国人群研究也指出,每日摄入大于 1 个鸡蛋与心血管疾病发生风险无关。然而,对于脂代谢异常人群以及心脑血管疾病患者,建议参考相关疾病防控指南中的建议控制膳食胆固醇的摄入。

四、脂类参考摄入量与食物来源

《中国居民营养与慢性病状况报告(2020 年)》指出,不合理膳食,尤其是膳食脂肪提供的能量比例过高是我国居民慢性病发生的首要危险因素。因此,中国营养学会推荐成年人每日膳食脂肪提供的能量应占总能量的 20%～30%,每人每日食用油摄入量为 25～30 g。而最新的营养调查显示,我国居民日均脂肪提供的能量占总能量的 34.6%,家庭人均食用油摄入量约为 40 g,均超过了推荐值。因此,降低每日油脂摄入水平是改善我国居民膳食结构的基础,也是预防我国居民慢性病发生的重要前提。

在不同类型的脂肪酸中,饱和脂肪酸摄入过多与心血管疾病发生关联尤为显著。饱和脂肪酸多存在于动物脂肪和乳脂中。大多数动物脂肪含 40%～60% 的饱和脂肪酸,而植物油则含 10%～20% 的饱和脂肪酸以及 80%～90% 的不饱和脂肪酸。但亦有例外,如椰子油中所含的月桂酸和豆蔻酸均为饱和脂肪酸,二者的含量超过椰子油所含脂肪酸的 90%。有研究显示,饱和脂肪酸、单不饱和脂肪酸和多不饱和脂肪酸适宜的摄入比例应为 1∶1∶1,但也有研究推荐 3∶4∶3。因此,三种脂肪酸的最佳摄入比值仍需进一步研究。2015 年中国居民营养与健康监测显示,18～59 岁城市居民膳食中饱和脂肪酸来自动物性食物的约占 49.9%,约有 32.2% 来自食用油,17.8% 来自坚果等其他植物性食物;农村居民膳食中的饱和脂肪酸约 41.4% 来自动物性食物,39.4% 来自食用油,19.1% 来自坚果等其他植物性食物。

植物油中普遍含有亚油酸,其中葵花籽油中亚油酸含量较高,而 α-亚麻酸在紫苏油中含量较高。虽然膳食不饱和脂肪酸主要来源于植物油,但 EPA 和 DHA 主要存在于深海鱼、贝类食物中,尤其在三文鱼、鲱鱼、凤尾鱼等以单细胞藻类为食的深海鱼中含量较高。

　　磷脂含量较高的食物为蛋黄、动物肝脏和大豆。胆固醇含量较高的食物为动物内脏、蛋类等。部分食物的脂肪含量见表2-1。

表2-1　常见食物的脂肪含量　　　　单位:g/100 g可食部

食物	含量	食物	含量	食物	含量
猪肥肉	88.6	牛背部肉	12.4	纯牛奶(全脂)	3.6
猪瘦肉	7.8	牛百叶	1.9	奶酪(干酪)	23.5
猪五花肉	30.6	羊腿肉	3.2	黄油	98
牛肋条肉	5.4	鸡胸脯肉	1.9	梭子蟹	3.1
牛蹄筋	0.5	基围虾	1.4	绿豆	0.8
对虾	0.8	鸡蛋	8.6	甘薯	0.2
鸡腿	7.2	草鱼	5.2	黄豆	16
鸡翅	11.5	带鱼	4.9	赤小豆	0.6

数据来源:《2019中国食物成分表》

科学知识链接

氢化植物油

　　膳食中的反式脂肪酸主要来源于氢化植物油,也就是俗称的"人造奶油"或"植物奶油"。与动物奶油相比,用植物奶油加工而成的食品更易塑形并保持外形美观,同时还具有增加食物口感、降低生产成本等优点。然而,越来越多的研究表明,反式脂肪酸摄入过量会对人体造成多种危害,主要包括导致心血管疾病、降低记忆力以及影响生育等。此外,怀孕或哺乳期妇女若摄入过量反式脂肪酸则会通过胎盘或乳汁传递给胎儿或婴儿,从而影响生长发育。虽然,在牛奶以及牛羊肉的脂肪中也存在一定量的天然反式脂肪酸,但含量较低,大约占1‰~8‰。目前,反式脂肪酸对人体健康带来的危害主要是指氢化植物油中所含的工业反式脂肪酸。

　　2016年,WHO专门发布了有关反式脂肪酸对血脂影响的报告。其中指出,工业反式脂肪酸被顺式脂肪酸取代后,血浆脂质谱可得到明显改善。目前,包括我国在内的大多数国家都将每日反式脂肪酸提供的能量上限定为每日膳食总能量的1%(大约为2 g)。需要说明的是,这并不意味着每日摄入少于2 g反式脂肪酸对人体健康不会造成风险,而是说当每日摄入的反式脂肪酸小于2 g时,人体健康风险相对较低。因此,日常生活中我们应尽可能避免摄入反式脂肪酸。

　　我国《食品安全国家标准　预包装食品营养标签通则》规定,食品配料含有或生产过程中使用了氢化和(或)部分氢化油脂时,在营养成分表中应标示出反式脂肪(酸)的含量。然而,当每100 g或100 mL食品中所含反式脂肪(酸)≤0.3 g时,其含量可表示为0。因此,当营养成分表中所示反式脂肪(酸)为0时不代表该食品中完全不含反式脂肪(酸)。

第三节　碳水化合物

碳水化合物又称为糖类,是一种由碳、氢、氧三种元素组成的有机化合物。由于大多数糖类的分子式中氢氧元素比例为 2:1,与水相同,因此被称为碳水化合物。碳水化合物广泛存在于动植物中,是一切生物体维持健康状态最主要、最经济、最安全的能量来源。

一、碳水化合物分类

碳水化合物是一类有机化合物,1998 年,FAO/WHO 根据化学结构与生理作用,将碳水化合物分为三类:糖(1~2 个单糖),寡糖(3~9 个单糖),多糖(10 个及以上单糖)。

（一）糖

糖包括单糖、双糖和糖醇。

1. 单糖　单糖不能被水解,是最简单的一类碳水化合物。食物中的单糖主要是葡萄糖、果糖和半乳糖。葡萄糖最常见,在水果、蜂蜜、植物液汁以及人体中均以游离形式存在,是构成寡糖和多糖的基本单位。果糖是糖类中最甜的一种,以游离形式存在于植物中,可作为重要原料用于制作饮品、糖果蜜饯等。果糖可被人体吸收转化为葡萄糖被利用,也可以转变为糖原、乳酸和脂肪,有些果糖还可以参与脂肪酸、甘油的代谢,不易引起血糖升高。半乳糖在自然界中几乎都是以结合形式存在,是乳糖、蜜二糖、水苏糖、棉籽糖的组成成分之一。在哺乳动物的乳汁中,半乳糖是最主要的糖,需要在体内合成,而不是从食物中摄取。

2. 双糖　由两个相同或不同的单糖脱水缩合而成。自然界中常见的双糖有蔗糖、乳糖、麦芽糖和海藻糖。蔗糖俗称白糖、红糖或砂糖,几乎存在于自然界所有植物中,比如植物的根、茎、叶、果实中都有蔗糖。蔗糖是最具有商业意义的双糖。在甘蔗和甜菜中,蔗糖的含量尤为丰富,常作为主要原料进行蔗糖提取。乳糖主要存在于哺乳动物的乳汁及奶制品中,乳糖可被消化液中的乳糖酶水解为单糖而被利用。当人体内缺乏乳糖酶时,摄入的乳糖不能在肠道内完全消化并因此出现腹胀、腹泻或腹痛的症状,称为乳糖不耐受症。乳糖不耐受症患者应选择低乳糖或无乳糖的乳制品食用。麦芽糖主要存在于发芽谷粒中,尤其是麦芽中,大量应用于制糖、制酒业。海藻糖在海藻、真菌、细菌中广泛存在,它可作为食品保鲜剂应用于蔬菜、水果等,还可作为非特异性保护剂保护生物膜等。

3. 糖醇　是单糖还原后的产物,广泛存在于植物中,山梨醇、甘露醇、木糖醇、麦芽糖醇较常见。山梨醇在植物的果实中多见,而甘露醇在蘑菇、海藻中的含量较丰富。在医疗过程中,可用 20% 或 25% 的山梨醇溶液作为脱水剂,使周围组织和脑实质脱水,降低颅内压,消除水肿。甘露醇可作为渗透性利尿剂,用于降低颅内压,也可用作食品改进剂。木糖醇多存在于水果、蔬菜中,甜度与蔗糖相当,由于木糖醇的代谢不受胰岛素调节,适宜糖尿病患者食用,因此糖尿病患者的专用食品及许多药品中常将木糖醇作为甜味剂调节口感。麦芽糖醇由麦芽糖制得,不能被口腔中的微生物利用,可用于防治龋齿。另外,也可作为甜味剂添加于心血管疾病及糖尿病患者保健品或药品中。

（二）寡糖

寡糖又称低聚糖，即由 3～9 个单糖分子通过糖苷键聚合而成。寡糖甜度较低，约为蔗糖的 30%～60%。豆类食品中的棉籽糖和水苏糖是比较重要的寡糖，它们不能被消化酶水解，但是可被肠道细菌分解产气，因此过量食用豆类食品容易胀气不消化，胃肠功能不良者应避免食用过多，食用后可散步消食，促进肠蠕动，预防胀气。

一些低聚糖可直接代替蔗糖以增加食物甜味，但不被人体吸收，同时具有促进肠道内有益菌群建立、抗龋齿等功能。这些低聚糖被称为功能性低聚糖，主要包括低聚果糖、低聚异麦芽糖、低聚半乳糖等。其中，有关低聚果糖的研究最为广泛。低聚果糖主要存在于菊科、石蒜科、百合科以及禾本科等植物的根、块茎和果实等部位，主要包括洋葱、韭菜、芦笋等蔬菜以及香蕉等水果。目前，中国、美国、日本以及欧洲多国已批准低聚果糖作为营养强化剂添加于食品中。

（三）多糖

多糖是由 10 个及以上的单糖分子脱水聚合而成的大分子糖。不同于单糖和寡糖，多糖一般不溶于水，无甜味，不结晶，无还原性。多糖通过酶与酸的作用，可水解为单糖残基数不等的片段，最后彻底分解成单糖。多糖可分为淀粉和非淀粉多糖。

1. 淀粉 由葡萄糖聚合而成，存在于谷类、根茎类等植物中，是人类的主要食物，根据不同的聚合方式可分为直链淀粉和支链淀粉。此外，淀粉经过各种处理可得到各类变性淀粉。

（1）直链淀粉，又称作糖淀粉，是由几十至几百个葡萄糖分子残基以糖苷键连成的直链并卷曲成螺旋状，在热水中可溶解，遇碘发生蓝色反应，一般不呈还原性。直链淀粉易"老化"，形成难以消化的抗性淀粉。在天然食品中，直链淀粉仅占总淀粉成分的 19%～35%。

（2）支链淀粉，又称为胶淀粉，由几千个葡萄糖残基组成，为枝杈状结构，不易溶于水，遇碘产生棕色反应，易使食物糊化，提高消化率。不同食物中，支链淀粉和直链淀粉的比例不相同，口感也不同。含支链淀粉多的食物，糯性更大，即黏性更强。天然食物中，支链淀粉含量可占总淀粉的 65%～81%。

（3）抗性淀粉，又被称为抗消化淀粉，是膳食纤维的一种。抗性淀粉及其分解产物在健康人小肠内不易被消化吸收，其抗消化能力会因天然来源或加工方法的不同而不同。抗性淀粉分为三类：①被食物的一些成分包裹着的淀粉颗粒，消化酶无法直接接触，消化率较低。如全谷粒、碾碎的豆类。②生淀粉粒，只有糊化之后才可被淀粉酶消化，如未煮熟马铃薯中的淀粉。③变性淀粉，由直链和支链淀粉经过烹煮或糊化处理变性而成，也不能被淀粉酶消化。如放冷的熟土豆中的淀粉。抗性淀粉的消化率受直链与支链淀粉的比例的影响。

（4）糖原，几乎只存在于动物组织，所以又称作动物淀粉。贝壳类软体动物中，糖原含量多，其他动物中含量较少。糖原分子很大，一般由几千至上万个葡萄糖残基聚合而成。糖原储存于肝脏和肌肉中，肝糖原参与维持机体血糖稳定，肌糖原可提供运动所需要的能量。

2. 非淀粉多糖 大部分来源于植物细胞壁，包括纤维素、半纤维素、果胶。

（1）纤维素　由几千个葡萄糖残基以糖苷键聚合成一条长链,不溶于水或一般溶剂,无还原性,遇碘不发生显色反应。动物组织中不含纤维素,但人类必须摄入足够的纤维素。由于人体消化液及消化道中没有能水解纤维素的酶,纤维素不能被人体消化吸收,但是能够刺激和促进胃肠蠕动,使肠道中的其他食物更易消化吸收,粪便更易排出。

（2）半纤维素　相对分子质量相对较小,一般由 50～200 个单糖或衍生单糖分子连成,形式多样。半纤维素常与纤维素共存,也是植物细胞壁的主要组成成分。但半纤维素不是纤维素的前体或衍生物,也不是其生物合成的中间产物。

（3）果胶　作为复合多糖,一般以 D-半乳糖醛酸为主要成分,在植物的软组织中含量非常丰富,例如柑橘类水果皮中果胶约含 30%,甜菜中约含 25%,苹果中约含 15%。果胶易溶于水,在一定条件下可与糖、酸形成凝冻,因此常用作果酱、果冻及果胶糖果等的凝冻剂,还可用作果汁、饮料、冰激凌等食品的稳定剂。

二、碳水化合物功能

碳水化合物在体内主要有三种存在形式,即葡萄糖、糖原和含糖复合物,其生理功能与碳水化合物的种类及在机体内的存在形式密切相关。

（一）贮存和提供能量

碳水化合物是人类活动最主要的能量来源,其所提供的能量占总能量的 50%～65%。糖原是碳水化合物的主要贮存形式,分布于肝脏和肌肉中。

（二）机体组织的重要构成成分

每个细胞都含 2%～10% 的碳水化合物,分布于细胞膜、细胞器膜、细胞质及细胞间质中。碳水化合物是机体组织的重要构成成分,参与细胞构成和多种生理活动。比如脑和神经组织中的糖脂、核酸酶中的糖蛋白、结缔组织中的黏蛋白等,其结构都有糖类参与。此外,酶、抗体、激素等具有重要生理功能的物质的组成成分也需要糖类参与合成。

（三）调节血糖

血糖受碳水化合物的含量、类型和摄入量影响,不同类型的碳水化合物,摄入总量相同,血糖反应也会不同。摄入消化较快的淀粉、糖等碳水化合物,血糖水平变化显著。反之,消化率低的碳水化合物,如抗性淀粉或其他形式的膳食纤维等,都不能显著升高血糖,而是一个持续缓慢释放的过程,血糖的应答反应缓慢而平稳。因此,糖尿病患者膳食应合理选择碳水化合物的类型与摄入含量。

（四）节约蛋白质

当碳水化合物供应不足时,机体会消耗体内蛋白质,通过糖异生作用产生葡萄糖,以满足自身对葡萄糖的需要。因此,摄入充足的碳水化合物,则不需额外消耗蛋白质来供能,从而起到节约蛋白质的作用。

（五）抗生酮作用

脂肪的代谢需要葡萄糖的协同作用,若碳水化合物供应不足,脂肪酸就不能彻底氧化而产生酮体,过多酮体会引起酮血症。因此充足的碳水化合物有利于防止酮血症的发生。

（六）解毒作用

葡糖醛酸是一种重要的结合解毒剂，经糖醛酸途径生成，在肝脏中可与许多有害物质如细菌毒素、酒精、砷等结合，以消除或减轻这类有害物质的毒性或生物活性，从而起到解毒作用。

（七）提供膳食纤维

膳食纤维有促进肠道健康的作用，可以增加饱腹感，有利于排便，降低血压和血胆固醇，改善肠道菌群。

三、血糖生成指数

血糖生成指数（Glycemic index，GI）是指某食物在食后 2 小时血糖曲线下的面积与相当含量葡萄糖在食后 2 小时血糖曲线下面积的比值。GI 是反映食物引起机体血糖升高程度的指标，用于衡量某种食物或膳食组成对血糖浓度的影响。一般将 GI＞70 的食物称为高 GI 食物，意味着该种食物易被消化、吸收完全，葡萄糖迅速进入血液，升糖速度快。常见的高 GI 食物包括米饭、面条、南瓜和西瓜等。GI 在 70～55 为中 GI 食物，常见的有马铃薯、荞麦面等。GI＜55 则为低 GI 食物。低 GI 食物在胃肠道内停留时间较长，葡萄糖释放缓慢，进入血液后峰值低，下降速度慢，常见的有牛奶、绿豆、花生等。糖尿病患者选择食物常将 GI 作为参考依据，心血管疾病和肥胖患者的膳食管理、居民营养教育也经常使用到该指标。需要注意的是，餐后血糖水平不仅受食物 GI 值的影响，还与所摄入的碳水化合物含量有关。因此，血糖负荷（Glycemic load，GL）这一概念应运而生。GL＝摄入食物中碳水化合物的质量×该食物的 GI/100。日常生活中，GI 和 GL 应结合使用，从而更客观地反映某种食物对血糖的影响。

四、碳水化合物参考摄入量与食物来源

（一）参考摄入量

为满足体内糖原消耗与脑部组织对葡萄糖的需要量，避免分解体内蛋白质，又考虑人体能量消耗，中国营养学会建议我国 1 岁及以上人群碳水化合物可接受范围为总能量的 50％～65％，普通成年人碳水化合物的平均需要量为 120 g/d。

（二）添加糖

添加糖是指食品生产和制备过程中被添加到食品中的糖及糖浆。常见的添加糖有白砂糖、果糖、玉米糖浆等，主要存在于含糖饮料、精制糕点等食物中。大量研究表明，大量摄入添加糖可增加肥胖、2 型糖尿病等慢性病的发生风险。《中国居民膳食指南（2022）》指出，平衡膳食中不要求添加糖，若需要摄入，建议每天摄入量不超过 50 g，最好控制在 25 g 以下。WHO 指出，成人和儿童每日从添加糖中获取的能量应小于总能量的 10％，最好控制在 5％以下。《国民营养计划（2017—2030）》提出，应积极推进全民健康生活方式行动，并将"减糖"列入"三减三健"专项行动。《健康中国行动（2019—2030 年）》指出，要加快推动低糖或无糖食品的生产和消费，研究制定标准限制高糖食品的生产销售。此

外,法国、墨西哥、英国等国家已针对高糖食品收税,从而限制高糖食物的摄入。

（三）食物来源

粮谷类、豆类、薯类是碳水化合物的主要来源。虽然各种食用糖,如蔗糖、乳糖、果糖等也能够提供热能,但是这些食用糖中所含其他营养素较少,营养价值远低于粮谷类和薯类。膳食纤维在植物性食物中含量丰富,如谷类、豆类、蔬菜水果类。然而,若谷类食物过量加工,膳食纤维含量也会大大减少。

思政知识链接

对待生酮饮食应谨慎——培养和谐、平衡的中国传统文化思想

生酮饮食（Ketogenic Diet,简称 KD）,是一种脂肪含量高、碳水化合物含量低,蛋白质和其他营养素配比适宜的饮食方案。生酮饮食的概念最初是由美国医生 Russel Wilder 在 1921 年提出,用于治疗儿童难治性癫痫的发作。正常膳食结构中碳水化合物为主要供能物质,含量超过全部饮食的 50%,而生酮饮食则严格限制碳水化合物的摄入,使体内脂肪类物质消耗增加。经典的生酮饮食由 4 份脂肪、1 份蛋白质和 1 份碳水化合物组成,并辅以维生素和矿物质,但尚无统一的配比方案。

在生酮饮食中,由于膳食中碳水化合物供应不足导致草酰乙酸不足,从而使脂肪酸不能彻底氧化而产生过多酮体。有研究表明,生酮饮食对体重管理比低脂膳食有更显著的效果。此外,生酮饮食对肺癌、子宫内膜癌、颅脑恶性肿瘤、创伤性颅脑损伤、高原低氧环境下神经元损伤、哮喘、阿尔茨海默综合征等也具有辅助治疗作用,非常具有临床应用价值。然而,大量酮体在体内蓄积可出现恶心、呕吐等症状并导致酮症酸中毒。目前,对于生酮饮食不良影响的研究仍然不够深入,如安全性、短期身体不适等,仍需进一步评估。因此,在使用生酮饮食疗法时,必须严格遵循医嘱,定期跟踪生化指标,发现问题及时与专业医生沟通以调整方案,最大限度降低机体损伤,达到最佳疗效。

"和谐"与"均衡"思想是中国传统文化的重要组成部分。自古以来,"平衡膳食、辨证用膳"的理念一直融于中华民族的膳食观当中,这与当代营养科学提倡的平衡膳食是不谋而合的。作为一种营养素比例极不均衡的膳食模式,生酮饮食有悖于中华民族的膳食观,也与当代科学所倡导的平衡膳食不符。因此,一般情况下不建议大众擅自进行生酮饮食,以避免潜在的危害。

第四节　能　量

自然界中的能量以多种形式存在,主要包括化学能、机械能、热能、电能和太阳能等。然而,人体只能利用来自食物的碳水化合物、脂肪和蛋白质经过生物氧化而释放的化学能。因此,碳水化合物、脂肪和蛋白质也被称作产能营养素。三大产能营养素通过被氧化释放能量,以维持机体代谢、神经传导、呼吸、循环及肌肉收缩等功能,同时在产能过程中释放热量以维持体温。

一、人体能量消耗

焦耳(J)是国际通用的能量单位,而营养学领域则习惯使用卡(cal)和千卡(kcal)。1 kcal 指在 1 个标准大气压下,1 L 纯净水由 15 ℃升高到 16 ℃所需要的能量。两种能量的换算关系为:1 cal＝4.184 J,1 J＝0.239 cal。食物中每克碳水化合物、脂肪和蛋白质在体外燃烧可分别产生 17.15 kJ(4.1 kcal)、39.54 kJ(9.45 kcal)和 23.64 kJ(5.65 kcal)的能量。由于碳水化合物和脂肪在体内和体外氧化的终产物相同,均为水和二氧化碳,因此,每克碳水化合物和脂肪在体内氧化产生的热量与被体外氧化时相等。相反,蛋白质在体内氧化时除了产生水和二氧化碳外,还会产生如尿素、肌酐等不能被分解利用的物质,而每克蛋白质氧化所产生的这类含氮物质在体外完全燃烧时还可产生 5.44 kJ 的热量。此外,食物中的营养素在体内消化过程中并不能被完全吸收。一般情况下,混合膳食中碳水化合物的吸收率为 98%,脂肪为 95%,而蛋白质为 92%。因此,每克碳水化合物、脂肪和蛋白质经体内氧化后实际产生的能量分别为 16.81 kJ(4 kcal),37.56 kJ(9 kcal),16.81 kJ(4 kcal)。此外,包括膳食纤维在内的不可利用的碳水化合物虽然不能被小肠消化吸收,但可在大肠发酵而产生能量,每克此类碳水化合物在体内氧化约产生 8 kJ(2 kcal)的能量。需要指出的是,每克酒精在体内氧化可产生约 29 kJ(7 kcal)的能量,但由于酒精不能参与碳水化合物、脂肪和蛋白质的合成与代谢,因此由酒精提供的能量不能替代由三大供能营养素提供的能量。

一般情况下,成年人的能量消耗主要用于维持基础代谢、身体活动以及食物热效应等三方面。基础代谢是指人在安静和恒温条件下(18～25 ℃),禁食 12 小时,静卧,放松而又清醒时的能量消耗。基础代谢的水平用基础代谢率来表示,是指人体处于基础代谢状态下,每小时每千克体重(或每平方米体表面积)的能量消耗。

（一）基础代谢

影响基础代谢的因素主要包括以下几个方面:

1. 体型和性别 体表面积越大,散发的热量越多;瘦高体型的人基础代谢高于矮胖的人;男性高于女性。

2. 不同生理、病理状况 儿童和孕妇的基础代谢率相对较高。生病、发热时基础代谢增加。许多激素对细胞代谢起调节作用,例如,当甲状腺、肾上腺分泌异常时,基础代谢也会增加。

3. 生活和作业环境 寒冷、大量进食以及体力过度消耗均可增加基础代谢水平。

目前,Schofield 公式是计算人体基础能量消耗最为公认的公式(表 2-2)。考虑到中国人的基础代谢相对较低,中国营养学会建议将 18～59 岁人群按此公式计算的结果减去 5% 作为基础代谢能量消耗参考值。对于孕妇和乳母而言,能量消耗还包括用于胎儿生长发育、泌乳等部分的蛋白质储存和脂肪储存。此外,孕期妇女的能量消耗量也会有所增加。对于婴幼儿以及儿童和青少年,能量消耗还应包括生长发育所需要的部分。因此,特定人群的能量需要量须加上额外需要的部分。

表 2－2 Schofield 基础能量消耗公式

年龄（岁）	男		女	
	kcal/d	MJ/d	kcal/d	MJ/d
18～30	15.057 W＋692.2	0.062 9 W＋2.89	14.818 W＋486.6	0.061 9 W＋2.03
31～60	11.472 W＋873.1	0.047 9 W＋3.65	8.126 W＋845.6	0.034 0 W＋3.53
＞60	11.711 W＋587.7	0.049 0 W＋2.457	9.028 W＋658.5	0.037 9 W＋2.753

W 为体重(kg)；1 kcal＝4.184 kJ；1 000 kcal＝4.184 MJ

（二）身体活动

身体活动是指由骨骼肌收缩引起能量消耗的身体活动，约占总能量消耗的 15％～30％。人体能量需要量的不同主要是由身体活动水平的不同所致。中国人群成人身体活动强度可分为三级，即轻体力活动水平、中等体力活动水平和重体力活动水平。常见身体活动的能量消耗以及主要生活方式或职业身体活动水平分级分别见表 2－3 和表 2－4。

表 2－3 常见身体活动的能量消耗

活动分类	活动项目	能量消耗量/(kcal/标准体重/10 min)	
		男(66 kg)	女(56 kg)
家务活动	洗碗,熨烫衣服	25.3	21.5
	做饭	27.5	23.3
	擦窗户	30.8	26.1
	手洗衣服	36.3	30.8
	扫地、拖地	38.5	32.7
步行	慢速(3 km/h)	27.5	23.3
	中速(5 km/h)	38.5	32.7
	快速(5.5～6 km/h)	44.0	37.3
	下楼	33.0	28.0
	上楼	88.0	74.7
跑步	慢跑	77.0	65.3
球类	篮球	66.0	56.0
	排球	33.0	28.0
	乒乓球	44.0	37.3
	网球	55.0	46.7
	羽毛球	49.5	42.0
	足球	77.0	65.3

续表

活动分类	活动项目	能量消耗量/(kcal/标准体重/10 min)	
		男(66 kg)	女(56 kg)
跳绳	慢速	33.0	28.0
	中速	49.5	42.0
	快速	60.5	51.3
游泳	自由泳,仰泳	88.0	74.7
	蛙泳	110.0	93.3
	蝶泳	121.0	102.7

数据来源:《中国居民膳食指南(2022)》

表 2-4 主要生活方式或职业身体活动水平分级

生活方式	从事的职业或人群	身体活动水平
休息,主要是坐位或卧位	不能自理的老年人或残疾人	轻体力活动水平
静态生活方式/坐位工作,很少或没有重体力的休闲活动	办公室职员或精密仪器机械师	
静态生活方式/坐位工作,有时需走动或站立,但很少有重体力的休闲活动	实验室助理,司机,学生,装配线工人	中等体力活动水平
主要是站着或走着工作	家庭主妇,销售人员	
重体力职业工作或重体力休闲活动方式	建筑工人,农民,运动员	重体力活动水平

参考依据:《中国居民膳食营养素参考摄入量(2013 版)》

（三）食物热效应

食物热效应也称食物特殊动力作用,是指人体在摄食过程中所引起的额外能量消耗,是人体在摄食后对营养素的一系列消化、吸收、合成、代谢转化过程中所消耗的能量。在三大供能营养素中,蛋白质的食物热效应最高,大约为其本身产生能量的 20%～30%,碳水化合物为 5%～10%,脂肪为 0%～5%。此外,食物热效应与进食量、进食频率以及进食速度均成正比。

二、能量需要量

能量需要量是指能长期保持良好的健康状态,维持良好的体型、机体构成以及理想活动水平的人或人群,达到能量平衡时所需要的膳食能量摄入量。同时,能量需要量也包括维持儿童的适宜生长、女性孕期胎儿的组织生长以及乳母泌乳所需的能量附加量。当机体长期处于能量摄入不足的状态时,可导致生长发育迟缓、消瘦以及活力消失等症状。相反,若能量摄入量长期高于需要量,多余的能量将转化为脂肪储存在体内,并导致超重、肥胖及糖尿病、血脂异常、心脑血管疾病等慢性病的发生。

　　能量摄入主要受三方面因素影响：神经生理、营养素及其代谢产物、蛋白和肽类因子。当人体受到感官刺激时，摄食信号会迅速传递到下丘脑摄食中枢，启动摄食和消化过程。而当食物作用于肠壁时，会机械性地刺激感受器和化学感受器并将信号传递给下丘脑饱食中枢产生饱腹信号。当机体血糖低于某一阈值时，会导致机体饥饿感和食欲明显增加，并激发摄食行为，而高血糖水平又会产生饱腹信号。此外，能量摄入还受到一些组织细胞蛋白和肽类因子的调节。例如，瘦素是一种由脂肪组织分泌的激素，当生物体的体脂增加时，血清中瘦素含量升高，进而抑制进食并且加速新陈代谢。

　　身体活动水平是决定人体能量需要量不同的主要因素。因此，调整身体活动水平是控制体脂的有效措施。2020 年 WHO《身体活动和久坐行为指南》指出，1 周内中等强度活动的总时间不足 150 分钟或高强度活动时间不足 75 分钟或中等和高等强度两种活动累计不足 150 分钟，则判断为身体活动不足。调查显示，我国成年人身体活动不足率约为 22%，男性约为 24%，女性约为 20%。此外，WHO 将儿童青少年身体活动不足的标准设为 1 周内平均每天进行中等或高等强度身体活动不足 60 分钟。根据此标准，我国 6～17 岁儿童青少年身体活动不足率高达 86%。因此，除了控制膳食能量摄入外，增加身体活动尤其是有氧运动，从而增加能量的消耗也是保持机体能量平衡的重要条件。

三、能量需要量及食物来源

　　人体能量需要量受到年龄、性别、生理状态以及劳动强度等因素的影响。中国营养学会推荐成年男性每日能量需要量为 1 900～3 000 kcal，成年女性为 1 500～2 400 kcal。此外，孕妇在孕早期不要额外增加能量摄入，而在孕中晚期每日则需根据相应的身体活动水平增加 300 kcal 和 450 kcal 的能量摄入，乳母每日需增加 500 kcal 能量摄入。考虑到 14～18 岁青少年处于快速生长发育阶段，该年龄段人群每日能量需要量高于成年人，男性为 2 500～3 200 kcal，女性为 2 000～2 550 kcal。2017 年我国居民营养调查显示，我国居民日均能量摄入为 2 007.4 kcal，较 2013 年的数据有所下降。

　　食物中的碳水化合物、脂肪和蛋白质是能量的主要来源，广泛存在于各类食物中。粮谷类食物可提供较高含量的碳水化合物，是最经济的膳食能量来源。《中国居民膳食指南（2022）》推荐每日谷类摄入量为 200～300 g，其中全谷物和杂豆类 50～150 g、薯类 50～100 g。动物性食物能量密度相对较高，每日建议摄入 120～200 g。

思政知识链接

植物基饮食与节能减排——培养大学生的环保意识

　　粮谷类食物为我国居民的主要食物来源，同时也是最经济的能量来源。然而，随着居民生活水平的不断提高，动物性食物的消费比例不断上升，同时伴随着饱和脂肪酸摄入量增加，慢性病发生风险增加。在此背景之下，以植物性食物为主的植物基饮食得到了越来越多的关注。植物基饮食不仅仅指纯素食，还包括鱼肉素、蛋奶素等膳食模式。有研究表明，植物基饮食对预防肥胖以及心血管疾病等慢性病的作用显著。此外，植物基饮食与环境保护也密切相关。有研究表明，种植和生产大豆时所用到的土地和水资源以及排放出的二氧化碳均为生产等量牛肉的 1/10。习近平总书记在第 75 届联合国大会上作出了"二氧化碳排放力争于 2030 年前达到峰值,努力争取 2060 年前实现碳中和"的庄严承诺,彰显了我国应对气候变化的坚定决心。植物基饮食不仅具有营养学意义,还符合节能减排这一时代主题。因此,在我国居民物质生活水平不断提高的今天可提倡提高植物基饮食的摄入量。

（廖望）

第五节　矿　物　质

矿物质是指除了碳、氢、氧、氮以外的元素,也称为无机盐。人体组织中矿物质的种类和含量与地球表层元素组成基本一致。在这些元素中,已发现有 20 多种是构成人体组织、参与机体代谢、维持生理功能所必需的。按照人体内的含量,矿物质可分为常量元素和微量元素,体内含量＞体重 0.01％者称为常量元素或宏量元素,包括钙、磷、钠、钾、氯、镁和硫,人体需要量每天都在 100 mg 以上;含量＜体重 0.01％者称为微量元素,包括铜、钴、铬、铁、碘、钼、硒和锌等,人体需要量每天都在 100 mg 以下。矿物质对维持人体的新陈代谢、正常的生理功能具有重要意义,其缺乏将会造成身体不适、免疫功能下降,甚至引起严重后果。

人体内的矿物质的特点主要表现在以下两方面:① 在体内分布极不均匀,这主要与矿物质的功能密切相关,比如钙、磷主要集中在骨骼和牙齿,碘主要集中在甲状腺,铁主要存在于红细胞;② 矿物质不能在体内生成,必须从食物和饮水中摄取,且除非被排出体外,不可能经过人体新陈代谢而消失。在人体的新陈代谢中,矿物质是必不可缺的,每天都会有一些矿物质经过各种途径排出体外,因此需要通过膳食和饮水补充一定量的矿物质,维持体内矿物质摄入与排出的平衡。

矿物质的生理功能主要包括构成人体组织和细胞的重要成分、维持正常的渗透压和酸碱平衡、维持神经肌肉兴奋性以及构成机体的酶、激素、维生素、蛋白质和核酸的成分,并参与酶的激活。

我国人群比较容易缺乏的矿物质包括钙、铁、锌,另外还有可能缺乏碘、硒,因此需要了解并学会从膳食中补充足够的矿物质,预防矿物质的缺乏。但是,矿物质的过量和缺乏之间的摄入范围较窄,因此,在补充矿物质的同时,也要注意量,防止过量引起毒性作用。

一、钙

钙是体内含量最丰富的矿物质元素,占成人体重的 1.5％～2.0％。体内几乎所有（99％）的钙都储存在骨骼和牙齿中,一方面对维持人体骨骼结构至关重要,另一方面骨骼钙能够充当"钙库",当血液中钙离子浓度下降时,骨骼中的钙就会被释放到体液中来维持血钙的平衡,因此骨骼中的钙是动态平衡的,并不会一成不变,因此需要确保膳食钙的充分摄入。

（一）钙的生理功能

1. 钙对骨骼和牙齿形成的作用　钙和磷对骨骼形成必不可少，以羟基磷灰石和磷酸钙形式存在。在骨骼钙和体液钙的动态平衡中，会逐渐进行骨的重建，使骨钙不断更新，更新速率因年龄而变化，1 岁以前婴儿每年转换 100％，以后逐渐降低，每年可转换 50％，即每 2 年骨钙可更新一次。儿童阶段每年转换 10％；健康年轻成人每年转变 5％；40 岁以后骨形成明显减弱，转换速率为每年 0.7％；绝经后妇女和老年男女骨吸收更占优势。35～40 岁时，单位体积内的骨质达到顶峰，称为峰值骨量，此后骨质逐渐丢失。妇女绝经以后，骨质丢失速度加快，降低到一定程度时，就不能保持骨骼结构的完整，甚至压缩变形，以至在很小外力下即可发生骨折，即为骨质疏松症。骨骼成熟时所达到的峰值骨量，是决定骨质疏松危险性的主要因素。与骨骼中的钙不同，牙齿中的钙不能被动员返回血液。牙本质是牙的主体，化学组成类似骨，组织结构和骨差别很大，牙本质没有细胞、血管和神经，因此牙齿中的矿物质无更新转换过程。

2. 钙在体液中的作用　体内虽然只有约 1％的钙分布在体液和细胞内，但对生命活动具有重要意义，主要作用包括维持神经传导与肌肉活动、调节体内多种酶的活性、帮助维持正常血压、参与血液凝固、维持体液酸碱平衡等。

（二）钙的吸收和排泄

钙在小肠中被吸收，不同人群钙的吸收率差异较大，婴儿大于 50％，儿童约 40％，成年人为 20％，老年人仅 15％左右。肠内钙的吸收受膳食因素影响，膳食中能够促进钙吸收的因素包括维生素 D、膳食蛋白质、乳糖以及适宜的钙磷比，此外如果人体摄入食物中钙的含量较低，人体将会提高吸收率。虽然钙吸收有这样的调节机制，但钙吸收的增加并不能完全补偿减少的摄入量，如果钙摄入减少，骨骼中的钙就会流失。另外还有一些膳食因素不利于钙吸收，主要包括植酸、草酸、脂肪酸以及咖啡因和酒精等。因此需要遵循《中国居民膳食指南》的膳食指导调整膳食结构和膳食习惯，保证钙的足量摄入。

钙主要通过肠道、泌尿系统、汗腺排出，乳母还可通过乳汁分泌排出一定量，高温作业者每日从汗中丢失钙约 1 g。高蛋白膳食、卧床均可使钙排出增多。

（三）钙的缺乏和过量

婴幼儿及儿童长期钙缺乏和维生素 D 不足可导致生长发育迟缓、骨软化、骨骼变形，严重缺乏者可导致佝偻病，出现"O"形或"X"形腿、肋骨串珠、鸡胸等症状。钙摄入不足者易患龋齿。随着年龄的增加，中老年人钙丢失加快，如果钙摄入不足，易引起骨质疏松症。

过量的钙摄入也可能产生不良的影响，如高钙尿、肾结石等。也有科学家发现绝经期妇女大量补充钙剂后，心脑血管疾病发生风险增加。

（四）钙的推荐摄入量与食物来源

根据《中国居民膳食营养素参考摄入量（2013 版）》，中国居民成年人钙的推荐摄入量（RNI）为 800 mg/d，4 岁以上儿童及成年人钙的可耐受最高摄入量（UL）为 2 000 mg/d。另外，高温作业、寒带地区阳光不足、孕妇（中晚期）、乳母、青春期前后儿童少年、老年人均需增加钙的供应。

钙的食物来源应考虑钙含量和吸收利用率两个方面。奶与奶制品含钙丰富，吸收率也高，是婴幼儿理想的钙来源。水产品中小虾皮含钙特别多，其次是海带。豆和豆制品以及油料种子和蔬菜含钙也不少,但蔬菜中钙的吸收率低,导致其生物利用率低。硬水中含有相当量的钙,也不失为一种钙的来源。

《中国居民营养与慢性病状况报告(2020 年)》显示,我国成人平均钙的摄入量为328.3 mg/d,其中城市人群钙摄入水平高于农村地区,但是仍远远低于中国营养学会提出的针对中国人群钙的推荐摄入量800 mg/d,因此我国居民急需改变饮食习惯,保证钙的摄入。首先,不同人群所需要的钙是不一样的,18~50 岁的人群参考摄入量为800 mg/d,孕中晚期和 50 岁以上的人群需要 1 000 mg/d;其次,补钙不仅要选择含钙丰富的食物,还要选择钙的生物利用率高的食物,比如奶及奶制品(牛奶、奶粉、奶酪)、大豆及豆制品(豆腐干、黄豆、豆腐)、鱼虾类(虾皮、河虾、梭子蟹、鲈鱼)及坚果(榛子、芝麻、花生),这些食物均富含丰富的钙。

表 2-5　富含钙的食物

单位:mg/100 g

食物	含量	食物	含量	食物	含量
虾皮	991	苜蓿	713	酸枣棘	435
虾米	555	荠菜	294	花生仁	284
河虾	325	雪里蕻	230	紫菜	264
泥鳅	299	苋菜	187	海带(湿)	241
红螺	539	乌塌菜	186	黑木耳	247
河蚌	306	油菜薹	156	全脂牛乳粉	676
鲜海参	285	黑芝麻	780	酸奶	118

辟谣知识链接

豆腐和菠菜不能一起吃?

生活中我们往往认为豆腐和菠菜不能一起吃,主要是担心菠菜中的草酸与富含钙的豆腐结合,生成难溶性的草酸钙,影响钙的吸收。但实际上,豆腐和菠菜是可以一起吃的,只是我们要注意烹饪方法。首先对菠菜进行焯水,由于草酸溶于水,焯水后大部分草酸就被去除,大大降低了与豆腐同时食用时草酸钙的生成量。采用这样的烹饪方法,既满足了蔬菜的摄入,同时也满足人体对钙的需求。另外菠菜中还含有很多促进钙吸收的成分,比如维生素 K、维生素 C、钾、镁等。因此,菠菜和豆腐是可以一起食用的,只是要注意提前将菠菜焯水。

二、钠

钠是人体必需的常量元素之一。食盐是人体获得钠的主要来源。1 g 盐含有400 mg钠。

（一）钠的生理功能

钠是体液和电解质平衡系统的主要成分，因为钠是用来保持细胞外体液体积的主要离子。钠也可以帮助维持酸碱平衡，对肌肉收缩和神经传导也是必需的。科学家认为，体内30%～40%的钠会以与骨骼晶体结合的方式来储存，如果需要的话，人体可以从储存钠中补充血液中的浓度。

（二）钠的吸收和代谢

人体钠主要来源是食物，钠在小肠上部几乎能被全部吸收。钠随血液运输到肾脏，分泌到汗液、胃液、胰液、胆汁和小肠液中。钠主要由肾脏和汗液排出体外。肾脏还可以通过肾上腺皮质激素调节钠的代谢。

（三）钠的缺乏与过量

钠缺乏对人体危害很大，但很少有人的膳食中缺钠。食物中的钠通常比我们所需要的量多，而且很容易被吸收。剧烈的运动、持续几天的耐力活动，可能会引起钠的流失，发生钠缺乏，导致低钠血症。低钠血症是由于钠过多流失导致的，而不是钠摄入不足引起的。

正常情况下，钠摄入过多并不会在体内蓄积。但某些情况下，由于影响肾功能而易发生钠过多，引起毒性作用。血浆钠高于150 mmol/L时，称为高钠血症，可出现口渴、面部潮红、烦躁不安、精神恍惚、昏迷，严重者可死亡。正常人每天摄入35～40 g食盐能引起急性中毒，出现水肿、血压上升等。在世界范围内，食盐过量摄入与患高血压、心脏病和卒中的概率升高息息相关。

（四）钠的参考摄入量与食物来源

目前我国居民食盐摄入普遍过多，因此应当减少食盐的摄入量。《中国居民膳食指南（2022）》中推荐食盐摄入量应低于5 g/d，即钠的摄入量不超过2 000 mg/d。钠普遍存在于各种食物中，一般动物性食物的钠含量要高于植物性食物，但人体钠的摄入主要来源为食盐及制作食物过程中加入的钠或含钠化合物、腌制食物、烟熏食物、酱油、各种酱及咸味休闲食品等。

科学知识链接

警惕隐藏"盐"

鸡精、味精、蚝油等调味料含钠量较高，应特别注意。一些加工食品虽然吃起来咸味不大，但在加工过程中都添加了食盐，如挂面、面包、饼干等；某些腌制食品、盐渍食品以及加工肉制品等预包装食品往往属于高盐食品。为了控制食盐摄入量，最好的办法是少买高钠（盐）食品，少吃腌制食品，比如盐水鸭、咸鸭蛋、海苔、甘草杏、榨菜、萝卜干、大头菜、腐乳、龙须面、油条、面包、素火腿、薯片等。一些食品食用量很少，却占成年人全天钠摄入量的1/3，如10 mL酱油（1.6～1.7 g盐），10 g豆瓣酱（1.5 g盐），一小袋15 g榨菜、酱大头菜、冬菜（约1.6 g盐），一块20 g的腐乳（1.5 g盐）。1 g盐中含有400 mg钠，高盐食品指钠含量≥800 mg/100 g的食品。

日常生活中，建议购买低钠盐，或者利用限盐勺罐，逐渐减少用量。烹饪时多用醋、柠檬汁、香料、葱、姜等调味,替代一部分盐和酱油。肉类烹饪用盐较多,适量食用,可减少盐的摄入。多采用蒸、煮、炖的方式进行烹调,享受食物的天然味道,不要每道菜都加盐。学会看营养标签,拒绝高钠食品。

三、铁

铁是人体重要的微量元素之一,是人体内含量最多也比较容易缺乏的微量元素,体内大部分的铁以血红蛋白和肌红蛋白储存在血液和肌肉中,铁缺乏引起的缺铁性贫血是全球特别是发展中国家最主要的营养问题之一。

（一）铁的生理功能

铁在体内作为血红蛋白、肌红蛋白、细胞色素及呼吸酶的主要成分,参与体内氧与二氧化碳的转运、交换以及维持细胞呼吸功能。机体内的铁大多存在于红细胞中,铁在骨髓造血组织中与卟啉结合形成高铁血红素,再与珠蛋白合成血红蛋白。缺铁可影响血红蛋白的合成,甚至影响 DNA 的合成及幼红细胞的增殖。除此以外,铁还参与维持正常的免疫功能、催化 β-胡萝卜素转化为维生素 A、参与嘌呤与胶原的合成等。

（二）铁的吸收与代谢

铁吸收的主要部位在十二指肠和空肠。食物中的铁分为血红素铁与非血红素铁,由于存在的形式不同,吸收机制和吸收率差异较大。其中血红素铁存在于动物性食物中,吸收率高,受膳食因素影响较小,血红素铁以卟啉铁的形式直接被肠黏膜上皮细胞吸收,胃黏膜分泌的内因子可促进其吸收。非血红素铁存在于植物性食物中,吸收率低,受膳食因素影响较大,在吸收前,非血红素铁必须与结合的有机物分离,如蛋白质、氨基酸和有机酸等,而后转化为二价铁方可被吸收。总的来说,植物性食物中铁的吸收率远低于动物性食物。

表 2-6　铁吸收的促进剂和抑制剂

促进铁吸收的膳食因素	抑制铁吸收的膳食因素
血红素铁	非血红素铁
维生素 C	茶和咖啡
氨基酸	钙、磷
动物性食物中的肽类因子	植酸、鞣酸和纤维

铁在机体中通过小肠吸收后,形成血红素铁,并结合运铁蛋白受体后运输到肝脏、脾脏、肌肉组织中发挥重要作用,以铁蛋白和含铁血黄素储存,一部分的血红素铁会再循环,还有一部分铁被排出体外,比如肠道排出 0.6 mg、尿排出 0.1 mg、皮肤损失 0.2～0.3 mg,另外女性由于生理原因失铁多,每天铁的流失大约为 1.5 mg。

（三）铁缺乏与过量

1. 铁缺乏　吸收的铁低于消耗的铁或者铁的摄入量较低,人体内储存的铁就有可能被消耗,引起铁缺乏。缺铁和缺铁性贫血往往能够同时表现,但不能混为一谈。铁缺乏的发展具有阶段性,包括储存铁减少期、红细胞生成缺铁期以及缺铁性贫血期。储存铁减少期时储存铁耗竭,血清铁蛋白浓度下降,但其他反映铁营养状况的指标仍在正常范围;红细胞生成缺铁期除血清铁蛋白下降外,血清铁也下降,同时铁结合力上升(运铁蛋白饱和度下降),游离原卟啉浓度(FEP)上升,尚无贫血;缺铁性贫血期,血红蛋白和血细胞比容下降。

铁缺乏影响儿童正常的生长发育、认知力与记忆力,缺铁的儿童往往躁动不安、脾气暴躁、不爱学习、注意力不集中等,甚至出现异食癖;成年人缺铁易疲劳、效率低下,严重出现贫血,导致乏力、头晕、气短、眼花等,严重者可出现面色苍白、肝脾肿大等症状。

2. 铁过量　过量的铁会增加机体组织的氧化应激。健康人群中,当铁储存过量时,抑制铁吸收的铁调素即释放,减少铁的吸收。而缺乏铁调素基因的人群,铁的调节受阻,过量的铁摄入会储存在机体组织中,引起一系列症状,比如疲劳、腹部疼痛、肝衰竭、骨损伤、心力衰竭等。含铁的补品误服容易引起儿童中毒,主要出现消化道出血,甚至引起死亡。

（四）铁的参考摄入量与食物来源

2013 年 DRIs 铁的成人推荐摄入量(RNI)男性为 12 mg/d,女性为 20 mg/d,可耐受最高摄入量(UL)为 42 mg/d。《中国居民营养与慢性病状况报告(2020 年)》中显示,中国 18 岁及以上成年居民贫血率为 8.7%,其中城乡分别是 7.8% 和 9.7%,儿童青少年的贫血率分别为 4.4% 和 6.6%,此外中国孕妇贫血率为 13.6%,乳母贫血率高达 17.2%。因此,从膳食中摄入足量的铁是保证我国不同年龄段人群健康的关键手段。铁在各类食物中,分布不均衡,吸收率相差很大。一般动物性食物中铁的含量和吸收率均较高,是铁的良好来源,主要包括动物肝脏、动物全血、畜肉等。植物性食物中铁的吸收率较动物性食物低,一般粮谷类、蔬菜、水果中铁含量不高,利用率也较低。牛奶虽然很有营养,却是贫铁食物。

辟谣知识链接

动物肝脏有食品安全问题,尽量少吃?

社会上流行一种说法,认为动物肝脏是体内的解毒器官,因此聚集了很多毒素,存在食品安全问题,不能多吃。实际上肝脏营养成分极其丰富,铁、维生素 A、B 族维生素、硒、锌等含量较高。《中国居民膳食指南(2022)》推荐适量摄入动物肝脏以弥补风味和日常膳食不足。比如 100 g 鸭肝、猪肝、羊肝、鸡肝和鹅肝中分别含铁为 35.1 mg、22.6 mg、7.5 mg、12 mg 和 7.8 mg。考虑到多数内脏产品胆固醇含量偏高,建议每月可食用动物内脏食物 2~3 次,且每次不要过多。科学研究发现,16 g 猪肝,可满足成人 1 日维生素 A 的需要;72 g 猪肝,可满足维生素 B_2 的需要;33 g 猪肝,可满足铁的需要。

四、锌

锌是人体必需微量元素之一,参与体内多种酶的组成,参与各种酶的功能调节。锌主要存于肌肉、骨骼、皮肤中,视网膜、脉络膜、前列腺等单位重量含锌量最高。锌缺乏可引起味觉障碍、生长发育不良、皮肤损害和免疫功能损伤等。

（一）锌的生理功能

锌虽然在人体内含量很少,但在每个器官和组织中都会与蛋白质协同工作,锌可以协助体内 50 多种酶,从而保护细胞结构,防止氧化损伤;锌可以合成部分细胞遗传物质;锌可以合成血红蛋白中的血红素。含锌蛋白质还能帮助调节蛋白质合成和细胞分裂,在维持机体蛋白质正常代谢和在机体生长、发育中起着重要的作用。锌还可以帮助维持正常味觉与食欲,锌缺乏时,口腔上皮细胞脱落,阻塞味蕾小孔,从而不能感受味觉刺激。锌能够维持正常性发育,参与垂体分泌促性腺激素功能,维持机体免疫器官和免疫细胞合成过程。

（二）锌的吸收与代谢

锌主要在十二指肠和小肠近端吸收,吸收率为 20％～30％,随后通过血液吸收,进入体内,分布于全身组织。

某些膳食因素可影响锌的吸收。比如高蛋白、磷酸、维生素 D_3、葡萄糖可促进锌的吸收,膳食纤维、植酸可减少锌的吸收,铜、钙、亚铁离子可抑制锌的吸收,另外动物性食物中锌的生物利用率较高。

体内的锌经代谢后主要由肠道排出,少部分随尿排出,汗液和毛发中也有少量排出。

（三）锌的缺乏与过量

膳食中锌长期缺乏,可导致锌缺乏症,从而导致食欲减退、异食癖、生长发育停滞。儿童长期缺乏锌可导致侏儒症。成人长期缺乏锌可导致性功能减退、精子数量减少、胎儿畸形、皮肤粗糙、免疫力降低等。

盲目过量补锌或食用因镀锌罐头污染的食物和饮料可引起锌过量或锌中毒。过量的锌会阻碍其他微量元素的吸收和利用,比如铁、钙等,影响中性粒细胞和巨噬细胞的活力,损害免疫功能。成人摄入 4～8 g 以上锌就可以观察到毒性症状,引起发烧、腹泻、恶心、呕吐等症状。

（四）锌的参考摄入量与食物来源

2013 年 DRIs 锌的成人推荐摄入量（RNI）男性为 12.5 mg/d,女性为 7.5 mg/d,可耐受最高摄入量（UL）为 40 mg/d。《中国居民营养与慢性病状况报告（2020 年）》显示我国人群膳食锌的标准人日摄入量为 9.9 mg/d,未达到当前中国营养学会的推荐值。

锌的食物来源较广泛,贝壳类海产品,比如牡蛎、扇贝、蛏子等,畜肉及其内脏,比如牛肉、猪肉、羊肉等,均为锌的良好来源。其他比如蛋类、豆类、谷类胚芽、燕麦、花生等也富含锌。蔬菜和水果中锌含量较低。

科学知识链接

缺锌与儿童异食癖

锌作为人体必需微量营养素,虽然需要的量很少,但是必不可缺。锌在人体生长发育过程中发挥重要作用,缺锌会影响儿童的生长发育、产生免疫功能缺陷,引起感染性疾病。儿童缺锌还可引起异食癖,表现为吃泥土、瓦片、纸张等非食物的症状。这种异食癖的发生主要与缺锌引起的舌面味觉感受器受损有关,使得舌黏膜增生和角化不全,食物不能引起味觉,导致病人出现异食癖和食欲低下的表现。

异食癖的治疗首先可采用饮食疗法,日常生活中家长们可增加富含锌的食物的份额,包括增加动物性食品和全谷物的摄入,多吃瘦肉、肝、鱼、蛋、奶制品、坚果等等,少吃精致食品。如病情较为严重,应在医生指导下适量服用含锌制剂药物进行治疗。

缺锌与侏儒症

人类首例关于缺锌的报道始于半个世纪前对中东地区不能正常生长和发育的儿童和青少年的观察研究,当地的饮食结构以谷物和豆类食物为主,动物蛋白很少。该饮食习惯中的膳食纤维和植酸含量较高,与锌、铁结合,阻碍微量元素的吸收。另外,该地区居民制作面包时,一般不发酵,而发酵面包时面团中的植酸可被分解掉,因此一方面锌摄入不足,另一方面锌的利用不足,导致中东地区锌严重缺乏。锌缺乏可阻碍人体正常的生长发育,对儿童而言更加严重,导致侏儒症。

因此合理膳食、合理选择食物非常重要。日常生活中,儿童需要合理补充动物性食物,不能偏食挑食,确保微量元素摄入均衡。

五、硒

硒是人体必需微量元素之一。硒遍布于人体各组织器官和体液中,肾中硒浓度最高,肝脏次之,血液中相对低些。肌肉、肾脏、肝脏和血液是硒的组织贮存库。人体硒含量的不同与地区膳食硒摄入量的差异有关。硒以含硒氨基酸掺入谷胱甘肽过氧化物酶等蛋白肽链的一级结构,参与机体的抗氧化。硒缺乏是克山病发病的重要危险因素。

（一）硒的生理功能

硒是谷胱甘肽过氧化物酶的组成部分,其具有抗氧化作用,可清除体内脂质过氧化物,阻断活性氧和其他氧自由基对机体的损伤作用,促进有氧的过氧化物转变为无毒的羟化物,保护细胞膜及组织免受过氧化物损伤,发挥抗氧化功能,维持细胞正常功能。硒还可以保护心血管和心肌的健康,高硒地区人群中心血管病发病率较低。硒可以增强机体免疫功能,可与重金属结合发挥解毒作用,促进有毒金属排出体外。硒还具有促进生长、抗肿瘤的作用。

（二）硒的吸收与代谢

硒主要在小肠吸收,硒的吸收率与其存在形式、化学结构、化合物的溶解度有关。膳食中的硒包含两种存在形式:硒蛋氨酸和硒半胱氨酸。上述两种形式的硒的吸收率远高于无机形式的硒。人体对食物中硒的吸收率大概为 $60\%\sim80\%$。

硒进入体内后与血浆蛋白结合,转运至人体各组织器官中。代谢后的硒大部分随尿液排出,可用尿中硒的含量判断体内硒的营养状况。

（三）硒的缺乏与过量

我国科学家首先证实缺硒是发生克山病的重要原因,主要与生存环境中土壤中的硒元素含量偏低及膳食中硒摄入不足有关。克山病主要分布于我国 16 个省、市、自治区的贫困地区,大多发生在山地与丘陵。克山病主要表现包括以多发性灶状坏死为主要病变的心肌病,临床症状为心肌凝固性坏死,伴有心肌肥大、心功能不全和心律失常,严重可发生心力衰竭。硒缺乏也是发生大骨节病的重要原因,主要发生在青少年时期。

硒过量的典型案例发生在 20 世纪 60 年代的中国恩施地区,该地区水土中含硒量高,植物中含硒也较高,当地居民从膳食中平均每天摄入硒达到 300 mg,从而发生慢性硒中毒。硒中毒主要表现有头发和指甲脱落、皮肤损伤、神经系统异常等。

（四）硒的参考摄入量与食物来源

2013 年 DRIs 硒的成人推荐摄入量（RNI）为 60 μg/d,可耐受最高摄入量（UL）为 400 μg/d。海产品和动物内脏是硒的良好食物来源,如鱼子酱、海参、牡蛎、蛤蜊和猪肾等。

表 2-7　含硒较高的食物　　　　　　　　　　　单位:μg/100 g

食物	含量	食物	含量
牡蛎	86.64	鸡蛋黄	27.01
猪肾	156.77	干蘑菇	39.18
小黄花鱼	55.20	腰果	34.00
鸭肝	57.27	带鱼	36.57
小麦胚粉	65.20	扁豆	32.00

思政知识链接

多载艰辛,攻克"克山病"

1957 年,我国学者首先提出克山病与缺硒有关的报告,并进一步验证和肯定了硒是人体必需的微量营养素。1935 年我国在黑龙江克山县发现了克山病,它是一种地方性心肌病,此病在东北地区发生率非常高,死亡率很高,由于病因不明,因此以地名命名为克山病。克山病的心脏病理变化主要表现为实质性坏死,发病与季节密切相关。1953 年,作为科学家和医生的于维汉临危受命奔赴病区进行防治救助与研究工作,医院里的人们痛苦挣扎,有些在短短数小时内去世,给了于维汉很大感触,从此以后,哪里有克山病病人需要,哪里就有他的身影。他经常顶风冒雪抢救病人,跑遍了所有病区,调查了近两万人,常常要赶几十上百里山路诊病患,饿了就吃点冷饭馒饭,困了就窝在病人身旁眯一会儿。在这样艰苦的条件下,开发了克山病的治疗方法。后续,他和其他科学家们提出了"水土病因学说",经过多年的研究后发现缺硒是诱发克山病的主要原因。我国科学家们不懈努力和艰苦奋斗,对 10 多个省市区、310 个病区进行补硒,使流行于缺硒地区的克山病得到控制。这一研究第一次充分证实了硒与克山病的关系,同时也奠定了我国科学界在世界硒研究领域的重要地位。正如习近平总书记在科学家座谈会上提到过，"科学成就离不开精神支撑……要求大力弘扬胸怀祖国、服务人民的爱国精神，勇攀高峰、敢为人先的创新精神，追求真理、严谨治学的求实精神，淡泊名利、潜心研究的奉献精神，集智攻关、团结协作的协同精神，甘为人梯、奖掖后学的育人精神"。中国科学家在当时艰苦的条件下，恪守科研精神、保持初心、胸怀人民，这是值得当代科学家学习和发扬光大的。

六、碘

碘是人体必需微量元素之一。成人体内总碘量 $20\sim50$ mg，其中 $70\%\sim80\%$ 的碘存在甲状腺组织中，其余分布于骨骼肌、肺、肝、肾、淋巴结、卵巢、睾丸和脑组织中。碘缺乏不仅会引起甲状腺肿和少数克汀病发生，还可引起更多的亚临床克汀病人和智力低下儿童出现。长期过量摄入可导致高碘性甲状腺肿等危害。

（一）碘的生理功能

碘在体内主要参与甲状腺素的合成，其主要生理功能通过甲状腺素的作用表现。甲状腺素在人体内具有调节机体代谢和促进生长发育的作用，主要包括：促进生物氧化，调节能量转换；促进蛋白质合成和神经系统发育，对胚胎发育期和出生后早期生长发育，尤其是智力发育尤为重要，碘缺乏能导致儿童生长发育障碍，严重碘缺乏导致侏儒症；促进糖和脂肪代谢，促进脂肪分解及调节血清中胆固醇和磷脂的浓度，激活体内许多重要的酶，调节组织中的水盐代谢，促进维生素的吸收和利用。

（二）碘的吸收和代谢

膳食和水中的碘主要为无机碘化物，在胃肠道被迅速吸收。有机碘在肠道内降解为碘化物后被吸收，膳食中的钙、镁以及一些药物如磺胺等能影响碘的吸收。

吸收后的碘进入血液分布于各组织器官中，如甲状腺、肾脏、唾液腺、乳腺、卵巢等，但只有甲状腺组织能利用碘合成甲状腺素。碘代谢后部分通过肾脏由尿排出体外，部分在肝脏中与葡糖醛酸结合，随胆汁排出肠道。出汗、泌乳及呼吸亦能排出较少的碘。

（三）碘的缺乏与过量

碘缺乏主要原因是膳食碘摄入不足、含抗甲状腺素因子的食物长期大量摄入，比如萝卜、甘蓝和花菜等。碘缺乏一般呈现地区性特点，相较于沿海地区，内陆地区人群更容易发生碘缺乏。碘缺乏时，甲状腺素合成、分泌不足，可导致甲状腺肿大，俗称"大脖子病"。孕妇严重缺碘可影响胎儿神经、肌肉的发育，甚至引起流产。胎儿与婴幼儿缺碘可引起生长发育迟缓、智力低下，严重者发生克汀病。

长期高碘摄入可导致高碘性甲状腺肿，引起碘性甲状腺功能亢进、甲状腺功能减退、桥本氏甲状腺炎等。

（四）碘的参考摄入量与食物来源

2013 年 DRIs 碘的成人推荐摄入量（RNI）为 120 μg/d，可耐受最高摄入量（UL）为 600 μg/d。海产品中的碘含量高于陆地食物，陆地动物性食物碘含量高于植物性食物。

海藻、海带、鱼虾、贝类食物都是常见的富碘食物。另外我国于 1994 年 10 月开始实施了食盐加碘,因此购买的食盐中也会强化碘。

思政知识链接

碘盐"功与过"

20 世纪 90 年代初,全国各省、市、自治区均存在不同程度的碘缺乏状况,约有 7.2 亿人生活于缺碘地区。为改善人群碘缺乏状况,我国于 1994 年 10 月开始在全国范围内实施普遍食盐加碘防治碘缺乏病策略,经多年实践已取得良好的防治效果,缺碘引起的"大脖子病"得到了有效的控制,是公共卫生与预防医学领域中实践的成功案例之一,也为营养科技工作者进行营养干预打下了坚实的基础,具有较高的实践价值。

中国科学技术大学医学中心主任、中国工程院院士田志刚曾说过:"人民对美好生活的向往,最基本的需求就是生命健康。"随着科学的不断发展和进步,科学家们也在不断前进,后来发现在河北、山东、山西等 11 个省市的部分地区,约 3000 万居民生活在高水碘地区。部分居民因饮用高碘水,或食用高碘食物造成高碘性甲状腺肿。现如今,食盐加碘应改变"一刀切"的政策。为降低高水碘地区居民碘过量的风险,2012 年已全面停止高水碘地区碘盐的供给,并进一步通过改水措施,降低碘暴露水平,保障居民健康。

当前随着我国经济迅速发展,各地物流业发展迅速,因此居民食物来源多样化,居民可以根据所在地区地理条件和膳食情况来选择是否购买碘盐。

（夏惠）

第六节　维生素

维生素是维持机体正常生理功能所必需的一类低分子有机化合物。维生素的种类和数量众多,功能各异,虽然不是体内能量来源,但是参与体内各项生命活动和能量代谢。

根据维生素的溶解性不同,可以将维生素分为脂溶性维生素和水溶性维生素。脂溶性维生素,即溶于脂肪及脂溶剂的维生素,包括维生素 A、维生素 D、维生素 E、维生素 K;水溶性维生素,即溶于水的维生素,包括 B 族维生素(维生素 B_1、维生素 B_2、维生素 PP、维生素 B_6、叶酸、维生素 B_{12}、泛酸、生物素等)和维生素 C。本节主要介绍各种维生素的功能、缺乏、过量以及参考摄入量和主要膳食来源。

一、维生素 A

维生素 A 是动物体内具有视黄醇生物活性功能的维生素,包括视黄醇、视黄醛、视黄酸等。在植物中不含已形成的维生素 A,在黄、绿、红色植物中含有类胡萝卜素,其中一部分可在体内转变成维生素 A 的类胡萝卜素称为维生素 A 原,如 α-胡萝卜素、β-胡萝卜素、γ-胡萝卜素、隐黄素等。其中最重要的是 β-胡萝卜素,其效价为 1/12 维生素 A。还有一些类胡萝卜素,例如玉米黄质、辣椒红素、叶黄素和番茄红素,不能分解形成维生素

A,不具有维生素 A 的活性。

(一)维生素 A 的生理功能

维生素 A 能促进视觉细胞内感光物质视紫红质的合成与再生,以维持正常视觉。正常视觉的维持需要源源不断的维生素 A 来合成与再生视紫红质,暗适应的过程就是视紫红质再生的过程。因此缺乏维生素 A 首先会出现暗适应下降。维生素 A 对上皮细胞的细胞膜起稳定作用,维持上皮细胞的形态完整和功能健全。维生素 A 参与细胞的 RNA、DNA 的合成,影响细胞的分化、组织更新,从而维持机体的生长发育。维生素 A 还可以维持骨骼正常生长发育、预防癌症、维持机体正常免疫功能。

(二)维生素 A 的吸收与代谢

食物中的维生素 A 大多是以视黄基酯形式存在的,经胃蛋白酶消化后从食物中释放,经小肠吸收。在血循环中,维生素 A 主要以视黄醇结合蛋白形式存在,最终以视黄醇酯的形式存在于肝脏(约 90%)、肾脏(1%)及眼色素上皮中。

(三)维生素 A 的缺乏与过量

维生素 A 缺乏是许多发展中国家的主要公共营养问题,高危人群为婴幼儿与儿童。维生素 A 缺乏最早症状是暗适应能力下降,进一步发展为夜盲症,严重者可导致眼干燥症甚至失明。儿童维生素 A 缺乏最重要的临床诊断体征是比奥斑。维生素 A 缺乏还会引起机体不同组织上皮干燥、增生及角化,以至出现各种症状,特别是儿童、老人容易引起上呼吸道炎症,严重时可引起死亡。另外,维生素 A 缺乏还可引起血红蛋白合成代谢障碍、免疫功能低下、儿童生长发育迟缓等症状。

摄入大剂量维生素 A 可引起急性、慢性毒性及致畸毒性。动物试验证明,维生素 A 摄入过量,可导致胚胎吸收、流产及出生缺陷。摄入普通食物一般不会引起维生素 A 过多,绝大多数系过多摄入维生素 A 浓缩制剂引起,也有食用狗肝、熊肝或鲨鱼肝引起中毒的报道。另外大量摄入类胡萝卜素可出现高胡萝卜素血症,易出现类似黄疸的皮肤,但停用后,症状慢慢消失,未发现其他毒性。

(四)维生素 A 的参考摄入量与食物来源

维生素 A 的活性表达方式包括国际单位(International Units,IU)、视黄醇当量(Retinol Equivalent,RE)以及视黄醇活性当量(Retinol Activity Equivalent,RAE)。目前应用较广泛的有视黄醇当量或者视黄醇活性当量。

膳食或食物中总视黄醇活性当量(μg RAE)＝全反式视黄醇(μg)＋1/2 补充剂纯品全反式 β-胡萝卜素(μg)＋1/12 膳食全反式 β-胡萝卜素(μg)＋1/24 其他膳食维生素 A 原类胡萝卜素(μg)。

中国居民维生素 A 推荐摄入量(RNI)成人男性为 800μg RAE/d,女性为 700μg RAE/d;UL 成人、孕妇、乳母均为 3 000 μg RAE/d。

维生素 A 的主要来源是各种动物肝脏、鱼肝油、鱼卵、全奶、奶油、禽蛋等。植物性食物中不含有已形成的维生素 A,而维生素 A 原的良好来源是深色蔬菜和水果,如菠菜、苜蓿、空心菜、莴笋叶、芹菜叶、胡萝卜、豌豆苗、红心红薯、辣椒等蔬菜及芒果、杏子、柿子等水果。

科学知识链接

鱼油 vs 鱼肝油

人们往往在购买鱼油或鱼肝油时容易混淆两者,甚至认为鱼油和鱼肝油是一回事。实际上鱼油和鱼肝油的营养成分差异很大,使用不当甚至可能引起中毒。下面我们来看看这两者的区别:首先鱼油和鱼肝油的来源不一样,鱼油是从多脂鱼类中提取的油脂,比如金枪鱼、三文鱼、沙丁鱼、鲱鱼、鳟鱼等,而鱼肝油主要是从鱼肝脏中提取的油脂。其次鱼油中富含二十碳五烯酸(EPA)和二十二碳六烯酸(DHA),人群研究认为服用鱼油可调节血脂、血糖,有利于降低心脑血管疾病的发生风险。鱼肝油中富含维生素A,使用鱼肝油最好咨询医生后再按量使用,因此婴幼儿、老年人、孕妇应当谨慎使用,长期过量服用鱼肝油可导致慢性中毒,需尽快就医。

二、维生素 D

维生素 D 是一类脂溶性维生素。最具生物活性的形式为胆钙化醇(维生素 D_3)和麦角骨化醇(维生素 D_2)。维生素 D_3 是从食物摄入或在体内合成的胆固醇在人体内转化为 7-脱氢胆固醇储存于皮下,经紫外线照射后产生;维生素 D_2 是由酵母菌或麦角中的麦角固醇经紫外线照射后产生。维生素 D 可通过皮肤暴露于阳光或紫外线在体内合成。

(一)维生素 D 的生理功能

维生素 D 对体内钙具有调节作用,骨骼作为储存钙的巨大仓库,当血钙水平下降时,就会从储存库中补充钙,维生素 D 发挥作用将钙从骨骼中动员出来;另外消化道和肾脏会促进对钙的吸收和重吸收,维持正常血钙水平。维生素 D 促进骨与软骨的骨化过程。维生素 D 还具有免疫调节作用。

(二)维生素 D 的吸收和代谢

维生素 D 为脂溶性维生素,人体可以通过食物摄入或者太阳照射两种途径吸收维生素 D。膳食维生素 D 在小肠与脂肪一起被吸收入血;皮下含有的 7-脱氢胆固醇,经光照转变为维生素 D,被吸收。维生素 D 作为脂溶性维生素,主要储存在脂肪组织中,而维生素 D 代谢主要在肝脏,形成 $25-(OH)-D_3$,经胆汁排入肠道,随粪便排出,少量随尿液排出。

(三)维生素 D 的缺乏与过量

维生素 D 缺乏可影响肠道、肾小管对钙和磷的吸收,影响骨钙化,造成骨骼和牙齿的矿物质异常。婴幼儿缺乏维生素 D 可引起佝偻病,临床主要表现为神经精神症状和骨骼的变化。神经精神症状有多汗、夜惊、好哭、枕秃或环形脱发。骨骼表现为头部、胸部、四肢及脊柱等发育异常。成人缺乏维生素 D 可导致骨质软化症和骨质疏松症,还会引起手足抽搐症。维生素 D 缺乏导致钙吸收不足,主要表现为肌肉痉挛、小腿抽筋、惊厥等。

膳食来源的维生素 D 一般认为不会引起中毒,但摄入过量维生素 D 补充剂或强化维生素 D 的奶制品,有发生维生素 D 过量和中毒的可能。维生素 D 中毒时可出现厌食、呕吐、头痛、嗜睡、腹泻、多尿、关节疼痛和弥漫性骨质脱矿化。随着血钙和血磷水平长期升高,最终导致钙、磷在软组织的沉积,特别是心脏和肾脏,其次为血管、呼吸系统和其他组织,引起功能障碍。

（四）维生素 D 的参考摄入量与食物来源

维生素 D 的供给量必须与钙、磷的供给量同时考虑。维生素 D 的量可用 IU 或 μg 表示,两者的换算关系是:1 IU 维生素 D＝0.025 μg 维生素 D。中国居民膳食维生素 D 参考摄入量:成人(18～50 岁)RNI 为 10 $\mu g/d$,UL 为 50 $\mu g/d$。

维生素 D 有两个来源,即外源性和内源性。外源性即依靠食物来源:植物性食物如蘑菇、覃类含有维生素 D_2;动物性食物中则含有维生素 D_3,以鱼肝和鱼油含量最丰富,其次在鸡蛋、鸡肝、黄油和咸水鱼如鲱鱼、鲑鱼和沙丁鱼中含量相对较高;牛乳和人乳的维生素 D 含量较低,蔬菜、谷物和水果中几乎不含维生素 D。内源性来源,主要是通过阳光(紫外线)照射人体皮肤产生。

科学知识链接

晒太阳补充维生素 D

经常晒太阳是人体廉价获得充足有效的维生素 D 的最好来源。成年人只要经常接触阳光,一般不会发生维生素 D 缺乏病。

当太阳光中的紫外线照射到人体皮肤时,就可将皮下 7-脱氢胆固醇转变为维生素 D 的前体,直接被血液吸收。大约一天半,肝、肾即可将无活性的前体转化为活性形式的维生素 D。黝黑的皮肤色素就像天然的防晒霜,能够保护皮肤免于紫外线照射。一般阳光较弱的地区,维生素 D 缺乏很普遍。按照我国婴儿衣着习惯,仅暴露面部和前手臂,每天户外活动 2 小时即可维持血中 25 -(OH)-D_3 在正常范围内,可预防维生素 D 缺乏病的发生。儿童和年轻人每周 2～3 次的短时户外活动,就能满足维生素 D 需要。除此以外,许多国家均在食物中进行维生素 D 强化,如添加在焙烤食品、奶和奶制品和婴儿食品中等,以预防维生素 D 缺乏。

三、维生素 E

维生素 E 类包括生育酚和生育三烯酚两大类,共 8 种化合物,即 α、β、γ、δ 生育酚和 α、β、γ、δ 生育三烯酚。其中 α-生育酚是自然界中分布最广泛、含量最丰富、活性最高的维生素 E 的形式。

（一）维生素 E 的生理功能

维生素 E 具有较强的抗氧化作用,可以保护体内细胞免受自由基损害,还可以预防衰老,减少脂褐质形成,改善皮肤弹性。维生素 E 可以使性腺萎缩减轻,提高免疫能力。维生素 E 可以调节血小板的黏附力和聚集作用。临床上常用维生素 E 治疗先兆流产和习惯性流产。

（二）维生素 E 的吸收与代谢

维生素 E 是脂溶性维生素,吸收方式与脂肪相同,主要在小肠吸收。影响脂肪吸收的因素也能影响维生素 E 的吸收。维生素 E 主要储存在脂肪组织中,随脂蛋白转运,最终经胆汁由肠道排出,少部分随尿排出。

（三）维生素 E 的缺乏与过量

维生素 E 缺乏比较少见。摄入食物中的维生素 E 是安全的,在范围很大的摄入量内维生素 E 中毒的报道都很少见。维生素 E 补充可能会增强抗凝血药的作用,与抗凝血药同时服用,可能会发生血流不止的危险。有证据表明人体长期摄入 800 mg/d 以上的维生素 E 有可能出现中毒症状,如视觉模糊、头痛和极度疲乏等。补充维生素 E 者,每天摄入量以不超过 400 mg 为宜。

（四）维生素 E 的参考摄入量与食物来源

α-生育酚有两个来源,即来自天然的 d-α-生育酚和人工合成 d_l-α-生育酚,人工合成的活性相当于天然的 74%。维生素 E 的活性可用 α-生育酚当量(α-Tocopherol Equivalent,α-TE)来表示。α-生育酚的各种酯常作为维生素补充剂,酯类结构能够防止维生素 E 氧化并延长保质期。

1 IU(国际单位)维生素 E＝1 mg d_l-α-生育酚乙酸酯＝0.91 mg d_l-α-生育酚＝0.67 mg d-α-生育酚＝0.74 mg d-α-生育酚乙酸酯

中国居民膳食维生素 E 适宜摄入量(AI)成人为 14 mg α-TE/d,UL 为 700 mg α-TE/d。

维生素 E 含量丰富的食品有植物油、麦胚、硬果、种子类、豆类及其他谷类、蛋类、肉类、鱼类等动物性食品。

科学知识链接

油炸食物与维生素 E

维生素 E 在食物油中非常丰富,中国居民餐餐都会用油烹饪菜肴,所以一般情况下,不会缺乏维生素 E。新鲜的未加工油脂和稍加工的富含维生素 E 的食物是维生素 E 最好的来源。一般烹调方法对其破坏不大,但油炸时可使其活性明显降低。当人们更多地选择精加工食物、油炸的快餐食物或"方便食品"时,就丢失了维生素 E。只有生油或者缓慢烹调的熟油能够正常供应维生素 E。因此,日常生活中,尽量少选择油炸食物。

四、维生素 B_1

维生素 B_1 是 B 族维生素之一,又称为硫胺素、抗神经炎因子、抗脚气病因子。维生素 B_1 缺乏可引起脚气病。维生素在体内以不同的焦磷酸化形式存在,其中大部分(占 80%)为焦磷酸硫胺素(TPP)、硫胺素单磷酸酯(TMP)和硫胺素三磷酸酯(TTP)。

（一）维生素 B_1 的生理功能

维生素 B_1 是能量代谢中的重要辅酶,在维护神经、消化、循环等系统的正常功能中起着重要作用。

1. 辅酶功能 维生素 B_1 形成的 TPP 是碳水化合物代谢中脱羧酶和转酮酶的辅酶。硫胺素是机体物质代谢和能量代谢中的关键物质,当硫胺素缺乏时,机体出现糖代谢障碍,影响机体的能量代谢以及氨基酸和脂肪代谢。

2. 非辅酶功能 维生素 B_1 在神经组织中具有一种特殊的非酶作用,当维生素 B_1 缺乏时,乙酰辅酶 A 生成减少,影响乙酰胆碱的合成。乙酰胆碱具有促进胃肠蠕动和腺体分泌作用,可在被胆碱酯酶分解后失去活性。维生素 B_1 还是胆碱酯酶的抑制剂,当维生素 B_1 缺乏时,胆碱酯酶的活性增强,促进乙酰胆碱分解,导致胃肠蠕动变慢,消化液分泌减少,出现消化不良。

(二)维生素 B_1 的吸收与代谢

硫胺素经由小肠吸收,吸收后的硫胺素在肠黏膜细胞内转变为焦磷酸酯,在血液中主要以焦磷酸酯的形式经红细胞进行体内转运。成人体内各脏器中肝脏、肾脏、心脏含硫胺素最高。硫胺素属于水溶性维生素,主要经由尿液排出,少部分还可以随汗液排出。

(三)维生素 B_1 的缺乏与过量

硫胺素属于水溶性维生素,在体内储存量较少,膳食中长期食用精细米面,缺乏杂粮和其他副食补充时易缺乏。硫胺素缺乏引起的疾病称脚气病,主要损害神经组织、心脏和肌肉组织。酒精中毒也是该病的主要病因之一。发病早期可出现疲倦、烦躁、头痛、食欲缺乏、便秘和工作能力下降等。临床上主要包括干型脚气病、湿型脚气病、混合型脚气病以及婴儿脚气病。其中前三种主要发生在成人中,干型脚气病以多发性神经炎症状为主,表现为腱反射异常、上行性多发性神经炎、肌肉乏力和疼痛、腓肠肌压痛;湿型脚气病以循环系统症状与水肿为主,主要表现为心界扩大、心动过速、呼吸窘迫和下肢水肿;混合型脚气病包含了以上两种症状。婴儿脚气病,多发生在 6 个月以下婴儿,主要是由乳母硫胺素缺乏导致,一般发病突然,病情急,主要表现为初期食欲缺乏、呕吐、兴奋、心跳加速、呼吸急促和困难,晚期发绀、水肿、心脏扩大、心力衰竭和强制性痉挛,甚至死亡。

由于摄入的过量硫胺素很容易从肾脏排出,因此罕见人体硫胺素的中毒报告。

(四)维生素 B_1 的参考摄入量与食物来源

中国居民膳食硫胺素推荐摄入量(RNI):成年男女分别为 1.4 mg/d 和 1.2 mg/d。

维生素 B_1 的需要与能量摄入量有密切关系,且由于维生素 B_1 属于水溶性维生素,半衰期短,体内无法储存,因此每天均需要补充。

维生素 B_1 广泛存在于各类食物中,最丰富的来源有葵花籽、花生、大豆粉、瘦猪肉;其次为小麦粉、小米、玉米、大米等谷类食物;鱼类、蔬菜和水果中含量较少。目前谷物仍为我国膳食中硫胺素的主要来源。谷物过分精制加工、食物过分用水洗、弃去食物汤液、加碱、高温等均可使维生素 B_1 有不同程度损失。

科学知识链接

脚气病的发现与治疗

科学的发现始于对生活的观察与不断实践。略早于 1900 年,东亚某个监狱里工作的医生通过观察发现,合适的饮食可以治疗脚气病。这位医生发现监狱中的鸡出现双腿僵直、虚弱无力的病症,类似于患了脚气病的犯人,而喂鸡的饲料就是监狱犯人的盘中剩饭。当换用原来一直被扔掉的米糠喂鸡时,鸡的麻痹症就被治愈了。米糠在过去是被扔掉的东西,当这名医生用米糠给犯人进行治疗时,确实发现了神奇的疗效,后来人们用米糠的提取物治疗和预防婴儿脚气病,再后来,人们合成了维生素 B_1。

五、维生素 B_2

维生素 B_2 是 B 族维生素之一,又称为核黄素,与维生素 B_1 一样,能在所有细胞的能量代谢中发挥作用,在体内以黄素腺嘌呤二核苷酸(FAD)、黄素单核苷酸(FMN)的形式作为辅基与特定蛋白质结合,形成黄素蛋白,参与氧化还原反应和能量代谢。维生素 B_2 缺乏可引起口腔、皮肤和阴囊等部位的炎症。

(一)维生素 B_2 的生理功能

1. 参与体内生物氧化与能量代谢 维生素 B_2 在体内以 FAD 和 FMN 的形式与特定蛋白结合形成黄素蛋白,通过呼吸链参与能量代谢过程,并维持正常生长发育。

2. FAD 和 FMN 分别作为辅酶 参与色氨酸转变为烟酸和维生素 B_6 转变为磷酸吡哆醛的过程。

3. FAD 作为谷胱甘肽还原酶的辅酶 参与体内抗氧化防御系统,维持还原性谷胱甘肽的浓度。

4. 与细胞色素 P450 结合参与药物代谢 提高机体对环境应激适应能力。

5. 其他 维生素 B_2 还参与细胞的生长、铁的吸收、储存及动员,在防治缺铁性贫血中起重要作用。

(二)维生素 B_2 的吸收与代谢

食物中的维生素 B_2 以 FAD 和 FMN 形式与蛋白质结合而存在。在胃酸的作用下,与蛋白质分离,并通过小肠吸收。体内大部分核黄素以辅酶形式存在,并通过泌尿系统排出体外,少量随汗液排出。

(三)维生素 B_2 的缺乏与过量

维生素 B_2 缺乏的常见原因包括摄入不足和酗酒。维生素 B_2 缺乏症的病变主要表现在唇、舌、口腔黏膜和会阴皮肤处,故有"口腔生殖综合征"之称。主要症状包括口角裂纹、口腔黏膜溃疡、地图舌、丘疹或湿疹性阴囊炎、皮肤黏膜处的脂溢性皮炎、睑缘炎、角膜毛细血管增生等。此外,严重维生素 B_2 缺乏可引起免疫功能低下和胎儿畸形,导致儿童生长迟缓,影响铁的吸收而出现轻、中度缺铁性贫血。

一般不会引起过量中毒,大量服用时尿呈黄色。

(四)维生素 B_2 的参考摄入量与食物来源

维生素 B_2 需要量与能量代谢也密切相关。成年男女维生素 B_2 的推荐摄入量(RNI)分别为 1.4 mg/d、1.2 mg/d。

维生素 B_2 广泛存在于奶类、蛋类、各种肉类、动物内脏、谷类、蔬菜和水果等动物性和植物性食物中。动物性食物较植物性食物含量高。粮谷类中的维生素 B$_2$ 主要分布在谷皮和胚芽中,碾磨加工可部分丢失,因此谷类加工不宜过于精细。

六、烟酸

烟酸又称为维生素 B$_3$、尼克酸、维生素 PP,包括烟酸、烟酰胺及其具有烟酸活性的衍生物。烟酸在体内构成烟酰胺腺嘌呤二核苷酸(辅酶 I)及烟酰胺腺嘌呤二核苷酸磷酸(辅酶 II),在生物氧化还原反应中作为辅酶起电子载体或递氢体作用,参与细胞的能量代谢,缺乏可引起严重的疾病。

(一)烟酸的生理功能

烟酰胺在体内与腺嘌呤、核糖和磷酸结合构成 NAD$^+$ 及 NADP$^+$,在生物氧化还原反应中起电子载体或递氢体作用。烟酸是葡萄糖耐量因子的组成成分,是胰岛素的辅助因子,能够增加葡萄糖的利用,维持胰岛素的正常功能。烟酸可保护心血管,具有降低血胆固醇、甘油三酯及 β-脂蛋白浓度及扩张血管的作用。

(二)烟酸的吸收与代谢

膳食中的烟酸主要以辅酶 I(NAD)和辅酶 II(NADP)的形式进行代谢吸收,经过胃肠道的酵解作用产生烟酰胺,经过胃肠道吸收,在肠黏膜细胞内转化为辅酶 I 和辅酶 II。吸收后的烟酸进入肝脏,再进入其他组织被利用,未被利用的烟酸被甲基化,由尿排出体外。

(三)烟酸的缺乏与过量

烟酸缺乏症又称癞皮病,此病起病缓慢,常有前驱症状,如体重减轻、疲劳乏力、记忆力差、失眠等,主要损害皮肤、口、舌、胃肠道黏膜以及神经系统。如不及时治疗,其典型病例可有皮炎、腹泻和痴呆,即三"D"症状。烟酸缺乏常与维生素 B$_1$、维生素 B$_2$ 缺乏同时存在。

至今尚未见到因食物中烟酸摄入过多而引起中毒的报道。但临床上采用大剂量烟酸治疗高脂血症时,可引起不良反应,出现皮肤发红、眼部感觉异常、高尿酸血症等。

(四)烟酸的参考摄入量与食物来源

人体烟酸的需要量与能量的消耗量有密切关系。能量消耗增加时,烟酸需要量也增多。烟酸除了直接从食物中摄取外,还可在体内由色氨酸转化而来,平均 60 mg 色氨酸转化为 1 mg 烟酸。因此,膳食中烟酸的参考摄入量以烟酸当量(NE)表示。烟酸当量(mg NE)=烟酸(mg)+1/60 色氨酸(mg)。成年男女烟酸的推荐摄入量(RNI)分别为 15 mg NE/d、12 mg NE/d,UL 为 35 mg NE/d。

烟酸及烟酰胺广泛存在于食物中,植物性食物中存在的主要是烟酸,动物性食物中以烟酰胺为主。烟酸和烟酰胺在肝、肾、瘦畜肉、鱼以及坚果类中含量丰富;乳、蛋中的含量虽然不高,但色氨酸较多,可转化为烟酸。谷类中的烟酸 80%～90% 存在于它们的种子皮中,故加工影响较大。玉米含烟酸并不低,甚至高于小麦粉,但以玉米为主食的人群容易发生癞皮病。因为玉米中的烟酸为结合型,不能被人体吸收利用,此外色氨酸含量较低。如果用碱处理玉米,可将结合型的烟酸水解成为游离型的烟酸,易被机体利用。有些地区的居民,长期大量食用玉米,用碳酸氢钠(小苏打)处理玉米以预防癞皮病,有良好的预防效果。

七、叶酸

叶酸是 B 族维生素之一,又称为维生素 M、维生素 Bc,最初是从菠菜中分离出来,故被命名为叶酸。其辅酶形式是四氢叶酸的一些衍生物,在一碳单位代谢中发挥作用。叶酸缺乏可引起巨幼红细胞贫血,在妇女围孕期可导致胎儿神经管畸形、唇腭裂等出生缺陷。叶酸过量可掩盖维生素 B_{12} 缺乏的早期表现,干扰锌吸收和抗惊厥药物的作用等。

(一)叶酸的生理功能

叶酸作为携带一碳单位转移酶的辅酶,发挥一碳单位传递作用,参与嘌呤和胸腺嘧啶的合成,进一步合成 DNA、RNA;叶酸参与氨基酸之间的相互转化,如丝氨酸与甘氨酸的互换、组氨酸转化为谷氨酸、同型半胱氨酸与蛋氨酸之间的互换等;叶酸参与血红蛋白及重要的甲基化合物合成,如肾上腺素、胆碱、肌酸等。叶酸对于细胞分裂和组织生长具有极其重要的作用。叶酸辅酶还可参与许多代谢过程,但需抗坏血酸、维生素 B_{12} 与维生素 B_6 的参与。

(二)叶酸的吸收与代谢

叶酸在小肠以单谷氨酸盐的形式被吸收。促进叶酸吸收的因素包括葡萄糖、维生素 C、锌等;抑制叶酸吸收的因素包括乙醇、抗癫痫药、口服避孕药等。

经小肠吸收后的叶酸经过肝脏代谢到达血液中,主要以 5-甲基四氢叶酸形式存在,主要通过胆汁与尿排出体外。

(三)叶酸的缺乏与过量

叶酸缺乏可导致巨幼红细胞性贫血,主要表现为头晕、乏力、精神萎靡、面色苍白,并可出现舌炎、食欲下降以及腹泻等消化系统症状;叶酸缺乏可导致孕妇先兆子痫、胎盘早剥的发生率增高、流产、胎儿发育迟缓、低出生体重;孕早期叶酸缺乏可引起胎儿神经管畸形(NTD),发生脊柱裂和无脑儿等中枢神经系统发育异常;叶酸缺乏还可导致高同型半胱氨酸血症(Hcy),对血管内皮细胞有损害;叶酸缺乏亦可促进氧自由基的形成,加速低密度脂蛋白的氧化,并可激活血小板的黏附和聚集,可能是动脉粥样硬化产生的危险因素。

作为水溶性维生素,一般不会引起中毒。服用大剂量叶酸可能产生的毒性作用主要包括干扰抗惊厥药物的作用,诱发病人惊厥发作;口服叶酸 350 mg 可能影响锌的吸收,而导致锌缺乏,使胎儿发育迟缓,低出生体重儿增加;大量叶酸摄入会掩盖维生素 B_{12} 缺乏的早期表现,而导致神经系统受损害。

(四)叶酸的参考摄入量与食物来源

由于食物叶酸与合成的叶酸补充剂生物利用度不同,有权威机构提出叶酸的摄入量应以膳食叶酸当量(DFE)表示。由于食物叶酸的生物利用度仅为 50%,而叶酸补充剂与膳食混合时生物利用度为 85%,是单纯来源于食物叶酸利用度的 1.7 倍,因此 DFE 的计算公式为：

$$DFE(\mu g)＝膳食叶酸(\mu g)＋1.7×叶酸补充剂(\mu g)$$

《中国居民膳食营养素参考摄入量（2013 版）》：成人 RNI 为 400 μg DFE/d、妊娠期 RNI 为 600 μg DFE/d、乳母 RNI 为 550 μg DFE/d。成人、孕妇及乳母的 UL 值为 1 000 μg DFE/d。

叶酸广泛存在于各种动、植物食品中，尤其以绿叶蔬菜和酵母含量最丰富。富含叶酸的食物为猪肝、猪肾、鸡蛋、豌豆、菠菜等。天然叶酸在食品烹调加工过程中损失较大，合成叶酸的稳定性相对比较好。

科学知识链接

孕妇如何满足对叶酸的需要？

富含叶酸的食物有动物肝脏、蛋类、豆类、酵母、绿叶蔬菜、水果及坚果类。但天然食物中存在的叶酸是四氢叶酸的衍生物，烹调加工或遇热易分解，生物利用率较低。叶酸补充剂稳定性好，生物利用率高。孕前每天补充 400 μg 叶酸，持续 3 个月，可使红细胞叶酸浓度达到有效预防子代神经管畸形发生的水平；孕期继续每天补充叶酸400 μg，可满足机体的需要。

八、维生素 C

维生素 C，又名抗坏血酸，是一种含有 6 个碳原子的酸性多羟基化合物，临床上作为多种疾病的辅助治疗用药已有多年的历史。维生素 C 在体内参与氧化还原反应和羟化反应。维生素 C 缺乏可引起坏血病。维生素 C 过量可引起尿草酸盐排泄量增加，增加泌尿系结石形成的危险。

（一）维生素 C 的生理功能

维生素 C 是一种生物活性很强的物质，在体内具有多种生物功能。维生素 C 具有较强的抗氧化作用，作为羟化过程的底物和酶的辅助因子，影响胶原蛋白的合成，缺乏可使毛细血管脆弱，引起不同程度出血。维生素 C 还可改善铁、钙和叶酸的利用、促进类固醇的代谢、清除自由基、参与合成神经递质、促进抗体生成、提高人体免疫力。

（二）维生素 C 的吸收与代谢

维生素 C 在小肠吸收，人体内几乎不储存维生素 C，仅少量储存在肝、肾中，当体内缺乏维生素 C 时，数周即可出现缺乏症状。维生素 C 属于水溶性维生素，因此主要从泌尿系统排出，少量随皮肤和肠道排出。

（三）维生素 C 的缺乏与过量

膳食摄入减少或机体需要增加又得不到及时补充时，可使体内维生素 C 贮存减少，出现缺乏症状。维生素 C 缺乏病起病缓慢，自饮食缺乏维生素 C 至发展成坏血病，一般历时 4～7 个月。患者多有体重减轻、四肢无力、衰弱、肌肉关节疼痛、牙龈红肿、牙龈炎等。婴儿常有激动、软弱、倦怠、食欲减退、四肢疼痛、肋软骨接头处扩大、四肢长骨端肿胀以及有出血倾向等,全身任何部位可出现大小不等和程度不同的出血、血肿或瘀斑。维生素 C 缺乏还引起胶原合成障碍,故可致骨有机质形成不良而导致骨质疏松。

维生素 C 在体内分解代谢最终的重要产物是草酸,长期服用过量维生素 C 可出现草酸尿甚至形成泌尿道结石。

（四）维生素 C 的参考摄入量与食物来源

维生素 C 成人推荐摄入量（RNI）为 100 mg/d,预防非传染性慢性病摄入量（PI-NCD）为 200 mg/d,UL 为 2 000 mg/d。

人体内不能合成维生素 C,因此人体所需要的维生素 C 需要通过食物提供。维生素 C 的主要来源是新鲜蔬菜水果。水果中柑、橙、柚、柿、枣和草莓的含量丰富,而苹果、梨含量很少;深色蔬菜,如豌豆苗、韭菜、辣椒、油菜薹、花菜、苦瓜等含量丰富。

科学知识链接

烹饪方法对维生素 C 的影响

食物中的维生素 C 易溶于水,见光受热和与铜、铁共存时极易被破坏,耐酸不耐碱。不同的烹饪方法对维生素 C 造成的损失差异较大。加工和烹饪均不可避免地造成营养素流失和破坏,所以不宜过度。利用炖、水煮的方式会使维生素 C 流失在水中。如当炖菜时间为 10 分钟时,维生素 C 的损失率为 0.4%～45.2%,30 分钟损失率显著升高,达到 11.4%～66.9%。煮菜后维生素 C 的损失率为 15.3%～19%,煮熟后所含有的维生素 C 有 50% 左右在菜汤中,挤出菜汁对维生素 C 的影响最大,损失达到 83.3%。蒸的方式相对损失较小。焖的时间越长,维生素 C 流失越多。炸和烤的烹饪方式由于温度高,对维生素 C 的影响较大。另外家庭常用的炒菜方式,如大火快炒,维生素 C 的损失率可控制在 10%～30%。烧菜以后存放 20 分钟到 1 小时,与下锅前相比,维生素 C 损失率达 73%～75%。

（夏惠）

第三章　各类食物的营养价值

食物是人类赖以生存的物质基础，是各种营养素和有益的生物活性物质的重要来源。了解各类食物的营养价值，是合理选择和搭配食物以平衡膳食的前提条件。

第一节　概　述

食物按照其来源与性质可以分为两大类，即植物性食物（及其制品）和动物性食物（及其制品）。《中国居民膳食指南（2022）》中将食物分为五大类，第一类为谷薯类，包括谷类（含全谷物及加工的米、面、杂粮等）和薯类（如马铃薯、红薯、山药、木薯等）。杂豆（红小豆、绿豆、芸豆、花豆等）通常保持整粒状态食用，与全谷物概念相符，且常为主食的材料，也与谷薯类归为一类。谷薯类主要为人类提供碳水化合物、蛋白质、膳食纤维、矿物质及B族维生素。第二类为蔬菜和水果类，主要提供碳水化合物、膳食纤维、矿物质、维生素以及植物化学物。第三类为动物性食物，包括畜、禽、鱼、蛋和奶类，主要提供蛋白质、脂肪、矿物质及各种维生素。第四类为大豆类和坚果类，大豆类包括黄豆、青豆和黑豆，坚果类包括花生、核桃、杏仁及葵花籽等，该类食物主要提供蛋白质、脂肪、膳食纤维、B族维生素及维生素E。第五类为纯能量食物，包括动植物油、淀粉、食用糖和酒类，主要提供能量。由上述分类可知，不同食物的营养价值不同。除供6个月龄内婴儿的母乳之外，没有任何一种食物可以满足人体所需要的能量及全部营养素。《中国居民膳食指南》推荐成人每天的膳食应包括谷薯类、蔬菜水果类、畜禽鱼蛋奶类、大豆坚果类和油脂类等五大类食物，同时平均每天应摄入12种以上，每周应摄入25种以上的食物。

第二节　谷薯、杂豆类营养价值

谷类主要包括稻米、小麦、玉米、小米、高粱、荞麦等。我国膳食中谷类食物以稻米和小麦为主；薯类包括马铃薯、红薯、山药、木薯等；杂豆类有红小豆、绿豆、芸豆、花豆等。《中国居民营养与慢性病状况报告（2020年）》数据显示：我国居民谷类食物占总食物来源的51.5%，薯类杂豆类为18.4%；城市居民来源于谷类和薯类杂豆类的能量分别占总能量的47.0%和18.3%，农村居民分别为54.6%和8.5%；人体蛋白质的46.9%来自谷类，城市与农村居民分别为40.2%和51.5%；大部分膳食纤维、B族维生素和部分矿物质也来源于谷类。近年来，我国居民膳食模式正在悄然发生变化，居民的谷类消费量逐年下降，动物性食物和油脂摄入量逐年增多，导致能量摄入过剩；谷类过度精加工导致B族维生素、矿物质和膳食纤维丢失而引起摄入量不足。这些因素都有可能增加慢性非传染性疾病的发病风险。

一、谷类

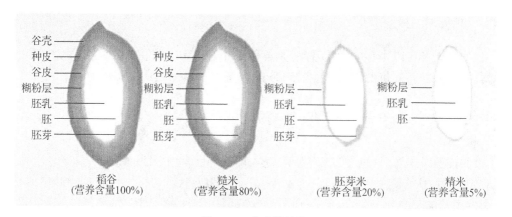

稻谷
(营养含量100%)　　糙米
(营养含量80%)　　胚芽米
(营养含量20%)　　精米
(营养含量5%)

图 3-1　谷类的结构

（一）谷类结构和营养素分布

各种谷类形态大小不一，但结构类似，去壳后的谷粒由谷皮、糊粉层、胚乳和胚构成。各种营养成分在谷粒中的分布不均匀。

谷皮是谷粒的外壳，由纤维素、半纤维素等组成，含较丰富的矿物质和脂肪，不含淀粉。糊粉层位于谷皮与胚乳之间，占谷粒重量的 6%～7%，含丰富蛋白质、脂肪、矿物质和 B 族维生素，但在谷类碾磨加工过程中，易随谷皮脱落混入糠麸中。胚乳是谷类的主要部分，占谷粒总重的 83%～87%，胚乳含大量淀粉和一定量的蛋白质，与糊粉层接近的部分蛋白质含量较高，越向胚乳中心部分，蛋白质含量越低。胚乳中还含有少量脂肪、矿物质和维生素。胚芽位于谷粒一端，占谷粒重量的 2%～3%，胚芽富含脂肪，可以用于加工胚芽油。胚芽还富含蛋白质、矿物质、B 族维生素和维生素 E。胚芽柔软韧性强，不容易粉碎，加工过程中易与胚乳脱离，与糊粉层一起混入糠麸，所以谷类精加工后常因缺失胚芽而导致营养价值降低。

全谷物是指未精细化加工或经碾磨、粉碎、压片等处理后仍保留完整谷粒所具备的胚乳、胚芽、麸皮及其天然营养成分的谷物。全谷物保留了天然谷物的全部成分，与精制谷物相比，全谷物可提供更多的 B 族维生素、矿物质、膳食纤维等营养成分及植物化学物。

（二）谷类的营养成分及特点

谷类食物中营养素的种类和含量因谷物的品种、产植地区、气候及加工方法的不同而有差异。

1. 蛋白质　谷类蛋白质含量约占 8%～12%，主要由清蛋白、球蛋白、醇溶蛋白、谷蛋白组成。小麦的醇溶蛋白和谷蛋白可迅速吸水膨胀，形成具有可塑性和延展性的面筋质网状结构，适宜制作面点。

谷类蛋白质赖氨酸组成不平衡，赖氨酸为其第一限制氨基酸，有些谷类苏氨酸、色氨酸、苯丙氨酸含量也偏低，故谷类蛋白质的营养价值低于动物性食物。为提高谷类蛋白质的营养价值，常采用在大米、面粉中强化赖氨酸的方法，或利用蛋白质互补原理将谷类与豆类等含赖氨酸丰富的食物混合食用以弥补米、面类蛋白质中的赖氨酸含量不足。

2. 脂肪 谷类脂肪含量较低，多数品种低于2%，但玉米、小麦、小米、燕麦可达3%～7%，谷类脂肪主要集中在糊粉层和胚芽，精细加工时易转入副产品中。小麦胚芽中脂肪含量为10.1%，玉米胚芽脂肪含量在17%以上，常用来加工玉米胚芽油。玉米胚芽油中不饱和脂肪酸含量达80%以上，其中50%为亚油酸，是营养价值较高的食用油。

3. 碳水化合物 谷类的碳水化合物约占谷类重量的70%～80%，主要是淀粉。谷类淀粉是人类最广泛和最经济的能量来源，此外尚有少量纤维素、半纤维素、糊精、戊聚糖、葡萄糖和果糖等。

根据结构及葡萄糖分子聚合方式不同，谷类淀粉分为直链淀粉和支链淀粉，两者比例因谷类品种不同而有差异，普通玉米淀粉约含26%的直链淀粉，糯玉米、黏高粱和糯米淀粉几乎全为支链淀粉。直链淀粉容易"老化"，形成难消化的抗性淀粉，升血糖能力低；支链淀粉容易产生"糊化"，提高消化率，升血糖能力高。

全谷类食物是膳食纤维的重要来源，主要分布在谷皮部位，精加工会导致膳食纤维丢失。

4. 矿物质 含量约为1.5%～3%。主要是磷和钙，多以植酸盐形式存在于谷皮和糊粉层，消化吸收率低，加工容易损失。

5. 维生素 谷类是B族维生素尤其是维生素 B_1 和烟酸的重要来源，主要分布于胚芽和糊粉层中，加工精度越高，维生素损失越多。玉米中的烟酸为结合型，人体不易吸收，可以煮粥时加碱或者加碱后制成窝头，以避免以玉米为主食的人群发生癞皮病。黄色的玉米和小米含有一定量的胡萝卜素；玉米和小麦胚芽中还含有较多的维生素 E。

6. 植物化学物 谷类含有多种植物化学物，主要存在于谷皮，包括黄酮类化合物、酚酸类物质、植物固醇、类胡萝卜素、植酸、蛋白酶抑制剂等，含量因品种不同有较大差异，在一些杂粮中含量较高。

谷类食物中，荞麦中黄酮类化合物最高，花青苷属于黄酮多酚类化合物，广泛存在于黑米、黑玉米等黑色谷物中；酚酸类物质约占植物性食物中酚类化合物的1/3，谷物麸皮中酚酸含量由高到低的顺序为玉米、小麦、荞麦、燕麦；玉米黄素以黄玉米含量最高；植酸广泛存在于谷类植物中，在麸皮中含量较高。

二、薯类

薯类包括马铃薯、芋头、山药、甘薯和木薯等。目前，其淀粉含量8%～29%，蛋白质与脂肪含量较少，含一定量的维生素和矿物质。马铃薯中钾含量丰富，薯类中的维生素 C 含量较谷类高，甘薯中的胡萝卜素含量比谷类高。甘薯中还含有丰富的纤维素、半纤维素和果胶等，可以促进肠蠕动，预防便秘。另外薯类也含有多种植物化学物，如马铃薯中酚类化合物含量较高，山药含山药多糖、胆甾醇、麦角甾醇等多种活性成分，这些化学成分是山药营养价值和生物活性作用的物质基础。

三、杂豆类

杂豆类包括豌豆、蚕豆、绿豆、红豆、豇豆、小豆和芸豆等。其蛋白质含量为 20％ 左右，低于大豆；脂肪含量极少，为 1％～2％；碳水化合物含量较高，约占 50％～60％，主要以淀粉形式存在。《中国居民膳食指南（2022）》把杂豆类归为主食类。杂豆中蛋白质氨基酸模式比谷类好，B 族维生素含量也比谷类高，富含钙、磷、铁、钾、镁等矿物质，因此对全谷物起到良好的补充作用。

思政知识链接

杂交水稻之父——传承科学家不畏艰难、执着探索的科学精神

袁隆平（1930 年 9 月 7 日—2021 年 5 月 22 日），中国工程院院士，是中国杂交水稻事业的开创者和领导者，是世界上第一个成功利用水稻杂种优势的科学家，被誉为"杂交水稻之父"。2019 年 9 月 17 日，国家主席习近平签署主席令，授予袁隆平"共和国勋章"。袁隆平院士于 1964 年开始研究杂交水稻，成功选育了世界上第一个实用高产杂交水稻的品种，自 1976 年起开始在全国大面积推广应用，使水稻产量大幅提高。20 多年来，袁隆平带领团队开展超级杂交稻攻关，目前新育成的第三代杂交稻全年亩产达到 1530.76 公斤。杂交水稻现在已在印度、美国、巴西等国大面积种植。2020 年，又实现了年亩产稻谷 3000 斤的攻关目标。袁隆平院士既是一位科学家，也是一位真正的耕耘者，他从不拘泥于各种定理，而是将全部身心专注于田畴，肩负重任，不忘初心，他毕生的梦想，就是让所有人远离饥饿。

第三节 大豆及其制品营养价值

豆类及其制品营养丰富，具有多种保健功效，分为大豆和其他杂豆类。大豆根据种皮颜色的不同又分为黄豆、青豆和黑豆等。豆制品是由大豆类作为原料制作的发酵或非发酵食品，发酵豆制品有腐乳、豆豉、臭豆腐、豆瓣酱等，非发酵豆制品有豆浆、豆腐、豆腐干等。淀粉含量高的豆类还可以制作粉丝、粉皮等。豆类是膳食中优质蛋白质的重要来源。《中国居民营养与慢性病状况报告（2020 年）》监测结果显示，我国城乡居民平均每人每日大豆类及豆制品摄入量仅为 10.3 g。

一、大豆的营养价值

（一）大豆的营养素种类及特点

1. 蛋白质 大豆蛋白质含量高达 35％～40％，是蛋白质含量最多的食物。大豆蛋白质赖氨酸含量较多，氨基酸模式与人体蛋白质十分接近，属于优质蛋白质。大豆与谷类食物混合食用，可以弥补米、面蛋白质赖氨酸的不足，起到蛋白质互补作用。

2. 脂肪 大豆脂肪含量高，约为 15％～20％，可作为油料作物。大豆不饱和脂肪酸

超过 85%,其中亚油酸占 52%~57%,亚麻酸 2%~10%,大豆油中还含有 1.8%~3.2% 的磷脂和具有较强抗氧化能力的维生素 E。

3. 碳水化合物　大豆碳水化合物含量约 25%~30%,其中 50% 为可供利用的阿拉伯糖、半乳聚糖和蔗糖,淀粉含量很少;另有 50% 是人体不能消化吸收的寡糖,如棉籽糖和水苏糖,存在于大豆细胞壁,在肠道细菌的作用下发酵产生气体,可引起腹胀。

4. 维生素和矿物质　大豆含有丰富的钙、铁、维生素 B_1 和维生素 B_2,黄豆和绿豆发芽后还可以产生丰富的维生素 C。

5. 大豆中的植物化学物

（1）大豆皂苷　具有抑制血小板聚集的抗凝血作用,可抑制胆固醇吸收,还具有抗氧化功能和提高机体免疫功能的作用。

（2）大豆异黄酮　主要分布在大豆种子的子叶和胚轴中,是一类多酚类化合物。目前发现的大豆异黄酮共有 12 种,具有降低胆固醇、抑制动脉粥样硬化的形成、提高免疫力、抑制肿瘤以及雌激素样作用。

（3）大豆低聚糖　是指大豆中的水苏糖和棉籽糖,由于难消化,长期以来被称为胀气因子。但近年研究表明,大豆低聚糖仅被益生菌利用,不能被肠道有害菌所用,具有维持肠道微生态环境、提高免疫力、降血脂、降血压等作用,故被称为"益生元",目前已被应用于饮料、酸乳、面包等多种食品生产中。

（二）大豆中的抗营养因子

1. 蛋白酶抑制剂　是指能够抑制胰蛋白酶、糜蛋白酶、胃蛋白酶等酶活性的物质。蛋白酶抑制剂在豆类中含量高、活性强,谷薯类和蔬菜中也有少量。豆类中以胰蛋白酶抑制剂最为普遍,对人体胰蛋白酶活性有部分抑制作用,对动物有抑制生长作用。常压蒸汽加热 30 分钟或 98 kPa 压力蒸汽处理 15~20 分钟即可失活。

2. 豆腥味　生食大豆时有豆腥味,这是因为其中的不饱和脂肪酸被脂肪氧化酶氧化产生了醇、酮、醛等异味化合物。日常生活中将豆类加热、煮熟、烧透后,可以破坏其脂肪氧化酶和去除豆腥味。

3. 植物红细胞凝集素　作为能凝集人和动物红细胞的一种蛋白质,在自然界的植物中广泛存在,豆类中含量较高,主要存在于子叶与胚乳,含量随成熟程度而增加,发芽时含量迅速下降。大量摄入后会引起头晕、头痛、恶心、呕吐、腹疼、腹泻等症状,影响动物生长发育。加热可将其破坏。

4. 植酸　是一种很强的金属螯合剂,广泛存在于植物体内,豆类中含 1%~3%。植酸在肠道中可以和锌、钙、铁、镁等矿物质螯合,影响其吸收和利用。将大豆浸泡在 pH4.5~5.5 的溶液中,可以使 35%~75% 的植酸溶解,但对蛋白质影响不大。

二、豆制品的营养价值

（一）非发酵豆制品

1. 豆腐　大豆经浸泡、磨浆、过滤、煮浆等工序,去除了大量粗纤维和植酸,其中的胰蛋白酶抑制剂和植物红细胞凝集素被破坏,营养素利用率有所提高。豆腐含蛋白质

5.7%~9.2%。

2. 豆腐干 由于加工排出大量水分,营养素成分得以浓缩。豆腐丝、豆腐皮、百叶的水分含量更少,不同豆制品蛋白质含量差异较大,其中豆腐皮蛋白质含量最高为51.6%,豆腐丝24.2%,百叶24.5%,豆腐干14.9%。

3. 豆浆 豆浆是将大豆用水泡后经磨碎、过滤、煮沸而成,营养丰富,易于消化吸收。豆浆因加水量不同,营养成分变化较大,按黄豆与水的比例为1∶8制成的豆浆蛋白质含量约为4%。

(二)发酵豆制品

豆豉、豆瓣酱、腐乳、酱油等都是由大豆经发酵后制作的豆制品。发酵使豆制品的蛋白质部分分解,消化率提高,还可以产生游离氨基酸,增加了豆制品的鲜味;发酵可以使得豆制品中的维生素 B_2、维生素 B_6 及维生素 B_{12} 的含量增高;经发酵后,大豆的棉籽糖、水苏糖被微生物分解,故发酵豆制品不会引起胀气。

思政知识链接

"男喝牛奶女饮豆浆"有道理吗——培养大学生的辩证思维能力

民间流行这样一句话,"男喝牛奶女饮豆浆",就是说男人应多喝牛奶,女人多喝豆浆,这种说法其实是不对的。

首先,大豆中的"大豆异黄酮"属于类雌激素类物质,又叫植物雌激素,生物活性只有药物雌激素的1‰~1%,对于年轻男性来说,雄激素含量甚高,一杯豆浆中的植物雌激素是不可能逆转激素平衡和影响男性性征的,也不会影响男童正常发育。其次,豆浆中含有丰富的植物蛋白、钙质、维生素等营养物质,摄入大豆蛋白可以降低男性前列腺的雄激素受体表达量,有多项流行病学研究支持豆浆和豆制品有利于预防男性前列腺癌的观点。另外大豆异黄酮本身具有双向调节作用。当人体雌激素不足时,能够给予补充;人体雌激素过多时,它会竞争性地和雌激素受体结合在一起,起到抑制雌激素作用,调节女性内分泌功能。综上所述,可以说适量喝些豆浆对于男女身体健康都有益处。但要切记剂量决定毒性,每一种食物都有其最佳摄入量范围,一种食物如果超出合理摄入量范围,就有可能给身体带来健康隐患,最新版《中国居民膳食指南》已经明确了大豆的合理摄入量为每天25~35 g。

第四节　蔬菜水果类营养价值

蔬菜和水果是人类平衡膳食的重要组成部分,富含人体所需的维生素、矿物质、膳食纤维和植物化学物,含有一定量的碳水化合物,但蛋白质、脂肪含量很少,另外还含有多种有机酸、芳香物质和色素等成分,可以增进食欲和促进消化。食物与人体健康关系的研究发现,蔬菜水果的摄入不足是世界各国居民死亡前十大高危因素之一。在世界各国膳食指南中,蔬菜和水果类食物都是优先推荐摄入的食物种类。《中国居民营养与慢性病状况报告(2020年)》调查显示,我国居民新鲜蔬菜摄入量为265.9 g,水果摄入量较低仅有38.1 g。

一、蔬菜的营养价值

根据结构和可食部位不同,蔬菜可以分为叶菜类、根茎类、瓜茄类、豆荚类、花芽类和菌藻类,不同种类蔬菜营养素含量差异较大。

（一）蔬菜的营养素种类与特点

1. 蛋白质和脂肪　蔬菜中蛋白质含量很低,多数蔬菜仅为 $1\%\sim2\%$。鲜豆类蛋白质含量相对较高约为 4%。菌藻类中发菜、香菇和蘑菇的蛋白质含量比较高可达 20% 以上,必需氨基酸组成也比较均衡。蔬菜脂肪含量极低。

2. 碳水化合物　蔬菜所含碳水化合物约为 4%,包括单糖、双糖、淀粉、膳食纤维等。不同种类蔬菜碳水化合物含量差异较大,含单糖和双糖较多的蔬菜有胡萝卜、南瓜、番茄等。含淀粉较多的是根茎类蔬菜,可达 $10\%\sim25\%$,如藕、土豆、山药。蔬菜是人类膳食纤维的主要来源,叶菜类和根茎类蔬菜中含有较多的纤维素和半纤维素,而南瓜、胡萝卜、番茄等含有一定量的果胶。

3. 矿物质　蔬菜中含有丰富的钙、磷、钾、钠、镁、铁、铜、锌、碘、钴等矿物质,其中钾含量最多,钙、镁其次,是我国居民膳食中矿物质的重要来源。这些元素在体内代谢终产物为碱性,对维持体内的酸碱平衡必不可少。绿叶蔬菜含有比较多的钙、铁元素,但蔬菜中的草酸会影响钙和铁的吸收。含草酸较高的蔬菜有菠菜、苋菜、鲜竹笋等,烹调时可采用水焯去除部分草酸。

4. 维生素　新鲜蔬菜含有丰富的维生素 C、胡萝卜素、维生素 B_2 和叶酸。蔬菜维生素含量与品种、鲜嫩程度和颜色有关,一般叶部含量比根部高,嫩叶含量比枯叶高,深色的菜叶比浅色菜叶维生素含量高。一般绿色、红色和红黄色蔬菜如胡萝卜、南瓜、苋菜、菠菜维生素含量较多。维生素 B_2 和叶酸以绿叶菜中含量较多,辣椒等含胡萝卜素较多。维生素 B_1 主要存在于豆类蔬菜中。新鲜的叶菜类蔬菜中维生素 C 含量丰富,其次是根茎类(如萝卜),瓜果类蔬菜(如冬瓜、南瓜、西葫芦等)含量较少。总体来说深色蔬菜维生素含量高于浅色蔬菜,建议日常摄入蔬菜中深色蔬菜应占一半以上。

5. 植物化学物　蔬菜的植物化学物主要有类胡萝卜素、植物固醇、皂苷、芥子油苷、多酚、单萜类、植物雌激素、有机硫化物等。根菜类蔬菜如萝卜、胡萝卜、大头菜等含有丰富的类胡萝卜素;白菜(大白菜、小白菜)、甘蓝类(结球甘蓝、球茎甘蓝、花椰菜、抱子甘蓝、青花菜)、芥菜类(榨菜、雪里蕻、结球芥菜)等含有芥子油苷;葱蒜类如洋葱、大蒜、大葱、香葱、韭菜等含有丰富的含硫化合物及一定量的类黄酮、洋葱油树脂、苯丙素酚类和甾体皂苷类等;番茄含有丰富的番茄红素;辣椒中含辣椒素和辣椒红色素;茄子中含有黄酮类和芦丁。

（二）蔬菜中的抗营养因子和有害物质

蔬菜中也存在抗营养因子,如植物血细胞凝集素、皂苷、蛋白酶抑制剂、草酸等。木薯中的氰苷可抑制人和动物体内细胞色素酶的活性;甘蓝、萝卜和芥菜中含有硫苷化合物,大剂量摄入可导致甲状腺肿;茄子、发芽的马铃薯以及被阳光照射后变绿的马铃薯皮含有茄碱又称龙葵素,可引起喉部口腔的瘙痒和灼热感;有些毒蕈中含有引起中毒的毒素等;

有些蔬菜中硝酸盐和亚硝酸盐含量较高,尤其是不新鲜和腐烂的蔬菜。

（三）蔬菜制品的营养价值

酱腌菜是常见的蔬菜制品,在腌制过程中营养素会有部分损失,维生素 C 损失约 30%,乳酸菌发酵过程中可产生多种 B 族维生素,腌制过程对矿物质及部分植物化学物的影响不大。近年来冷冻豌豆、玉米粒等冷冻蔬菜得到发展,较好地保留了蔬菜的原有感官性状与营养价值,又给居民提供了方便。

二、水果及其制品的营养价值

水果种类繁多,风味各异,分为仁果类、核果类、浆果类、柑橘类和瓜果类等。新鲜水果的营养价值和新鲜蔬菜相似,是人体矿物质、膳食纤维、维生素和植物化学物的重要来源之一。

（一）水果的营养素种类与特点

1. 蛋白质及脂肪　水果不是膳食蛋白质和脂肪的重要来源,含量均不超过 1%。

2. 碳水化合物　水果中所含碳水化合物约 6%～28%,水果主要含有果糖、葡萄糖和蔗糖,是水果甜味的主要来源,不同品种水果中糖的种类不同,如苹果和梨等以果糖为主,桃、李、柑橘等以蔗糖为主,葡萄、草莓等则以葡萄糖和果糖为主。水果在成熟过程中,淀粉逐渐转化为可溶性糖,甜度增加。水果中还富含纤维素、半纤维素和果胶。一般纤维素在果皮中含量最多,果胶存在于水果汁液中,可以用于制作果酱。

3. 矿物质　水果含有人体所需的各种矿物质,钾、钙、镁、磷含量较多。有的水果含有丰富的铁和镁,如大枣、山楂和草莓等,水果中的矿物质含量因栽培土壤不同而有较大差异。

4. 维生素　新鲜水果中有丰富的维生素,特别是维生素 C 和胡萝卜素。鲜枣、草莓、柑橘、猕猴桃中维生素 C 含量较多;芒果、柑橘、杏等含胡萝卜素较多。

5. 植物化学物　水果中富含各类植物化学物,如草莓、桑葚、蓝莓、猕猴桃等浆果类富含花青素、类胡萝卜素和多酚类化合物,橘子、柠檬、葡萄柚等柑橘类富含类胡萝卜素和黄酮类物质,樱桃果实富含花青素、各种花色苷、槲皮素、异槲皮素等,苹果、梨、柿子、枇杷等仁果类主要含有黄酮类物质。水果中的植物活性物质与水果的颜色风味有关。

（二）水果中的特殊成分

水果中含有多种有机酸,是水果具有酸味的原因,也有利于稳定水果中的维生素 C。水果中的有机酸包括柠檬酸、苹果酸、酒石酸、琥珀酸和苯甲酸等。柑橘类水果主要含有柠檬酸,仁果类及核果类含苹果酸较多,而葡萄的有机酸主要为酒石酸。水果中还含有一些油状挥发性化合物,并含有醇、酯、醛、酮等使水果具有独特香味的物质。

（三）水果制品

新鲜的水果加工成水果制品后可延长保质期。常见的水果制品包括果汁、水果罐头、果脯和干果等。果汁是由水果经压榨去渣制成,维生素 C 和膳食纤维等损失较多;果脯是新鲜水果糖渍而成,维生素损失较多,含糖量较高;干果是新鲜水果经加工晒干制成,维生素损失较多,尤其是维生素 C。由于水果经加工后维生素等营养素损失较多,所以水果制品不能代替新鲜水果。

科学知识链接

蔬菜的合理烹调

蔬菜在烹调时水溶性维生素及矿物质都会有损失和破坏,尤其是维生素 C。烹调对蔬菜维生素的影响与烹调过程中不同的洗涤方式、切碎程度、加水量、pH 值、加热温度及时间有关。蔬菜先切后洗或泡在水中会造成维生素 C 严重损失;蔬菜采用煮的方法可损失约 30% 的维生素 B_1 和 60% 的维生素 C;凉拌加醋可以减少维生素 C 损失;烹调后的蔬菜放置时间过长也会导致维生素损失。

使用合理的加工烹调方法,即先洗后切、不宜久放、生吃凉拌、急火快炒、现做现吃等是降低蔬菜维生素损失的有效措施。

碱性食物与酸性食物

营养学上划分食物酸碱性的标准不是根据食物的口味,而是依据食物中所含有的化学成分。酸性食物通常指在人体内分解最终代谢产物为酸性的食品,因含硫、磷、氯元素较多,在体内代谢后产生硫酸、盐酸、磷酸和乳酸等物质,如鱼禽肉蛋、大米、面粉、油脂、糖类都是酸性食物。碱性食物通常指在人体内分解最终代谢产物为碱性的食品,含有钾、钠、钙、镁等元素较多,其溶于水后生成碱性溶液,所以称为碱性食物,如蔬菜、水果、海藻、坚果、发过芽的谷类、豆制品、牛奶。从营养学角度看,酸性食物和碱性食物合理搭配是身体健康的保障。

(乜金茹)

第五节　畜、禽、水产品的营养价值

畜、禽和水产品为人类主要的动物性食物资源。通过食用由这些食物加工的制品或佳肴,人体能够获得优质蛋白质、脂肪、矿物质和部分维生素等重要的营养物质。随着我国经济的发展,人们对畜、禽、水产品的消费量明显增高,畜肉尤为突出。畜、禽和水产品中蛋白质的含量(特别是优质蛋白)普遍较高,人体利用率高,但畜类脂肪含量一般较多,摄入过多可增加肥胖和心血管疾病等的发病风险,应当适量摄入。

一、畜禽肉类的营养价值

肉类食物主要包括动物的肌肉、内脏及其制品。畜肉主要来自猪、牛、羊、兔等牲畜,提供禽肉的主要为鸡、鸭、鹅等家禽。一般来说,人们食用畜肉的量远大于禽肉。畜禽肉类食物中营养素的分布及含量受到动物品种、年龄、肥瘦程度及部位的影响。

(一)蛋白质

畜禽肉中的蛋白质多为优质蛋白,大部分存在于肌肉组织中,含量约为 10%～20%。

不同品种、年龄、肥瘦程度和部位的畜禽肉中蛋白质含量差异较大。如猪肉蛋白质平均含量为 15.1%，而牛羊肉为 20.0% 和 18.5%，鸡肉为 20.3%，鸭肉为 15.5%。动物不同部位肥瘦程度不同，蛋白质含量也有所差异。如猪里脊肉为 19.6%，猪五花肉为 7.7%。畜禽内脏的蛋白质含量较高，如肝、心等。皮肤和筋腱虽然蛋白质含量也较高，但绝大多数为胶原蛋白和弹性蛋白，这些蛋白质中缺乏色氨酸、蛋氨酸等必需氨基酸，营养价值较低。在烹饪过程中，畜禽肉中会溶出水溶性肌溶蛋白、肌肽、嘌呤、小分子氨基酸等物质及一些非蛋白含氮成分，这些物质的存在使得肉汤具有鲜味。一般禽肉汤较畜肉鲜美，老禽汤较幼禽鲜美。

（二）脂肪

畜禽肉的脂肪含量受品种影响较大。畜肉中脂肪含量以猪肉最高，其次是羊肉，牛肉和兔肉较低；禽类中脂肪含量以鸭和鹅肉较高，可达 19% 以上，鸡和鸽子次之。此外不同部位肉类脂肪含量也有很大差异，如猪肥肉脂肪含量高达 88.6%，猪前肘为 22.9%，猪里脊肉为 7.9%，猪内脏脂肪含量约为 2%～11%。

畜肉类脂肪主要是甘油三酯，以饱和脂肪酸为主。动物内脏中胆固醇含量较高，如猪脑中胆固醇含量为 2 571 mg/100 g，猪肝中为 180 mg/100 g，猪肾中为 430 mg/100 g，牛脑中为 2 447 mg/100 g。禽肉类脂肪含量相对畜肉较少，并含有 20% 的亚油酸，更易于消化吸收。

（三）碳水化合物

畜禽肉中的碳水化合物含量极少，主要以糖原形式存在于肝脏和肌肉中。

（四）矿物质

畜禽肉矿物质含量为 0.8%～1.2%，通常表现出内脏＞瘦肉＞肥肉的数量关系。畜禽肉和动物血中的铁含量丰富，且为人体易吸收的血红素铁，是膳食铁的良好来源。牛肾和猪肾中硒的含量较高，是其他一般食物的数十倍。此外畜禽肉中还含有较多的磷、硫、钾、钠、铜等其他矿物质。

（五）维生素

畜禽肉中的维生素种类繁多，但以 B 族维生素和维生素 A 为主，尤其内脏含量较高。肝脏中维生素 A 和维生素 B_2 的含量尤为丰富。

二、畜禽肉类制品的营养价值

肉类制品是以畜禽肉为原料，经调味制作的熟肉成品或半成品，包括腌腊制品、酱卤制品、熏烧烤制品、干制品、油炸制品、香肠、火腿和肉类罐头等。因加工工艺不同，各类肉类制品的营养价值也出现一定差异，主要表现在脂肪含量的变化及 B 族维生素的损失。如腌腊制品因水分减少，各类营养素含量相对增高，但脂肪在加工过程中氧化损失；酱卤制品中部分脂肪会溶于汤汁，因此饱和脂肪酸含量减少，B 族维生素也发生损失。

值得注意的是，尽管肉类制品有其独特的风味，有的食用方便（如香肠、火腿、罐头），但可能存在危害人体健康的因素，如腌腊、熏烧烤、油炸等制品中亚硝胺类或多环芳烃类物质的含量增加，增大患癌风险，应控制其摄入量。

三、水产品的营养价值

水产品是海洋和淡水渔业生产的水产动植物产品及其加工产品的总称。常见的水产品有鱼类、甲壳类和软体类。

(一) 蛋白质

动物性水产品中的蛋白质氨基酸模式与人体接近,属于优质蛋白质。鱼类中蛋白质含量一般为 15%～25%。鱼类肌肉组织中肌纤维细短,水分含量多,组织柔软细嫩,较畜禽肉更易消化。鱼类结缔组织和软骨中的蛋白质主要是胶原蛋白和黏蛋白,因此鱼汤冷却后易形成凝胶。鱼类还含有其他含氮物质,如游离氨基酸、肽、胺类、嘌呤类等,故鱼汤也呈鲜味。

其他水产品中河蟹、对虾的蛋白质含量约为 17%,软体类的蛋白质含量约为 15%,但螺蛳、河蚬、蛏中蛋白质含量较低,酪氨酸和色氨酸的含量比牛肉和鱼肉高。

(二) 脂肪

鱼类脂肪含量为 1%～10%,分布不均,大部分存在于皮下和内脏周围。鱼的种类不同,脂肪含量差别也较大,如鲲鱼含脂肪可高达 12.8%,而鳕鱼仅为 0.5%。

鱼类脂肪中的不饱和脂肪酸占 80%,熔点低,消化吸收率可达 95%。鱼油(特别是深海鱼油)中的不饱和脂肪酸主要为二十碳五烯酸(EPA)和二十二碳六烯酸(DHA),具有调节血脂、预防心血管疾病、提高人体免疫力等多种生物学功能。蟹、河虾等脂肪含量约 2%,软体动物的脂肪含量平均为 1%。鱼子中胆固醇含量较高。

(三) 碳水化合物

鱼类碳水化合物的含量低,仅为 1.5%,主要以糖原形式存在于肝脏和肌肉中。有些鱼不含碳水化合物,如草鱼、青鱼、鳜鱼、鲈鱼等。软体动物的平均碳水化合物含量为 3.5%,但海蜇、牡蛎和螺蛳等含量较高。

(四) 矿物质

鱼类矿物质含量为 1%～2%。与畜禽肉相比,鱼肉钙含量高,为钙的良好来源,一般海水鱼中的钙含量高于淡水。海水鱼类含碘丰富,有的海水鱼含碘达 0.05～0.1 mg/100 g。此外,鱼类含锌、铁、硒也较丰富。河虾的钙含量高达 325 mg/100 g,锌含量也较高。软体动物中矿物质含量为 1.0%～1.5%,其中钙、钾、铁、锌、硒和锰含量丰富,如鲍鱼、河蚌和田螺中的铁含量均较高,生蚝锌含量高达 71.2 mg/100 g,海蟹、牡蛎和海参等的硒含量都超过 50 μg/100 g。

(五) 维生素

鱼类肝脏是维生素 A 和维生素 D 的重要来源,也是维生素 B_2 的良好来源,维生素 E、维生素 B_1 和烟酸的含量也较高。但一些生鱼中含有硫胺素酶,存放或生吃时可破坏维生素 B_1,经加热可破坏此酶。软体动物的维生素含量与鱼类相似,但含维生素 B_1 较少。

思政知识链接

读古寻今,用现代营养科学巧释古语老话——培养大学生的文化自信

"宁吃飞禽四两,不吃走兽半斤"这句话高度表达了古人对于飞禽营养价值的充分肯定,古代半斤对八两,四两飞禽意味着比半斤兽肉营养价值要高,这里的"飞禽"指的是天上飞的禽类,而"走兽"指的是家养的四蹄牲畜。按照现代营养学标准,飞禽的肉被称为"白肉",而家畜的肉被称为"红肉"。虽然"白肉"和"红肉"均能提供优质蛋白质,但"白肉"比"红肉"脂肪含量低,几乎不含饱和脂肪酸,而对人体有益的不饱和脂肪酸含量高,众所周知饱和脂肪酸摄入过高是导致血胆固醇尤其是低密度脂蛋白胆固醇升高的重要因素。摄入大量"红肉"容易引起血脂失衡,诱发心脑血管疾病。而"白肉"不但能补充人身体需要的营养,还能降低饱和脂肪的摄入,减少心脑血管疾病的发生,这也是现代人宁可吃四两飞禽,也不吃半斤走兽的原因。当然现代人眼中的白肉不仅包括飞禽家禽,还有水中的鱼虾等。

第六节　乳及乳制品的营养价值

乳类包括人乳及动物乳(包括牛乳、羊乳、马乳等),其中人们食用最多的是牛乳。乳类是一种营养素齐全、容易消化吸收的优质食品,是各年龄组健康人群及特殊人群(如婴幼儿、老年人、病人等)的理想食品。乳制品是指以生鲜牛(羊)乳及其制品为主要原料,经加工而制成的各种产品,市场上常见的有液态奶、奶粉、奶酪、炼乳等。我国居民膳食指南推荐健康成人应食用各类乳及乳制品,总量相当于每天液态乳 300 mL 以上。《中国居民营养与慢性病状况报告(2020 年)》显示,我国居民奶类消费量仍然偏低。

一、乳类的营养价值

鲜乳主要是由水、脂肪、蛋白质、乳糖、矿物质、维生素等组成的一种复杂乳胶体,其中水分含量占 86%～90%。

(一)乳类营养素种类和特点

1. 蛋白质　乳类蛋白质为优质蛋白质,人体对其消化吸收率可达 87%～89%。牛乳中蛋白质含量为 2.8%～3.3%,主要由酪蛋白(79.6%)、乳清蛋白和乳球蛋白组成(表 3-1)。人乳中的蛋白质含量较牛乳低,且以乳清蛋白为主,酪蛋白较少。配方奶通常是在牛乳中添加乳清蛋白,使之近似母乳的蛋白质构成,以适合婴幼儿生长发育需要。

表 3-1　不同乳中主要营养素含量比较(每 100 g)

营养成分	人乳	牛乳	羊乳
水分(g)	87.6	87.6	88.9
蛋白质(g)	1.3	3.3	1.5

续表

营养成分	人乳	牛乳	羊乳
脂肪(g)	3.4	3.6	3.5
碳水化合物(g)	7.4	4.9	5.4
热能(kJ)	278	271	247
钙(mg)	30	107	82
磷(mg)	13	90	98
铁(mg)	0.1	0.3	0.5
总维生素 A(μgRAE)	11	54	84
硫胺素(mg)	0.01	0.03	0.04
核黄素(mg)	0.05	0.12	0.12
尼克酸(mg)	0.20	0.11	2.10
维生素 C(mg)	5.0	Tr	—

引自杨月欣主编《中国食物成分表标准版》第六版

2. 脂类　乳中脂肪含量一般为 3.0%～5.0%,主要为甘油三酯,少量磷脂和胆固醇。乳脂肪以脂肪球的形式分散在乳浆中,呈高度乳化状态,容易消化吸收,吸收率高达 97%。乳脂肪中短链脂肪酸(如丁酸、己酸、辛酸)含量相对较高,对乳的风味和口感造成重要影响。

3. 碳水化合物　乳糖是乳当中的主要碳水化合物,含量为 3.4%～7.4%,人乳乳糖含量最高,羊乳次之,牛乳最少。乳糖对人体健康具有重要意义:一方面,乳糖被肠道内的乳糖酶分解,促进钙的吸收;另一方面,乳糖本身还能调节胃酸,促进胃肠蠕动和消化液分泌,调节肠道菌群的生长等。但对于部分缺乏乳糖酶或酶活性较低的人群来说,大量饮用乳及乳制品可引起乳糖不耐受问题的发生。

4. 矿物质　乳中含有丰富的矿物质。牛乳中的矿物质以钾和钙最为丰富,可分别达到 180 mg/100 mL 和 107 mg/100 mL。人体对牛乳中的钙吸收率高,牛乳是钙的良好来源。但乳中铁含量很低,喂养婴儿时应注意铁的补充。

5. 维生素　乳中含有人体所需的各种维生素。乳中的矿物质含量因品种、饲料、泌乳期等因素有所区别,如放牧期牛乳中维生素 A、维生素 D、胡萝卜素和维生素 C 含量较在棚内饲养时含量明显增多。牛乳是 B 族维生素的良好来源,特别是维生素 B_2。羊奶中维生素 A 及多数 B 族维生素含量较多,但叶酸和维生素 B_{12} 含量较少,若给 1 岁以下婴儿作为主食,容易引发贫血和生长迟缓。

(二)乳中其他成分

乳中还含有酶、有机酸、多种生理活性物质等其他成分。这些成分在人体中发挥着不同的生理功能。牛乳中的多种酶类能够促进营养素的消化与吸收。柠檬酸等有机酸能够促进钙在乳汁中分散。丁酸可以抑制包括乳腺癌、肠癌等一系列肿瘤细胞的生长和分化，具有一定的抑癌作用。而生物活性肽、乳铁蛋白、免疫球蛋白、激素和生长因子等重要的生理活性物质在调节免疫功能、预防胃肠道感染等方面具有一定作用。另外，乳味温和，稍有甜味，具有特有的乳香味，其特有的香味是由低分子化合物如丙酮、乙醛、二甲硫、短链脂肪酸和内酯形成的。

二、市场上常见乳类制品的营养价值

不同的乳制品具有不同的风味，营养素含量也差异较大，可以多品尝，丰富饮食多样性。

（一）液态奶

液态奶是巴氏杀菌乳、灭菌乳和酸乳三类乳制品的总称。

巴氏杀菌乳为仅以生牛（羊）乳为原料，经巴氏杀菌等工序制得的液体产品，特点是采用 $72 \sim 85\ ℃$ 的低温杀菌，在杀灭牛奶中有害菌群的同时完好地保存了营养物质和纯正口感，但保质期较短，一般为 7 天左右。

灭菌乳即常温乳，以生牛（羊）乳为原料，添加或不添加复原乳，无论是否经过预热处理，在灌装并密封之后经灭菌等工序制成的液体产品，保质期较长。与巴氏杀菌乳相比，除维生素 C 和维生素 B_1 等部分 B 族维生素有损失外，两者营养价值相差不大。

酸乳俗称酸奶，是以生牛（羊）乳或乳粉为原料，经杀菌、接种嗜热链球菌和保加利亚乳杆菌发酵制成的产品。酸乳具有独特的风味，主要由于乳糖经过乳酸菌发酵后变为乳酸，蛋白质凝固，游离氨基酸和肽增加，脂肪得到不同程度的水解。酸乳的营养价值也更高，发酵后其维生素 B_1、B_2、B_6 等 B 族维生素含量增多，叶酸含量甚至增加 1 倍。另外，酸乳更容易消化吸收，还可刺激胃酸分泌，对乳糖不耐受的人也更适合。

（二）乳粉

乳粉指以生牛（羊）乳为原料，用冷冻或加热的方法，除去乳中几乎全部的水分，干燥后而制成的粉末。在制备过程中，添加其他原料，添加或不添加食品添加剂和营养强化剂，制成的乳固体含量不低于 70% 的粉状产品称为调制乳粉。婴幼儿调制乳粉一般是以牛乳为基础，依据婴幼儿的营养需要特点，对牛乳的营养成分加以适当调整和改善，使各种营养素的含量、种类和比例接近母乳，更适合婴幼儿的生理特点和营养需要。如改变牛乳中酪蛋白的含量和酪蛋白与乳清蛋白的比例，补充乳糖的不足，以适当比例强化维生素 A、D、B_1、B_2、C、叶酸和微量元素铁、铜、锌、锰等。目前市场上的调制乳粉，有全脂乳粉和脱脂乳粉之分。全脂乳粉加工是将鲜乳消毒后除去 $70\% \sim 80\%$ 的水分，采用喷雾干燥法制得，营养素含量约为鲜乳的 8 倍。脱脂乳粉脂肪含量仅为 1.3%，脂溶性维生素丢失较多，其他营养成分变化不大，此种乳粉适合于腹泻的婴儿及要求低脂膳食的患者食用。除婴幼儿配方乳粉外，还有孕妇乳粉、儿童乳粉、中老年乳粉等。

（三）奶酪

奶酪是一种营养价值较高的发酵乳制品，是在原料奶中加入适量的乳酸菌发酵剂或凝乳酶,使蛋白质发生凝固,并加盐,压榨排除乳清之后的产品。奶酪是浓缩的牛奶,一般 10 kg 的牛奶才能浓缩成 1 kg 的奶酪,因此蛋白质、钙、脂肪、磷和维生素等营养成分含量均较高。

(四)炼乳

炼乳是用鲜牛乳或羊乳经过消毒浓缩制成的饮料,它的特点是可贮存较长时间,有三种不同类型。

1. 淡炼乳　以生乳和(或)乳制品为原料,添加或不添加食品添加剂和营养强化剂,经加工制成的黏稠状产品。经高温灭菌后,淡炼乳中的维生素受到一定的破坏,因此常用维生素加以强化,按适当的比例冲稀后,其营养价值基本与鲜乳相同,高温处理后形成的软凝乳块以及经均质处理后脂肪球变小,有利于消化吸收,适合喂养婴儿。

2. 加糖炼乳　以生乳和(或)乳制品、食糖为原料,添加或不添加食品添加剂和营养强化剂,经加工制成的黏稠状产品。成品中蔗糖含量为 40%~45%,因糖分过高,食前需加大量水分冲淡,造成蛋白质等营养素含量相对较低,故不宜用于喂养婴儿。

3. 调制炼乳　以生乳和(或)乳制品为主料,添加或不添加食糖、食品添加剂和营养强化剂,添加辅料,经加工制成的黏稠状产品,也有加糖调制炼乳和淡调制炼乳之分。

思政知识链接

《青春有你 3》节目倒奶事件——国家、社会、家庭三方引导,树立正确价值观

近年来选秀节目办得如火如荼,节目组也用多种形式来鼓动粉丝们为"爱豆"打榜,爱奇艺官方平台举办的选秀节目《青春有你 3》在设置投票环节时,将应援投票二维码印在其赞助商蒙牛的牛奶饮品瓶盖里面,想要扫码就必须开盖,这使得大量粉丝为了扫码投票而购买和拆开包装完整的牛奶,将喝不完的牛奶倒进臭水沟里,仅仅是为了给心爱的偶像投上一票。据有效数据统计,这次倒牛奶事件为赞助商实现了 1.5 亿元的销售额。

这一恶性事件与 100 年前在西方国家曾经上演的倒牛奶事件不谋而合,所不同的只不过一个是贪婪的资本家,一个是狂热的粉丝,最后造成的结果都是将食物白白浪费,带坏年轻人的三观。这种行为非常让人愤怒。央视批评商家和平台在倒奶事件中难辞其咎,责令平台停止录播和直播。央视同时表态,随着《中华人民共和国反食品浪费法》正式实施,反食品浪费已有刚性的法律约束,严重浪费食品的行为要依法严惩,对误导青少年"三观"的商家和平台必须加强监管,商家与平台需要承担起法律和自身的社会责任。

第七节　蛋类及其制品的营养价值

常见的蛋类包括鸡蛋、鸭蛋、鹅蛋、鹌鹑蛋等,其中产量最大、食用最普遍的是鸡蛋。蛋类主要由蛋壳、蛋清、蛋黄组成。一般来说,全蛋中蛋清和蛋黄分别约占总可食部的 2/3 和 1/3。蛋制品是指以禽蛋为原料加工而制成的产品,如皮蛋、咸蛋等。膳食指南推荐成人每天吃一个鸡蛋。

一、蛋的营养价值

蛋类宏量营养素含量稳定,但微量营养素含量受品种、饲料、季节等多方面的影响较大。蛋制品中的宏量营养素与鲜蛋相似,但不同程度的加工会对蛋中一些微量营养素的含量产生影响。蛋类各部分的主要营养素含量见表3-2。

表 3-2　蛋类各部分的主要营养素含量(每100 g)

营养成分	全蛋	蛋白	蛋黄
水分(g)	75.2	84.4	51.5
蛋白质(g)	13.1	11.6	15.2
脂类(g)	8.6	0.1	28.2
碳水化合物(g)	2.4	3.1	3.4
钙(mg)	56	9	112
铁(mg)	1.6	1.6	6.5
锌(mg)	0.89	0.02	3.79
硒(μg)	13.96	6.97	27.01
总维生素 A(μgRAE)	255	—	438
硫胺素(mg)	0.09	0.04	0.33
核黄素(mg)	0.20	0.31	0.29
尼克酸(mg)	0.2	0.2	0.1

引自杨月欣主编《中国食物成分表标准版》第六版

（一）蛋白质

蛋类蛋白质含量一般在10％以上,蛋清中含量较低,蛋黄较高。鸡蛋蛋白质的必需氨基酸组成与人体接近,是蛋白质生物学价值最高的食物,常被用作参考蛋白。

（二）脂肪

蛋中的脂肪98％集中在蛋黄中,呈乳化状,分散成细小颗粒,容易被消化吸收。蛋黄中脂肪62％～65％为甘油三酯,30％～33％为磷脂,4％～5％为胆固醇,还有微量脑苷脂类。蛋黄中的磷脂主要为卵磷脂和脑磷脂,是磷脂的良好食物来源。卵磷脂具有降低血胆固醇的作用,并能促进脂溶性维生素的吸收。蛋类胆固醇含量较高,主要集中在蛋黄。

（三）碳水化合物

蛋中碳水化合物较少,蛋清中主要是甘露糖和半乳糖,蛋黄中主要是葡萄糖,多与蛋白质结合形式存在。

（四）矿物质

蛋类的矿物质含量约为1.1％,主要存在于蛋黄内,其中以磷、钙、钾、钠含量较多。蛋黄中的铁为非血红素铁,与卵黄高磷蛋白结合,生物利用率仅为3％左右。

（五）维生素

蛋类含有丰富的维生素，主要集中在蛋黄中。蛋类的维生素含量受到品种、季节和饲料的影响，以维生素 A、维生素 E、维生素 B_2、维生素 B_6、泛酸为主。散养鸡生的蛋由于能够吃到更多的青草料，富含大量的胡萝卜素，因此蛋黄颜色更深。

二、蛋制品的营养价值

新鲜蛋类经加工后制得风味特异的蛋制品，宏量营养素基本不变，但一些微量营养素的含量发生变化。如皮蛋在加工过程中加碱和盐，其矿物质含量增加，B 族维生素有较大损失；咸蛋主要是钠含量的增加等。

思政知识链接

鸡蛋能生食吗——辩证认识饮食文化差异，探究最适营养道路

在许多日本影视剧中，我们经常会看到生鸡蛋拌饭的镜头，许多时尚的中国年轻人也开始争相效仿。鸡蛋生食的饮食习惯适用于中国国情吗？ 实际上，生鲜鸡蛋极容易被沙门氏菌和大肠杆菌感染，确保鸡蛋中没有沙门氏菌是可生食的关键。但我国现行的《食品安全国家标准　蛋与蛋制品》（GB 2749—2015）中并没有对鲜蛋的沙门氏菌和其他致病菌有明确的规定。尽管 2020 年 3 月，国家动物健康与食品安全创新联盟印发了《关于成立可生食鸡蛋研发与应用工作组的通知》，但专门针对可生食鸡蛋的国家及行业标准尚未发布。没有国家出台的"无菌""可生食"生产检验标准，市场上品类繁多的无菌蛋该如何检验衡量？ 缺乏监管的现状给鸡蛋的食品安全壁垒带来漏洞。另外从营养角度来看，生食鸡蛋还存在消化问题。生蛋清中含有抗生物素蛋白和抗胰蛋白酶。前者可以在肠道内结合生物素，影响生物素的吸收，引起食欲缺乏、全身乏力、毛发脱落、肌肉酸痛等生物素缺乏症状；后者会抑制蛋白酶活力，阻碍蛋白质的吸收，研究发现，生食鸡蛋时蛋白质的消化吸收率只有 30％～50％，而水煮鸡蛋可以达到 100％。总的来说，生鸡蛋在安全指标上均具有明显劣势，且营养价值指标优势不明显，劣势较突出。

第八节　坚果类的营养价值

坚果是指具有坚硬外壳、仁可以食用的干果。其中碳水含量在 40％以上的为淀粉类坚果，如板栗、莲子等；脂肪含量在 40％以上的为油脂类坚果，如花生、核桃等。坚果的共同营养特点是含有较多的多不饱和脂肪酸和蛋白质，同时含有丰富的脂溶性维生素如维生素 E 和 B 族维生素。适量食用坚果具有预防心血管疾病的作用，从营养素的角度看，油脂类坚果优于淀粉类，但因其热量较高，故不宜多食。

一、蛋白质

油脂类坚果中蛋白质含量约 12％～22％,西瓜子、南瓜子中蛋白质甚至能高达 30％。淀粉类坚果中除板栗、芡实、银杏和莲子外,其他与油脂类坚果中蛋白质含量相当。但坚果中有些必需氨基酸含量相对较低,如核桃蛋白质中蛋氨酸和赖氨酸含量不足,在食用时需与其他食物互补才能发挥最佳作用。

二、脂肪

油脂类坚果中油脂以不饱和脂肪酸为主。大部分坚果中脂肪酸主要为单不饱和脂肪酸,如榛子含脂肪 50％～66％,其中单不饱和脂肪酸的比例很高。但核桃和松子中多不饱和脂肪酸含量较高,如核桃脂肪主要为亚油酸、亚麻酸和油酸,葵花子、西瓜子和南瓜子中的亚油酸含量也较高,核桃是 α-亚麻酸的良好来源。

三、碳水化合物

坚果的碳水化合物含量依不同种类而异,淀粉类坚果是碳水化合物的良好来源,如栗子淀粉含量为 77.2％,银杏为 72.6％,莲子为 64.2％,这些坚果可以与粮食类同为主食。

四、微量营养素

坚果中的矿物质和脂溶性维生素均较丰富。榛子是矿物质的极佳来源,其中的钾、钙、铁和锌的含量高于核桃、花生等。葵花籽仁和花生仁中维生素 B_1 的含量分别为 1.89 mg/100 g 和 0.72 mg/100 g,是常见食物中含量较高的,葵花籽仁中维生素 B_6 的含量也较高。坚果中的维生素 E 和硒等营养成分还具有抗氧化作用。

思政知识链接

记录坚果千年历史——传承祖国优良饮食传统

坚果炒货食品由中国人创造,据文字记载已有数千年的历史,早在商周时期便有记载,后在《本草纲目》《千金要方》等古籍中均详细记载了长期食用坚果炒货食品能令人"发黑、身轻、步健",因而数千年来一直深受我国人民的喜爱,传承数千年而不衰。

瓜子就是中国人最爱的炒货之一,帝王将相,才子佳人,以及平民百姓都喜欢吃。《本草纲目》说西瓜"炒食,补中宜人,清肺润肠,和中止渴"。人们形容瓜子,一旦拿起第一颗,就会欲罢不能。中国人嗑瓜子的历史文化有多悠久呢? 康熙年间文昭《紫幢轩文集》中《午夜》载"漏深车马各还家,通夜沿街卖瓜子",乾隆年间潘荣陛《帝京岁时纪胜》载"除夕之次,夜子初交……卖瓜子解闷声……与爆竹之声,相为下下,良可听也"。

(叶雨婷)

第四章　合理营养与平衡膳食

合理营养指全面而平衡的营养,是健康的物质基础,通过平衡膳食来实现。平衡膳食指能够提供种类齐全、数量充足、比例合适的能量和营养素,与机体需要保持均衡的膳食。平衡膳食是合理营养的根本途径,合理营养是平衡膳食的最终目的。合理营养与平衡膳食应做到食品无毒无害、保证必需的能量和营养素、各种营养素比例合适、合理的加工烹饪以及合理的膳食制度和饮食习惯。

第一节　膳食结构与膳食指南

世界各国因社会经济、饮食习惯以及宗教信仰的不同,形成了既具有一定营养效应又有健康风险的饮食文化和膳食结构。针对各自的饮食文化和膳食结构,世界大部分国家制定了膳食指南,用于帮助民众能够更好地运用营养知识指导膳食,做到合理营养和平衡膳食,提高整体健康水平。

一、膳食结构

膳食结构又称膳食模式,是指膳食中各类食物的种类、数量及其在膳食中所占的比例。通常根据各类食物所提供的能量,以及各种营养素的数量和比例来衡量膳食结构的组成是否合理。不同国家或地区的膳食结构反映了当地的资源、文化和民族等特征。

(一)世界上典型的膳食结构

世界上膳食结构主要有四种类型,包括以东方发展中国家为代表的植物性食物为主的膳食结构,以西方经济发达国家为代表的动物性食物为主的膳食结构,以日本为代表的动植物食物平衡的膳食结构以及地中海膳食结构。

1. 以植物性食物为主的膳食结构　该膳食结构以植物性食物为主,动物性食物为辅。大部分发展中国家如印度、巴基斯坦、孟加拉国和非洲一些国家等属于此类型。该膳食结构的特点是:富含蔬菜、水果及全谷物食物,加工类食物以及动物性食物摄入较少;平均每天能量摄入基本满足需要,约为 2 000～2 400 kcal,植物性食物提供的能量占总能量的 80% 以上,蛋白质仅 50 g 左右,动物性蛋白质占总蛋白比例 20% 以下,脂肪仅 30～40 g,膳食纤维充足,来自动物性食物的营养素如铁、钙、维生素 A 的摄入量常会出现不足。这类膳食模式易导致营养缺乏病如蛋白质-能量营养不良、微量元素缺乏等,但有利于心血管疾病(冠心病、脑卒中)、2 型糖尿病、肿瘤等慢性病的预防。

2. 以动物性食物为主的膳食结构　该膳食结构以动物性食物为主,是多数欧美发达国家如美国、西欧、北欧诸国的典型膳食结构。该膳食结构的特点是:粮谷类食物消费量小,动物性食物(特别是红肉类)、糖类、油脂类以及"超加工食品"消耗量高;人均日摄入能量高达 3 300～3 500 kcal,蛋白质 100 g 以上,脂肪 130～150 g。该膳食结构以高能量、高脂肪、高蛋白质、低膳食纤维为主要特点。这类膳食模式易造成肥胖、高脂血症、冠心病、糖尿病、肿瘤等慢性病的发生。

3. 动植物食物平衡的膳食结构 该膳食结构是一种动植物食物较为平衡的膳食结构，以日本为代表。该膳食结构食物摄入的特点是：植物性食物为主，动物性食物数量充足，其中海产品比例较高，达 50%；人均日能量摄入为 2 000 kcal 左右，蛋白质为 70～80 g，动物蛋白质占总蛋白的 50% 左右，脂肪 50～60 g。这类膳食模式既满足人体对营养素的需要，能够避免营养缺乏病，又可预防营养过剩性疾病（心血管疾病、糖尿病和癌症）的发生，属于合理的膳食模式。

4. 地中海膳食结构 该膳食结构是居住在地中海地区的居民所特有的，意大利、希腊可作为该膳食结构的代表。该膳食结构食物摄入的特点是：富含植物性食物，包括谷类、水果、蔬菜、豆类、果仁等；每日食用适量的鱼、禽，少量蛋、奶酪和酸奶；每月食用几次畜肉（猪、牛和羊肉及其制品）；橄榄油是主要的食用油；大部分成年人有饮用葡萄酒的习惯；食物加工程度低，新鲜度高；以新鲜水果为每日餐后食品，甜食每周只食用几次。该膳食结构的突出特点是饱和脂肪摄入量低，不饱和脂肪摄入量高，膳食含大量复合碳水化合物。长期采用该膳食模式的地中海地区居民心脑血管疾病、2 型糖尿病等的发生率较低，因此，该膳食模式是一种健康的膳食模式。

（二）中国居民的膳食结构

中国居民传统的膳食结构以植物性食物为主，尤以谷类为主，其营养特点为高碳水化合物、高膳食纤维和低动物脂肪。随着社会经济发展，中国居民膳食结构发生了较大变化，主要表现在动物性食物特别是畜肉类食物消费量增加，植物性食物特别是谷类食物消费量下降。总体而言，过去 40 年间，我国居民蛋白质摄入量变化不大，碳水化合物摄入量呈下降趋势，脂肪摄入量呈上升趋势。由于我国幅员辽阔，各地区生产力发展水平和经济发展不平衡，各地区、各民族、城乡以及富裕地区和贫困地区膳食构成存在较大差别。近年来，以浙江、上海和江苏等为代表的江南地区膳食被认为是健康中国膳食模式的代表，也是东方健康膳食模式的代表，其主要特点是食物多样、清淡少盐、蔬菜水果豆制品丰富、鱼虾水产多、奶类天天有等。遵循该膳食模式进行合理膳食，有利于避免营养缺乏病以及膳食相关慢性病的发生，提高预期寿命。

二、膳食指南

膳食指南是根据营养学的原则和人体的营养需要，结合当地食物生产供应情况及人群生活实践，针对食物选择和身体活动水平提出的指导意见，通常由政府部门或学术团体提出并制定。世界大多数国家都发布了自己的膳食指南，并定期进行修订。中国第一版膳食指南于 1989 年发布，至今已做了四次修改，最新的第五版膳食指南于 2022 年发布。

《中国居民膳食指南（2022）》由一般人群膳食指南、特定人群膳食指南、平衡膳食模式和膳食指南编写说明三部分构成。

（一）一般人群膳食指南

一般人群膳食指南适用于 2 岁以上健康人群，提出八条指导准则：（1）食物多样，合理搭配;(2) 吃动平衡,健康体重;(3) 多吃蔬果、奶类、全谷、大豆;(4) 适量吃鱼、禽、蛋、瘦肉;(5) 少盐少油,控糖限酒;(6) 规律进餐,足量饮水;(7) 会烹会选,会看标签;(8) 公筷分餐,杜绝浪费。

（二）特定人群膳食指南

根据特殊人群的生理和营养需要,制定了孕期妇女、哺乳期妇女、6 月龄内婴儿、7～24 月龄婴幼儿、学龄前儿童、学龄儿童、一般老年人、高龄老年人及素食人群共 9 个特定人群膳食指南。0～24 月龄婴幼儿膳食指南全面地给出了膳食准则和喂养指导,其他特定人群均是在一般人群膳食指南的基础上给予补充说明。

孕期妇女、哺乳期妇女、6 月龄内婴儿、7～24 月龄婴幼儿、学龄前儿童、学龄儿童、一般老年人和高龄老年人膳食指南详见第五章各节内容。

素食人群膳食指南提出六条核心推荐:(1) 食物多样,谷类为主;适量增加全谷物;(2) 增加大豆及豆制品的摄入,选用发酵豆制品;(3) 常吃坚果、海藻和菌菇;(4) 蔬菜、水果应充足;(5) 合理选择烹调油;(6) 定期监测营养状况。

（三）可视化图形

为了方便记忆和理解,制作了膳食指南的宣传图形,包括中国居民膳食宝塔、中国居民平衡膳食餐盘和中国儿童平衡膳食算盘。

1. 中国居民平衡膳食宝塔 中国居民平衡膳食宝塔(简称宝塔,图 4-1)是根据《中国居民膳食指南(2022)》的准则和核心推荐,把平衡膳食原则转化为各类食物的数量和所占比例的图形化表示。宝塔共分 5 层(图 4-1),各层面积大小不同,体现了五大类食物和食物量的多少。五大类食物包括谷薯类,蔬菜水果类,畜禽鱼蛋类,奶类、大豆和坚果类,烹调用油、盐。食物数量是根据不同能量需要而设计的,宝塔旁边的文字注释,标明了在 1600～2400 kcal 能量需要量水平时,一段时间内成年人每人每天各类食物摄入量的建议值范围。宝塔中还包含了身体活动和水的图示,强调了增加身体活动和足量饮水的重要性。

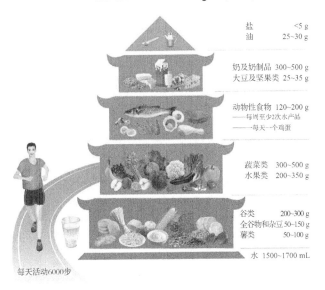

中国居民平衡膳食宝塔(2022)
Chinese Food Guide Pagoda(2022)

盐 <5 g
油 25～30 g

奶及奶制品 300～500 g
大豆及坚果类 25～35 g

动物性食物 120～200 g
——每周至少2次水产品
——每天一个鸡蛋

蔬菜类 300～500 g
水果类 200～350 g

谷类 200～300 g
全谷物和杂豆 50～150 g
薯类 50～100 g

水 1500～1700 mL

每天活动6000步

图 4-1 中国居民平衡膳食宝塔(2022)

2. 中国居民平衡膳食餐盘 中国居民平衡膳食餐盘(简称餐盘,图 4-2)是按照平衡膳食原则,描述了一个人一餐中的食物组成和大致比例。此餐盘适用于 2 岁以上人群,是一餐中的食物基本构成的描述。餐盘分成 4 部分,分别是谷薯类、动物性食物和富含蛋白质的大豆及其制品类、蔬菜和水果类,餐盘旁的一杯牛奶提示其重要性。

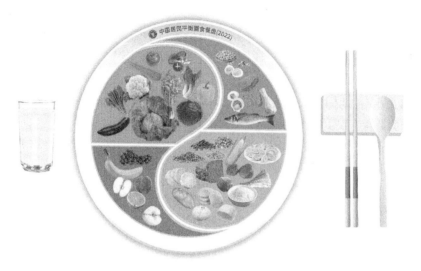

图 4-2 中国居民平衡膳食餐盘

3. 中国儿童平衡膳食算盘 儿童平衡膳食算盘(简称算盘,图 4-3)是面向儿童应用膳食指南时,根据平衡膳食原则转化各类食物份量的图形。算盘有 6 层,用不同颜色的算珠表示各类食物,浅棕色代表谷薯,绿色代表蔬菜,黄色代表水果,橘红色代表动物性食物,蓝色代表大豆、坚果和奶类,橘黄色代表油盐。算盘中食物份量按 8~11 岁儿童能量需要量的平均值大致估算。算盘旁跑步的儿童身挎水壶,寓意鼓励喝白开水、不忘天天运动、积极活跃地生活和学习。通过开展膳食算盘的宣传和知识传播,可以寓教于乐,有利于儿童更好地沟通和记忆一日三餐食物的基本构成和合理的食物量。

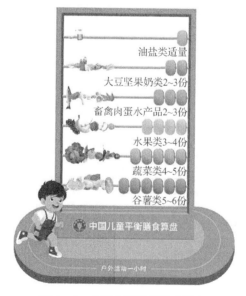

图 4-3 中国儿童平衡膳食算盘

科学知识链接

素 食 者

素食是指饮食中食用植物性食物(谷类、蔬菜、水果、豆类、坚果),不食用畜禽肉类、水产品及其制品类的动物性食物,可以选择食用奶、蛋类及其制品。按照所戒食物种类不同,可分为全素、蛋素、奶素、蛋奶素等。素食是一种饮食习惯或饮食文化,实践这种饮食行为或文化的人称为素食主义者,简称素食者。研究表明,素食者患肥胖、高血脂、糖尿病以及心脑血管疾病风险较低,但是如果膳食安排不当,有可能出现蛋白质、维生素 B_{12}、维生素 D、钙、铁、锌等营养素缺乏。因此素食者应合理利用食物设计食谱,才能够满足营养需要和促进健康。近十年来,素食人数日益增多,已成为一种新的时尚。

思政知识链接

《国民营养计划(2017—2030 年)》简介——增强社会责任感,激发爱国情怀

为贯彻落实《"健康中国 2030"规划纲要》,提高国民健康水平,国务院办公厅于2017 年 6 月 30 日印发了《国民营养计划(2017—2030 年)》(简称《计划》)并实施。《计划》从我国国情出发,立足我国人群营养健康现状和需求,明确了今后一段时期内国民营养工作的指导思想、基本原则、实施策略和重要行动。

《计划》指出,营养是人类维持生命、生长发育和健康的重要物质基础,国民营养事关国民素质提高和经济社会发展,要以人民健康为中心,以普及营养健康知识、优化营养健康服务、完善营养健康制度、建设营养健康环境、发展营养健康产业为重点,关注国民生命全周期、健康全过程的营养健康,将营养融入所有健康政策,提高国民营养健康水平。《计划》为全民健康开出了具体的"处方",让全民健康有了保证,也表明中国政府对国民营养和健康中国建设以及对实现未来目标的高度重视。

第二节　营养调查与评价

营养调查是指运用各种手段准确了解某人群或特定个体各种营养指标的水平,以判断其营养和健康状况。我国曾于 1959 年、1982 年、1992 年和 2002 年分别进行了全国性的营养调查。2002 年的全国营养调查与肥胖、高血压和糖尿病等慢性病调查结合,成为我国第一次全国性的营养和健康调查。2010 年原卫生部将中国居民营养与健康状况调查列为重大医改项目,确定了 5 年一个周期的常规性全国营养与健康监测工作。

营养调查工作包括膳食调查、人体测量、临床检查、实验室检查等四部分,这四部分内容互相联系、相互验证,一般应同时进行。全面的营养调查应与健康检查同步进行,可以综合地分析人群营养与健康的关系,找出其原因和影响因素,提高营养干预的针对性和有效性。

一、膳食调查

膳食调查是指通过各种方法对膳食摄入量进行评估,了解一定时间内人群膳食摄入

状况及膳食模式、饮食习惯,依此来评定营养需要得到满足的程度。膳食调查的结果可以成为对被调查人群/个人进行营养改善、营养咨询、营养指导的工作依据。

（一）膳食调查的方法

膳食调查的主要内容包括调查对象的基本信息、饮食习惯、饮食制度、餐次分配、膳食情况和烹调加工方法等,以了解调查期间每人每日所吃的食物品种、数量等。膳食调查的方法包括称重法、记账法、24小时膳食回顾法、膳食频率法、化学分析法等。根据调查研究目的、研究人群、经费、项目实施要求以及分析要求,选择合适的调查方法。

1. 称重法 称重法指运用称量工具对一日三餐中每餐各种食物的生重、熟重以及剩余重量进行称重,根据实际就餐人数和生熟比获得每人每日食物的消耗情况,再计算每人每日各种营养素的平均摄入量。调查时间通常为3~7日。称重法准确性高,可作为膳食调查的"金标准",用以衡量其他方法的准确性,但工作量大,需要较多人力、物力,不适合大规模和长期调查。

2. 记账法 记账法指根据账目调查记录一定时期内的食物消耗总量和就餐人数,计算每人每日各种营养素的平均摄入量。调查时间较长,可一个月或更长。该方法主要适用于有详细账目的集体单位,操作简单,节省人力、物力。其缺点是调查结果只反映人均的摄入量,难以分析个体膳食摄入状况。

3. 24小时膳食回顾法 24小时膳食回顾法简称回顾法,又称询问法,即要求调查对象回顾和描述在调查时刻前24小时内摄入的所有食物(包括饮料、零食等)的种类和数量。调查时段一般连续3天,通常是两个工作日和一个休息日。该方法简便易行,应答率高,但误差较大,依赖于应答者的短期记忆。

4. 膳食频率法 膳食频率法又称膳食频数法,指通过问卷形式调查个体经常摄入的食物种类,根据每日、每周、每月甚至每年所食各种食物的次数或食物的种类(甚至量)来评价膳食营养状况。膳食频率法能够反映长期营养素摄入方式,可以作为研究既往膳食习惯和某些慢性病的关系的依据,其缺点是膳食摄入量会出现漏报和低估,同时量化受调查对象主观因素的影响而不准确。

5. 化学分析法 化学分析法是指收集被调查者一日摄入的所有主、副食品,在实验室测定其营养素量。根据收集样品方法不同分为双份饭法和双份原料法两种。该调查方法能够可靠获得各种营养素摄入量,常用于临床营养治疗的研究工作,但是操作烦琐,费时、费力、费财。

（二）膳食调查结果评价

对膳食调查所得资料进行整理,以膳食营养素参考摄入量(DRIs)、膳食指南及平衡膳食宝塔为依据进行评价。

1. 膳食结构分析 膳食结构的评价参考中国居民膳食宝塔。中国居民膳食宝塔中食物分为谷薯类,蔬菜水果类,畜禽鱼蛋类,奶类、大豆和坚果类,烹调用油、盐等五大类,同时标注了能量1 600~2 400 kcal时,成人每人每日各类食物摄入量的平均范围。膳食中应包括五大类食物,平均每天摄入12种以上,每周摄入25种以上食物。在进行各类食物换算时应注意乳类和豆类食物,按照蛋白质含量进行换算后再相加。

2. 能量和营养素摄入量 根据中国居民膳食营养素参考摄入量(DRIs)对调查个人

和人群的能量和营养素摄入量进行比较。一般认为,能量和营养素摄入量应占参考摄入量的90%以上,低于参考摄入量的80%为供给不足,低于60%则认为缺乏。

3. 三大产能营养素供能比评价 能量由蛋白质、脂肪和碳水化合物来提供,应注意这三大产能营养素平衡。根据 DRIs,膳食中碳水化合物提供的能量应占总能量的50%~65%,脂肪应占总能量的20%~30%,蛋白质占总能量的10%~15%。

4. 蛋白质和脂肪来源 合理膳食在蛋白质数量满足的基础上,还应保证优质蛋白质(动物性蛋白及大豆蛋白)占总蛋白的1/3以上。脂肪主要来自动物性脂肪和植物性脂肪,要求植物性脂肪占1/2以上,注意饱和脂肪酸、单不饱和脂肪酸和多不饱和脂肪酸的比例。

5. 各餐能量分配比 一般人群就餐定时定量,三餐能量分配的适宜比例为早餐30%,中餐40%,晚餐30%,儿童和老人可以在三餐之外适当加餐。

6. 烹调方法 膳食评价应注意烹调方法,尽量选用蒸煮,少用煎炸等烹调方法。

二、人体测量

人体测量的内容主要包括身高、体重、身体围度(包括头围、腰围、胸围、臀围、上臂围等)、皮褶厚度等,可用于评价个体或群体的营养状况。不同年龄应该选择不同指标进行测定和评价。此外,研究者也可依研究目的综合多个指标,通过建立各项指标的评价指数或标准化的方法,综合分析被调查对象的营养状况。

(一)身高和体重

身高和体重能够反映蛋白质和能量以及其他一些营养素的摄入、利用和储备情况,同时也反映了机体、肌肉、内脏的发育和潜在能力。

1. 身高 身高是评定生长发育和营养状况的基本指标之一,尤其对儿童有重要意义,能够反映较长时间的营养状况。成人身高采用身高计、身高坐高计或利用墙壁及软尺进行测量,要求被测者三点靠立(足跟、骶骨部和两肩胛间与立柱相接触),两点水平(耳屏上缘与两眼眶下缘最低点呈水平位)。三岁以下婴幼儿采用卧式量板(或量床)进行测量身长,要求婴幼儿平卧,头部接触头板,移动足板使之紧贴足跟,进行读数记录。

2. 体重 体重是进行营养评价时最简单、最直接和最常用的指标,采用体重计进行测量。通常选择晨起空腹、排空大小便,穿着固定衣裤进行测定。衡量成人体重是否在适宜范围内,可用 Broca 改良公式或平田公式计算理想体重进行评价。

Broca 改良公式:理想体重(kg)=身高(cm)−105

平田公式:理想体重(kg)=[身高(cm)−100]×0.9

我国多采用 Broca 改良公式。实际体重位于理想体重的 ±10% 为正常范围,±10%~20%为超重/瘦弱,±20%以上为肥胖/极瘦弱,+20%~+30%为轻度肥胖,+30%~+50%为中度肥胖,+50%以上为重度肥胖。

3. 根据身高和体重计算评价指数 成年人通常采用体重指数(BMI)用于评价肥胖和消瘦。BMI=体重(kg)/[身高(m)]²。我国成人 BMI 评价标准:BMI<18.5 为消瘦,18.5~23.9 为正常,24.0~27.9 为超重,≥28.0 为肥胖。此标准不适用于儿童、发育中的青少年、孕妇、乳母、老人及身形健硕的运动员。评价学龄前儿童的体格发育情况通常

采用 Kaup 指数。Kaup 指数＝体重(kg)/[身高(cm)]^2×10^4，指数小于 10 为消耗性疾病，10～13 为营养不良，13～15 为消瘦，15～19 为正常，19～22 为良好，大于 22 为肥胖。评价儿童和青少年的体格发育情况采用 Rohrer 指数。Rohrer 指数＝体重(kg)/[身高(cm)]^3×10^7，指数小于 92 为过度消瘦，92～109 为消瘦，110～139 为中等，140～156 为肥胖，大于 156 为过度肥胖。

（二）皮褶厚度

通过测量一定部位的皮褶厚度，可以表示或估算体内的脂肪含量。测量时采用皮褶厚度计，连续测定 3 次，取平均值。常见的测量部位为肱三头肌、肩胛下和脐旁。皮褶厚度一般不单独作为肥胖的标准，通常与身高、标准体重结合进行判定。

（三）身体围度

身体围度包括头围、腰围、胸围、臀围和上臂围等。头围是反映婴幼儿脑、颅骨发育状况的指标；腰围反映了腹部脂肪分布的情况；臀围反映人体体型特点；胸围反映身体形态和呼吸器官的发育状况，也是评价幼儿身体发育状况的重要指标。我国提出腰围男性≥90 cm，女性≥85 cm 即为成人中心性肥胖。此外还可以采用腰臀比进行判定，腰臀比＝腰围(cm)/臀围(cm)。正常成年人腰臀比男性＜0.9，女性＜0.8，超过此值为中心性肥胖，又称为腹型或内脏型肥胖。

三、临床检查

临床检查的目的是根据被检查者的症状和体征判断是否存在营养不足或过剩所致营养相关疾病，明确其严重程度。某种营养素缺乏或过剩引起的营养相关疾病，在不同的疾病发展阶段呈现相应的特征性症状和体征，这部分内容在第二章中已详细描述。表 4-1 总结了常见临床体征与可能缺乏的营养素的关系。

表 4-1 常见临床体征与可能缺乏的营养素关系

部位	体征	可能缺乏的营养素
全身	消瘦或浮肿，发育不良	热能、蛋白质、锌
	贫血	蛋白质、铁、叶酸、维生素 B$_{12}$、B$_6$、B$_2$、C
皮肤	干燥，毛囊角化	维生素 A
	毛囊四周出血点	维生素 C
	癞皮病皮炎	烟酸
	阴囊炎，脂溢性皮炎	维生素 B$_2$
头发	稀少，失去光泽	蛋白质、维生素 A
眼睛	毕脱氏斑，角膜干燥，夜盲	维生素 A
唇	口角炎，唇炎	维生素 B$_2$
口腔	齿龈炎，齿龈出血，齿龈松肿	维生素 C
	舌炎，舌猩红，舌肉红	维生素 B$_2$、烟酸

续表

部位	体征	可能缺乏的营养素
	地图舌	维生素 B_2、烟酸、锌
指甲	舟状甲	铁
骨骼	颅骨软化,方颅,鸡胸,串珠肋,"O"形腿,"X"形腿	维生素 D
	骨膜下出血	维生素 C
神经	肌肉无力,四肢末端蚁行感,下肢肌肉疼痛	维生素 B_1

四、实验室检查

实验室检查是指采用生理、生化等实验手段,测定被检查者体液或排泄物中所含有的营养素、营养素代谢产物或相关的化学成分,以便早期发现营养储备水平低或营养过剩等征兆,从而采取有效的防治措施。实验室检查常用指标见表 4-2。

表 4-2　人体营养状况的实验室检查常用指标

营养素	检测指标
蛋白质	血清总蛋白、血清白蛋白(A)、血清球蛋白(G)、白/球(A/G)、空腹血中氨基酸总量/必需氨基酸、尿羟脯氨酸系数、游离氨基酸、必要的氮损失等
血脂	总脂、甘油三酯、α脂蛋白、β脂蛋白、胆固醇(包括胆固醇酯)、游离脂肪酸、血酮等
钙、磷及维生素 D	血清钙(包括游离钙)、血清无机磷、血清钙磷乘积、血清碱性磷酸酶、血浆 $25-OH-D_3$、血浆 $1,25-(OH)_2-D_3$ 等
锌	发锌、血浆锌、红细胞锌、血清碱性磷酸酶活性
铁	全血血红蛋白浓度、血清运铁蛋白饱和度、血清铁、血清铁蛋白、血液血细胞比容(HCT 或 PCV)、红细胞游离原卟啉、平均红细胞体积(MCV)、平均红细胞血红蛋白量(MCH)、平均红细胞血红蛋白浓度(MCHC)等
维生素类	维生素 A:血清视黄醇、血清胡萝卜素。维生素 B_1:RBC 转酮醇酶活性系数、5 mg 负荷试验。维生素 B_2:RBC 谷胱甘肽还原酶活性系数、5 mg 负荷试验。烟酸:50 mg 负荷试验。维生素 C:血浆维生素 C 含量、500 mg 负荷试验。叶酸:血浆叶酸、红细胞叶酸等
其他	尿糖、尿蛋白、尿肌酐、尿肌酐系数、全血丙酮酸等

第三节　营养食谱编制

食谱就是将每日各餐主、副食的品种、数量、烹调方法、用餐时间排列成的表,包括一餐、一日、一周或一月食谱等。营养配餐是指按照就餐者的需要,根据食物中各种营养成分的含量,设计每天、每周或每月的食谱,使摄入的营养素数量充足并且比例适宜,达到平衡膳食的要求。营养食谱的制定应满足就餐者能量和各种营养素需要、各营养素之间比例应适宜、食物搭配及三餐分配应合理、注意饮食习惯和饭菜口味、考虑季节和市场供应以及兼顾经济条件等。营养食谱制定有多种方法,常见的有计算法和食物交换份法。

一、计算法

计算法较为复杂,指在确定营养目标(能量及营养素目标)的基础上,根据碳水化合物目标确定主食,根据蛋白质目标确定动物性食物和大豆及其制品,配备蔬菜水果,再根据脂肪目标确定油脂,进行粗制食谱,最后进行调整确定最终食谱。

(一)营养目标确定

营养目标的确定主要包括能量和各种营养素目标的确定,通常采用查表法或标准体重法。

1. 查表法　以《中国居民膳食营养素参考摄入量(2013 版)》为依据,结合就餐者的性别、年龄和劳动强度,以平均能量需要量为参考值,作为每日能量目标,以 RNI 或 AI 为营养素的摄入目标。该方法适合于正常情况下的膳食营养目标确定。

2. 标准体重法　根据就餐者的身高、体重以及体力活动水平,计算标准体重、判定体型,再查表 4-3 获得参数,乘以标准体重确定每日膳食能量目标。根据中国居民膳食宏量营养素可接受范围(AMDR)和 RNI 或 AI,或根据特殊人群对营养素的需要确定营养素目标。该方法适合于个性化营养咨询服务时使用,如糖尿病人或肥胖人群的咨询服务。

表 4-3　不同体力活动强度能量需要量

体型	不同活动强度的能量需求/[kcal/(kg·d)](标准体重)			
	卧床休息	轻体力活动	中体力活动	重体力活动
消瘦	20~25	35	40	45~50
正常	15~20	30	35	40
超重/肥胖	<15	20~25	30	35

每日营养目标确定后,再分配到三餐中去。通常早餐摄入的热量应占一天总热量的 25%~30%;午餐热量约占 30%~40%;晚餐为总热量的 30%~40%。此外如果有加餐,其热量应加入上一餐中。

（二）主食品种与数量的确定

根据碳水化合物的量确定主食的需要量,即主食需要量＝碳水化合物的需要量÷食物中碳水化合物百分含量。主食应包括谷类和薯类以及杂豆类,注意粗细搭配,同时要选择全谷物食物,通常每天谷物的种类至少为 3 种。先确定一种或几种谷物量,再确定其他谷物质量。此外,如果食谱中选择碳水化合物含量较高的根茎类的蔬菜如土豆、芋芮、山药等,也应考虑到其碳水化合物的含量。

（三）副食品种与数量确定

副食包括鱼、肉、蛋、乳以及豆制品,蛋白质含量较多,可以根据蛋白质含量确定副食的需要量。总蛋白需要量去除主食中蛋白质的含量,即可获得副食中蛋白质的质量。通常副食中动物性食物如鱼、肉、蛋、乳提供的蛋白质应占副食中蛋白质的 2/3,植物性食物如豆类制品提供的蛋白应占 1/3。副食需要量＝蛋白质的需要量÷食物中蛋白质百分含量。通常动物性食物可以根据膳食指南和膳食宝塔的要求,先确定奶类及其制品 300~500 mL,蛋类 1 个约 50 g,再根据公式确定鱼或肉类等食物。

（四）配备蔬菜水果

根据膳食指南和膳食宝塔的要求,每日应摄入蔬菜 300~500 g、水果 200~350 g。蔬菜的种类可以根据与动物性食物的配菜来选择,同时考虑季节和市场实际情况,保证绿叶蔬菜占一半。水果结合各餐进行搭配,也可以作为加餐。

（五）确定用油量

计算主、副食以及蔬菜、水果中提供的脂肪含量,剩余脂肪的量由烹调油提供。

（六）粗配食谱并进行调整

将以上获得的食物种类和数量按照就餐者的生活习惯和烹调要求排列成表,获得一日带量食谱。参照膳食调查结果评价的方法对食谱进行分析并进行调整,得到最终食谱。

二、食物交换份法

食物交换份法简单易行,将常用食物按其所含营养素量的近似值归类,计算出每类食物每份所含的营养素值和食物重量,然后将每类食物的内容列出表格供配餐时交换使用的一种方法。

用食物交换份法进行食谱编制时,首先进行营养目标的确定,方法同计算法。根据膳食指南的要求,一般将蔬菜、水果、大豆确定为每天 1 份,奶类食物通常为牛奶 250 mL 即 1.5 份,坚果通常不纳入食谱中,其他三大类食物谷薯类、肉蛋类和油脂类可以通过计算获得。根据食物交换份表(见表 4-4)粗略计算已确定的食物所提供的三大产能营养素含量,根据总的营养素目标,计算剩余三大营养素需要量。根据碳水化合物计算谷薯类,根据蛋白质计算肉蛋类,根据脂肪计算油脂量,这样就可以列出就餐者每类食物的交换份数。根据三餐比将食物分到三餐中,根据等值交换表(见表 4-5～表 4-10)找出相应的食物,即可获得一天食谱,通过同类食物交换可获得多天的食谱。

表 4-4　食物交换份表

组别	类别	每份重量(g)	能量(kcal)	蛋白质(g)	脂肪(g)	碳水化合物(g)	主要营养素
谷薯组	谷薯类	25	90	2.0	—	20.0	碳水化合物、膳食纤维、蛋白质
蔬果组	蔬菜类	500	90	5.0	—	17.0	无机盐、维生素、膳食纤维
	水果类	200	90	1.0	—	21.0	
肉蛋组	大豆类	25	90	9.0	4.0	4.0	蛋白质、脂肪
	奶制品	160	90	5.0	5.0	6.0	
	肉蛋类	50	90	9.0	6.0	—	
油脂组	坚果类	15	90	4.0	7.0	2.0	蛋白质、脂肪
	油脂类	10	90	—	10.0	—	

表 4-5　等值谷薯类交换表

食物	重量(g)	食物	重量(g)
大米,小米,糯米,薏米	25	绿豆,红豆,芸豆,干豌豆	25
高粱米,玉米糁	25	干粉条,干莲子	25
面粉,米粉,玉米粉	25	油条,油饼,苏打饼干	25
混合面	25	烧饼,烙饼,馒头	35
燕麦面,莜麦面	25	咸面包,窝窝头	35
荞麦面,苦荞面	25	生面条,魔芋条	35
各种挂面,龙须面	25	慈姑	75
通心粉	25	马铃薯,山药,藕,芋艿	125
荸荠	150	凉粉	300

注:每份提供能量 90 kcal,蛋白质 2 g,碳水化合物 20 g,脂肪 0.5 g

表 4-6　等值蔬菜类交换表

食物	重量(g)	食物	重量(g)
大白菜,圆白菜,菠菜,油菜	500	芥蓝菜,塌棵菜	500
韭菜,茴香,茼蒿,鸡毛菜	500	空心菜,苋菜,龙须菜	500
芹菜,苤蓝,莴苣,油菜薹	500	绿豆芽,鲜蘑,水浸海带	500
西葫芦,西红柿,冬瓜,苦瓜	500	白萝卜,青椒,茭白	400
黄瓜,茄子,丝瓜,莴笋	500	芋头	100
鲜豇豆,扁豆,四季豆	250	毛豆,鲜豌豆	70
胡萝卜,蒜苗,洋葱	200	百合	50
山药,荸荠,凉薯	150		

注:每份提供能量 90 kcal,蛋白质 5 g,碳水化合物 17 g

表 4-7　等值鱼肉类交换表

食品	重量(g)	食品	重量(g)
熟火腿,瘦香肠,肉松	20	鸭蛋、松花蛋(1 枚,带壳)	60
肥瘦猪肉	25	鹌鹑蛋(6 枚,带壳)	60
熟叉烧肉(无糖),午餐肉	35	鸡蛋清	150
熟酱牛肉,酱鸭,肉肠	50	带鱼,鲤鱼,甲鱼,比目鱼	80
瘦猪、牛、羊肉	70	大黄鱼,鳝鱼,黑鲢,鲫鱼	80
带骨排骨	50	河蚌,蚬子	200
鸭肉,鸡肉,鹅肉	100	对虾,青虾,鲜贝,蛤蜊肉	100
兔肉	60	蟹肉,水浸鱿鱼	100
鸡蛋(1 枚,带壳)	60	水浸海参	350

注:每份提供能量 90 kcal,蛋白质 9 g,脂肪 6 g

表 4-8　等值豆/乳类交换表

食物	重量(g)	食物	重量(g)
全脂奶粉	20	酸牛奶,淡全脂牛奶	150
豆浆粉,干黄豆	25	豆浆	200
脱脂奶粉	25	牛奶	150
嫩豆腐	150	北豆腐	100
豆腐丝,豆腐干	50	油豆腐	30

注:每份提供能量 90 kcal,蛋白质 9 g,碳水化合物 4 g,脂肪 4 g

表 4-9　等值水果类交换表

食物	重量(g)	食物	重量(g)
西瓜	750	李子,杏	200
草莓,杨桃	300	葡萄,樱桃	200
鸭梨,杏,柠檬	250	橘子,橙子	200
柚子,枇杷	225	梨,桃,苹果	200
猕猴桃,菠萝	200	柿子,香蕉,鲜荔枝	150

注:每份提供能量 90 kcal,蛋白质 1 g,碳水化合物 21 g

表 4-10　等值油脂类交换表

食物	重量(g)	食物	重量(g)
花生油,香油(1 汤匙)	10	猪油	10
玉米油,菜籽油(1 汤匙)	10	羊油	10
豆油(1 汤匙)	10	牛油	10
红花油(1 汤匙)	10	黄油	10
核桃仁	15	葵花子(带壳)	25
杏仁,芝麻酱,松子	15	西瓜子(带壳)	40
花生米	15		

注:每份提供能量 90 kcal,脂肪 10 g

科学知识链接

食物重量估计

　　食物重量是进行平衡膳食的关键,对食物重量的估计是进行膳食调查及进行膳食配餐制备的必备技能。当没有称量工具时,可以用家用量具或双手来估计食物重量。通常将直径 4.5 英寸(即 11 cm 左右)的碗定为小标准碗,直径 6 英寸(即 16 cm 左右)的碗定为大标准碗,用于衡量主食类食物的量;通常将直径 9 英寸浅盘(即 23 cm 左右)定为标准盘,主要用于衡量副食中蔬菜的量;通常将容量为 250 mL 的圆柱形玻璃杯(高 14.4 cm,底直径为 5 cm)定为标准杯,主要用于衡量奶、豆浆等液体食物的量;用手势作为参照物测量食物重量,包括双手捧、单手捧、一把抓、一掌心、一拳头和两手指。

第四节　食品标签

　　食品标签指预包装食品容器上的文字、图形、符号以及一切说明物。预包装食品指预先定量包装或者制作在包装材料和容器中的食品,包括预先定量包装以及预先定量制作在包装材料和容器中并且在一定量限范围内具有统一的质量或体积标识的食品。

一、食品标签

食品标签是沟通食品生产者和消费者的一种信息传播手段。食品生产者通过食品标签向消费者传达真实、准确的食品信息，促进销售，辅助竞争；消费者通过食品标签标注的内容识别食品，指导消费。我国早在1987年就制定了《食品标签通用标准》[现名为《预包装食品标签通则》(GB 7718)]，并在1994年、2004年及2011年进行了修订，对我国食品标签中的主要内容进行了规范和标准化管理。

根据通则内容，食品标签标示应包括食品名称、配料表、净含量和规格、生产者和(或)经销者的名称、地址和联系方式、生产日期和保质期、贮存条件、食品生产许可证编号、产品标准代号及其他需要标示的内容。其他需要标示的内容包括辐照食品标识、转基因食品标识、营养标签、质量(品质)等级等。此外食品标签中推荐标示的内容为批号、食用方法及致敏物质等。

二、食品营养标签

食品营养标签是食品标签的一部分，是向消费者提供食品营养信息和特性的说明，包括强制标示的营养成分表和可选择标示的营养声称、营养成分功能声称。

(一)营养成分表

营养成分表是指标有食品营养成分名称、含量和占营养素参考值(nutrientreferencevalues, NRV)百分比的规范性表格。营养成分表有5个基本要素，包括表头、营养成分名称、含量、NRV%和方框。预包装食品中的营养成分含量应以每100 g和(或)100 mL和(或)每份食品可食部中的具体数值来标示。根据《食品安全国家标准 预包装食品营养标签通则》(GB 28050—2011)，营养成分应强制标示能量和四大核心营养素(蛋白质、脂肪、碳水化合物和钠)的含量值及其占NRV的百分比，称为"1+4"。当对其他营养成分进行营养声称或营养成分功能声称，又或者进行营养强化时，应标示该营养成分的含量及占NRV的百分比。此外食物配料中使用了氢化和(或)部分氢化油脂时，反式脂肪酸的含量也应标示。营养素参考值NRV即中国食品标签营养素参考值，是根据我国居民膳食营养素推荐摄入量(RNI)和适宜摄入量(AI)而制定，专用于食品营养标签，用于比较营养成分含量的参考值。我国目前制定了能量和34个营养素参考数值，具体见表4-11。

表4-11 营养素参考值(NRV)

营养成分	NRV	营养成分	NRV
能量[a]	8 400 kJ	叶酸	400 μg DFE
蛋白质	60 g	泛酸	5 mg
脂肪	≤60 g	生物素	30 μg
饱和脂肪酸	≤20 g	胆碱	450 mg

续表

营养成分	NRV	营养成分	NRV
胆固醇	≤300 mg	钙	800 mg
碳水化合物	300 g	磷	700 mg
膳食纤维	25g	钾	2 000 mg
维生素 A	800 μg RE	钠	2 000 mg
维生素 D	5 μg	镁	300 mg
维生素 E	14 mgα－TE	铁	15 mg
维生素 K	80 μg	锌	15 mg
维生素 B$_1$	1.4 mg	碘	150 μg
维生素 B$_2$	1.4 mg	硒	50 μg
维生素 B$_6$	1.4 mg	铜	1.5 mg
维生素 B$_{12}$	2.4 μg	氟	1 mg
维生素 C	100 mg	锰	3 mg
烟酸	14 mg		

ª能量相当于 2 000 kcal：蛋白质、脂肪和碳水化合物分别占总能量的 13％、27％与 60％

（二）营养声称

营养声称是对食品营养特性的描述和声明，如能量水平、蛋白质含量水平。营养声称包括含量声称和比较声称。含量声称是描述食品中能量或营养成分含量水平的声称，如"含有""高""低"或"无"等。比较声称是指与消费者熟知的同类食品的营养成分含量或能量值进行比较以后的声称，如"增加"或"减少"等。《食品安全国家标准　预包装食品营养标签通则》(GB 28050—2011)附录 C 中列出了营养声称的含量声称和比较声称的要求、条件和同义语。

（三）营养成分功能声称

营养成分功能声称是指某营养成分可以维持人体正常生长、发育和正常生理功能等作用的声称。同一产品可以同时对两个及以上符合要求的成分进行功能声称。《食品安全国家标准　预包装食品营养标签通则》(GB 28050—2011)附录 D 中列出了能量和 22 个营养成分的功能声称标准用语。当能量或营养成分含量符合营养声称要求和条件时，才可根据食品的营养特性，选择相应的一条或多条功能声称标准用语。

科学知识链接

食品标签正面标识

食品标签正面标识(Front of Pack Labelling, FOP)是位于包装正面视野中的营养标签,通常通过图标、符号、文字等元素以简化的形式展现食品中的营养素含量或营养质量,与位于包装背面的营养成分表相比,更能让消费者一目了然地了解食品的营养状况,并迅速做出健康选择。FOP体系建设,具有清晰易懂、简单方便等优点,是促进健康饮食的政策工具,是世界卫生组织的关键营养举措之一。目前全球有 50 多个国家推行了 FOP 体系,如英国政府推出的"红绿灯",澳大利亚和新西兰的"健康星级评价系统",拉美多个国家的"黑色警示标签"等,但我国目前尚未建立。国务院发布的《关于实施健康中国行动的意见》中已明确提出,将修订《预包装食品标签通则》、推进食品营养标准体系建设作为实施合理膳食行动的内容之一。目前正在修订的《食品安全国家标准　预包装食品营养标签通则》也允许包装正面采用图形、文字等方式对营养成分表信息进行补充说明。在不久的将来,FOP 体系制度将在中国建设落地,使得食品营养状况一目了然,保障消费者的知情权和选择权。

第五节　食物资源的利用与改造

一、营养强化食品

食品营养强化是指为了满足人体对营养的需要,根据营养学原则向特定食品中添加一种或多种营养素或天然营养成分,从而提高食品营养价值的过程,简称食品强化。添加的营养成分(包括天然和合成)称为强化剂;被强化的食品称为强化载体;经过强化获得的食品称为强化食品。

（一）食品营养强化的目的及意义

食品营养强化的目的是为人们提供较高营养价值的食品,使其获得全面合理的营养,满足人体需要,维持和提高人体健康水平。食品营养强化的意义主要有以下几方面:

1. 弥补天然食物营养成分方面的缺陷　没有一种天然食物能够满足人体对所有营养素的需要,每种食物或多或少都有缺陷。通过食品营养强化,能够增加食物本身所缺乏的营养素,可以大大提高其营养价值。

2. 补充食品在加工、储存以及运输过程中的营养素损失　大部分食物在消费之前都需要进行储存、运输、加工以及烹调,在这一系列过程中会引起部分营养素的损失。因此为了弥补营养素在食品加工、储存等过程中的损失,在食品中进行增补对满足人体需要有重要意义。

3. 适应不同人群对营养的需要　不同性别、年龄、工作环境、生理病理情况下的人群,所需要的营养是不同的,对食品进行不同营养的强化能够满足不同人群的需要。

4. 预防营养不良及其他　营养强化是营养干预的主要措施之一,在改善人群健康以及预防营养不良,特别是地方性营养缺乏病方面具有重要意义。例如对缺碘地区人群提供碘盐可以降低碘缺乏造成的甲状腺肿的发病率;在酱油中进行铁强化能够改善我国居民因缺铁而产生的贫血症。

（二）食品营养强化的基本原则

食品营养强化具有较多功能和优点,在进行食品强化时必须从营养、卫生及经济效益等方面全面考虑,应遵循以下基本原则:

1. 针对性原则　营养强化必须有明确的针对性,应选择目标人群普遍消费且容易获得的食品进行强化。在进行食品营养强化之前,应对该地区食物种类以及人们的营养状况进行调查,分析该地区目标人群缺乏哪种营养素,然后根据本地区人群摄食种类选择强化载体以及强化剂的种类和用量。

2. 配伍性原则 营养强化载体以及强化剂的选择和配伍必须符合营养学原理以及能够维持食品本身的感官性状。一方面营养强化应符合营养学原理,即营养强化剂的使用不应导致人群食用后营养素及其他营养成分的代谢异常,注意各营养素之间的平衡。另一方面食品营养强化时,根据强化剂的特点选择与之匹配的强化载体,要求添加到食品中的营养强化剂不应导致食品一般特性如色泽、滋味、气味、烹调特性等发生明显不良改变,尽量保持食品原有的色、香、味等感官性状。

3. 安全性原则 食品强化剂的卫生和剂量应符合国家标准,应严格进行卫生管理,切勿滥用。强化剂的量应根据本国人民膳食情况以及膳食营养素参考摄入量确定,不仅要注意到其不足及缺乏的危害,还应注意其摄入过多引起的不良作用。我国食品营养强化应严格按照《食品安全国家标准 食品营养强化剂使用标准》(GB 14880—2012)规定的营养强化剂种类、品种、使用范围、最大使用量进行生产加工,并按照《食品安全国家标准 食品添加剂使用标准》(GB 2760—2014)的规定进行严格管理。

4. 经济性原则 食品营养强化时,应选择食用量大、食用普遍、消费量相对稳定、便于强化剂加入且不易使其破坏的食品作为强化食品的载体。此外许多营养强化剂在加工过程中可能由于遇光、热或氧会遭到破坏,进行强化时应适当增加其添加量,并通过提高工艺水平和改善储存条件等措施,减少其损失。这样才不会过多地增加成本,能够做到经济合理,并有利于推广。

(三)我国常见的营养强化食品

1. 碘盐 我国曾是世界上碘缺乏病最严重的国家之一,特别是内陆及山区,由于食用的食物碘含量较低,很容易造成碘摄入量的不足。碘强化盐是世界卫生组织公认的防治碘缺乏病最经济、最有效的强化食品,也是与日常生活最密不可分的食品。《食品安全国家标准 食用盐碘含量》(GB 26878—2011)规定在食用盐中加入的食品营养强化剂包括碘酸钾、碘化钾和海藻碘,主要使用碘酸钾。在食用盐中加入碘强化剂后,食用盐中碘含量的平均水平(以碘元素计)为 $20 \sim 30$ mg/kg。食用盐碘含量的允许波动范围为食用盐碘含量平均水平 $\pm$ 30%。各省、自治区、直辖市人民政府卫生行政部门在规定的范围内,根据当地人群实际碘营养水平确定含量。

2. 铁强化酱油 铁强化酱油是以强化营养为目的,按照标准在酱油中加入一定量的乙二胺四乙酸铁钠制成的营养强化调味品。它能够改善铁缺乏引起的缺铁性贫血,改变目前中国人群的缺铁现状。

3. 谷类及其制品的营养强化 谷物中营养成分如维生素主要分布于外层,越靠近谷皮及糊粉层部分,其含量就越高。由于现代人们喜欢食用精制的米面类制品,加工过程导致了一些营养素的损失,进而导致了营养摄入不足。为了防止长期食用精米精面导致的 B 族维生素特别是维生素 B_1 的缺乏,有必要对谷类及其制品进行营养强化。在对谷类进行强化的过程中,主要使用涉及氨基酸类、维生素类以及矿物质类三种强化剂,而作为我国居民主食的面粉以及大米是最常见的强化载体。面粉的强化通常在面粉生产的后处理过程中,采用强化后的面粉制作面包、馒头、面条等。

4. 乳类及其制品的营养强化 奶类是日常生活中十分重要的食品,通常奶类及其制品强化维生素 A、维生素 D、钙、铁和锌等营养素。婴幼儿配方乳粉除此之外,还强化多不饱和脂肪酸、牛磺酸等营养素。液态乳的强化在巴氏杀菌或者高温瞬时杀菌处理工序前进行,这样能够确保所添加的营养素在乳中均匀分布。乳粉的强化最简单的方法是直接将维生素干粉和矿物质强化剂与乳粉混合,且可以在热处理后加入强化剂,即先将牛乳脱水,再在乳粉中添加强化剂。

二、保健食品

保健食品是指声称并具有特定保健功能或者以补充维生素、矿物质为目的的食品,即适用于特定人群食用,具有调节机体功能,不以治疗疾病为目的,并且对人体不产生任何急性、亚急性或慢性危害的食品。按照食用目的,保健食品可以分为两大类:一类是以调节人体机能为目的的功能性食品;另一类是以补充维生素、矿物质为目的的营养素补充剂类产品。

（一）保健食品的特征

保健食品是食品而不是药品,其具有一般食品的共性即营养性和安全性,此外还具有第三特性即保健性,其应具有以下特征:

1. 保健食品属于食品　保健食品是食品的一个特殊种类,界于其他食品和药品之间。保健食品应具有食品的共性,即无毒无害、具有营养价值以及色香味等感官性状。但保健食品和其他食品又有区别,主要表现在:① 保健食品强调具有特定保健功能,而其他食品强调提供营养成分。② 保健食品具有规定的食用量,而其他食品一般没有服用量的要求。③ 保健食品根据其保健功能的不同,具有特定适宜人群和不适宜人群,而其他食品一般不进行区分。④ 保健食品生产必须建立生产管理体系,普通食品鼓励企业实施 GMP 和(或)HACCP。

2. 保健食品不是药品　保健食品与药品有区别,主要表现在:① 食用目的不同。保健食品用于调节机体机能,提高人体抵御疾病的能力,改善亚健康状态,降低疾病发生的风险,不以治疗疾病为目的;药品则用于治疗、诊断人的疾病,有目的地调节人的生理机能。② 毒副作用不同。保健食品按照规定的食用量食用,不能给人体带来任何急性、亚急性和慢性危害;药品可以有毒副作用。③ 使用方法不同。保健食品仅口服使用,药品可以使用注射、涂抹等方法。④ 可以使用的原料种类不同。有毒有害物质不得作为保健食品原料。

3. 保健食品具有特定的保健功能　保健食品具有经过科学验证的保健功能。我国卫生部 2003 年《保健食品检验与评价技术规范》中将保健食品功能分为 27 种。2012 年《保健食品功能范围调整方案(征求意见稿)》对其进行了调整,取消 4 项,涉及胃肠道功能的 4 项合并为 1 项,涉及改善面部皮肤代谢功能的 3 项合并为 1 项,最后确定为 18 项功能。具体如下:① 有助于增强免疫力;② 有助于降低血脂;③ 有助于降低血糖;④ 有助于改善睡眠;⑤ 有助于提升抗氧化功能;⑥ 有助于缓解运动疲劳;⑦ 有助于减少体内脂肪;⑧ 有助于增加骨密度;⑨ 有助于改善缺铁性贫血;⑩ 有助于改善记忆;⑪ 有助于清咽;⑫ 有助于提高缺氧耐受力;⑬ 有助于降低酒精性肝损伤危害;⑭ 有助于排铅;⑮ 有助于泌乳;⑯ 有助于缓解视疲劳;⑰ 有助于改善胃肠功能;⑱ 有助于面部皮肤健康。

4. 保健食品适用于特定人群食用 保健食品的适宜人群为特定人群,包括亚健康人群、有特殊需要的健康特殊人群、需辅助医疗的患者以及需要预防保健的人。保健食品的不同功能,适合不同特征的亚健康或健康人群以及患者。

(二)保健食品的功效成分和原材料

保健食品是具有特定功能的食品,应有与功能作用相对应的功效成分及最低含量。保健食品中的功效成分主要包括以下几类:

1. 功能性碳水化合物 主要包括膳食纤维、活性多糖以及功能性甜味剂等。活性多糖包括植物多糖、藻类多糖、细菌多糖及真菌多糖等,具有免疫调节功能,还有降低血糖的作用。膳食纤维具有减脂、降糖、改善胃肠功能等作用。功能性甜味剂如功能性单糖、多元糖醇等用于保健食品中,既能满足人们对甜食的偏爱,又对糖尿病患者、肝病患者有辅助治疗作用。

2. 功能性脂类 主要包括 ω-3 系列多不饱和脂肪酸(α-亚麻酸、二十二碳五烯酸、二十二碳六烯酸等),ω-6 系列多不饱和脂肪酸(亚油酸、花生四烯酸等),单不饱和脂肪酸(油酸、神经酸等)和磷脂类等。

3. 氨基酸、活性肽与蛋白质 各种蛋白质和氨基酸作为保健食品的原料和功效成分,尤其必需氨基酸以及一些具有特殊生理活性的如牛磺酸、精氨酸等使用较多。活性肽如酪蛋白磷酸肽、大豆低聚肽、抗菌肽、小麦低聚肽等在功能食品中也得到广泛应用。活性蛋白质如乳铁蛋白、金属硫蛋白以及免疫球蛋白等也受到关注。

4. 其他类 包括微生态调节剂、生物类黄酮、萜类、皂苷、植物甾醇类、有机硫化合物、左旋肉碱以及辅酶 Q 等等。

三、营养补充剂

营养素补充剂,又称为膳食补充剂,是指以补充维生素、矿物质而不以提供能量为目的的产品。其作用是补充膳食供给的不足,预防营养缺乏和降低发生某些慢性退行性疾病的危险性。

(一)营养补充剂特点

营养补充剂属于保健食品范畴,其成分除了微量营养素,还有少量填充剂或赋形剂,适合于特定人群。营养补充剂作为膳食的补充,不能替代健康的平衡膳食,但在补充因饮食不足、营养素需要量增加以及防治慢性病所需营养素方面起重要作用。膳食补充剂的特点为:(1)膳食补充剂属性为食品,不是药品;(2)膳食补充剂的产品形式主要为片剂、胶囊、颗粒剂或口服液。

(二)不同人群膳食补充剂的需求

1. 婴幼儿 进行母乳喂养的婴幼儿需要进行营养素的补充,进而弥补母乳中维生素 D、维生素 K 以及铁的不足。母乳中维生素 D 含量低,婴幼儿通过阳光照射获得受各种限制,因此在婴儿出生后一周左右,就采用维生素 D 油剂或乳化水剂,每日补充维生素 D $10\mu g$(400IU),通常在母乳喂养前将滴剂定量滴入婴儿口中,然后再进行母乳喂养。如果每日口服补充维生素 D 有困难,可每周或每月口服一次相当剂量的维生素 D。配方奶粉喂养的婴儿能够通过配方奶粉获得足量的维生素 D,不需要再额外补充。母乳中维生素 K 含量较低,新生儿特别是剖宫产的新生儿肠道不能及时建立,无法合成足够的维生素 K,另大量使用抗生素的婴儿,肠道菌群可能会被破坏,也面临着维生素 K 缺乏的风险。母乳喂养的婴儿从出生到 3 月龄,可每日口服维生素 K 125μg;也可出生后口服维生素 K 12 mg,然后到 1 周和 1 月时分别口服 5 mg,共 3 次;也可由专业人员给新生儿每日肌内注射维生素 K 1~5 mg,连续 3 天,可有效预防新生儿维生素 K 缺乏性出血症的发生。合理的配方奶粉中均添加了足量的维生素 K,使用婴儿配方奶粉混合喂养和人工喂养的婴儿,一般不需要额外补充维生素 K。母乳中铁含量较少,出生至 4 月龄内的婴儿因体内有一定数量的铁贮存不需要额外添加;4~5 月龄后体内贮存的铁逐渐消耗,且随着铁的需求量增加,母乳中铁不能满足婴幼儿对铁的需求;6 月~2 岁龄最易发生缺铁性贫血,需要从膳食或营养补充剂中获得。

2. 儿童 儿童生长发育迅速,代谢旺盛,需要保证足够能量、优质蛋白质、足量的矿物质以及各种维生素,以保证生长发育的物质基础。通常而言,平衡膳食能够提供所需的各种营养素,但是由于儿童容易挑食、偏食,很容易出现营养素的缺乏,特别是维生素和矿物质的缺乏。因此对于不能平衡膳食的儿童可适当补充含多种维生素和矿物质的营养补充剂。

3. 青少年 青少年在青春期生长发育旺盛,性腺发育逐渐成熟,是整个人生阶段对营养素需要最多的时期,对营养缺乏或不足也最为敏感。相对需求量最多而又容易缺乏的营养素主要有钙和铁,根据膳食情况可以进行营养剂的补充。女孩由于月经的出现,因此比男孩需要更多的铁;而男孩能量需求较多,所以与能量代谢有关的 B 族维生素需要量比女孩多。

4. 老年人 老年人新陈代谢降低,对能量需求量降低,而对维生素和矿物质的需求保持不变,因此有必要进行维生素和矿物质等营养补充剂的补充。此外随着年龄的增加,体内抗氧化酶活性降低,体内有较多氧自由基,因此有必要补充具有抗氧化作用的营养素补充剂,如 β-胡萝卜素、类胡萝卜素、维生素 C、维生素 E 以及形成抗氧化酶的微量元素如锌、铜、锰和硒元素等。老年人骨量丢失增多,钙需要量增加,绝经期妇女钙需要量更大,因此需要补充钙、维生素 D 等营养素补充剂。

5. 孕妇与乳母 孕妇及乳母的营养不仅要满足自身需要,维持自身健康,还要保证胎儿的生长发育、孕妇的顺利分娩和乳汁分泌。孕期及哺乳期对营养素需要量增加,若不能够进行合理膳食,应进行营养补充剂的补充。孕妇在备孕期就应该补充叶酸,以预防神经管畸形的发生。孕妇血容量自孕中期起明显增加,在孕 20~30 周时生理性贫血最为严重。因此孕早期应注意补铁,一方面,满足自身造血需要,另一方面体内储备一定量的铁,以补偿分娩失血造成的铁损失以及供婴儿体内储存。

6. 其他特殊人群 吸烟者体内氧化应激反应加强,会产生大量的氧自由基,因此需要更多的抗氧化营养素如 β-胡萝卜素、维生素 C、维生素 E、硒等参与体内抗氧化反应。素食者在需要补充钙质的同时,适当补充铁元素,还应考虑维生素 B_{12} 的补充。运动员应根据运动项目进行合理补充,剧烈运动时适量补充维生素 B_2,耐力性运动需要通过补铁增加最大吸氧量和耐力,补铁同时最好增加补充维生素 C 促进铁吸收及抗氧化。

四、特殊医学用途配方食品

随着临床营养需求和食品工业的发展,在传统食品基础上,发展了一类专供临床患者食用的食品,即特殊医学用途配方食品,简称特医食品。2010 年以前我国将该类产品作为药品管理。2015 年《中华人民共和国食品安全法》第一次将特医食品纳入其中,并将其与婴幼儿配方食品、保健食品统称为"特殊食品",明确了其作为食品的法律地位。根据《中华人民共和国食品安全法》的要求,针对特医食品的注册、审批工作,发布了 1 个管理办法(《特殊医学用途配方食品注册管理办法》)和 6 个配套文件。

(一)特医食品概念

特医食品是为了满足进食受限、消化吸收障碍、代谢紊乱或特定疾病状态人群对营养素或膳食的特殊需要,专门加工配制而成的配方食品。该类产品必须在医生或临床营养师指导下,单独食用或与其他食品配合食用。

(二)特医食品分类

各国关于特医食品的分类根据管理要求、疾病需要、产品现状而采取不同的分类模式,我国关于特医食品的分类参考欧盟,分为全营养配方食品、特定全营养配方食品和非全营养配方食品三类。

1. 全营养配方食品 含有人体所需的所有营养素,可作为单一营养来源满足目标人群营养需求。由于不同人群对营养素需求量不同,又分为适用于 1～10 岁人群的全营养配方食品和适用于 10 岁以上人群的全营养配方食品。

2. 特定全营养配方食品 针对特定疾病状态下的人群,在全营养配方食品基础上依据特定疾病的病理生理变化而对部分营养素进行适当调整,单独食用也可满足目标人群的营养需求。我国标准中列出了 13 种常见疾病的特定全营养配方食品名称,包括糖尿病,呼吸系统疾病,肾病,肝病,肌肉衰减综合征,创伤、感染、手术及其他应激状态,炎性肠病,食物蛋白过敏,难治性癫痫,胃肠吸收障碍,胰腺炎,脂肪酸代谢异常和肥胖、减脂手术等全营养配方食品。

3. 非全营养配方食品 含有的营养素单一,满足目标人群部分营养需求,不能作为单一营养来源。该产品应按照患者个体医学状况,与其他食品配合食用。我国标准中非营养配方食品包括营养素组件、电解质配方、增稠组件、流质配方和氨基酸代谢障碍配方等。

五、新食品原料

食物是人类赖以生存的必要条件,全球食物匮乏仍是亟待解决的问题,为了获取充足食物,必须开发和利用新资源食物。现代食品工业迅速发展,人民物质需求日益增长,为了从根本上保障国家食物供给,开发和利用新资源食物势在必行。

(一)概述

新食品原料是指在我国无传统食用习惯的符合食品基本属性的物品,包括以下几种:

① 在我国无食用习惯的动物、植物和微生物；② 从动物、植物、微生物中分离的我国无食用习惯的成分；③ 因采用新工艺生产导致原有结构发生改变的食品成分；④ 其他新研制的食品原料。新食品原料应当具有食品原料的特性，同时应具有营养性、系统性、再生性、地域性、周期性、有限性、增值性、发展性等特性。

（二）我国目前已公告的新食品原料

2013 年国家卫生和计划生育委员会发布《新食品原料安全性审查管理办法》，进一步规范了新食品原料安全性评估材料的审查工作。至 2022 年我国已批准的新食品原料共计 224 种，分为九类，包括中草药和其他植物、果品类、茶类、菌藻类、畜禽类、海产品类、昆虫爬虫类、矿物质与微量元素类以及其他类等。随着我国新食品原料的法规管理日益完善，食品工业的快速崛起，新食品原料的市场将更加广阔。

思政知识链接

把高营养"装"进种子里的学者张春义——强化坚持不懈的匠心精神

张春义（1968—），无党派人士，研究员，博士生导师，现任中国农业科学院研究所副所长，长期从事植物微量营养素代谢与调控机理研究，针对中国人群尤其是贫困人口的微量营养素缺乏问题，开展作物营养强化方面的相关研究并取得了重要成果。自 2004 年以来，张春义带领团队，围绕水稻、玉米、小麦、甘薯、马铃薯等粮食作物和番茄、黄瓜等蔬菜作物，将传统育种技术、分子育种技术与营养科学相结合，筛选、培育出多种富含铁、锌、叶酸等微量营养素的营养强化作物品种。为减少和预防全球尤其是发展中国家（贫困人口）普遍存在的人体营养不良和微量营养元素缺乏问题做出重要贡献。

（宋志秀　邵莉）

第五章　人群营养与膳食

人的一生分为多个阶段,也是一个连续的过程,不同阶段的人群具有不同的生理特点和代谢特点,对营养物质的需求也会有明显的差异。本章主要介绍人不同生命阶段(婴幼儿、学龄前儿童、学龄儿童、青少年、孕妇、乳母和老年人)的生理特点及营养需求。

第一节　孕妇营养

妊娠期和哺乳期是生命早期 1 000 天的起始阶段,营养的需求作为重要的环境因素,可对母子双方短期和长期的健康产生非常重要的影响。因为在这两段时期的营养,不仅要满足胎儿生长发育、母体乳腺和子宫等生殖器官的变化需要,还要为产后乳汁的分泌等提供必要的储备。摄入足量而全面的营养,才能预防可能出现的母、胎及婴幼儿营养缺乏及一些并发症。因此,妊娠期及哺乳期妇女的膳食需要在成年非孕妇女的基础上进行调整,以适应胎儿生长速率的变化及母体生理和代谢的变化。

孕妇是处于妊娠特定生理状态下的人群,妊娠期的合理营养不但可以保障胎儿的生长发育需要,而且对于孕妇本身还能有助于预防妊娠期糖尿病、妊娠期贫血等妊娠期并发症,对母、胎健康均有着重大价值和重要意义。

一、妊娠期的生理特点

在妊娠期间,母体全身各系统会产生一系列的适应性变化,以适应和满足胎体在宫内生长发育的需求。主要表现在以下几个方面:

（一）内分泌系统

受精卵形成并安全着床后,人绒毛膜促性腺激素(hCG)分泌开始增多,血中浓度增加,在妊娠 8～9 周 hCG 分泌达到顶峰,10 周后水平下降,其主要生理作用为刺激母体黄体孕酮分泌及降低淋巴细胞活力,防止母体对胎儿的排斥反应。

此外,胎盘逐渐形成后可分泌雌激素、孕激素、人绒毛膜生长素（HCS）等。雌激素(包括雌酮、雌二醇和雌三醇)可刺激母体催乳素细胞的转化,为泌乳做准备,还可调节碳水化合物和脂类的代谢,促进母体骨骼的更新,还能促进母体乳房发育等。孕激素(主要为孕酮)可以松弛胃肠道平滑肌和子宫平滑肌,便于胚胎在子宫内着床,还可促进乳腺发育,抑制妊娠期乳汁分泌。HCS 被称为"妊娠期的生长素",在妊娠末期达到顶峰,主要是降低母体对葡萄糖的利用,促进胎儿对葡萄糖的利用,还能促进脂肪分解及促进蛋白质和DNA 的合成。

（二）血液系统

从妊娠 6～8 周开始,孕妇的血容量开始增加,至妊娠 32～34 周时到达顶峰,整个妊娠期血容量约增加 35%～40%。血容量的增加包括血浆的增加和红细胞数量的增多,但血浆量的增幅更大,会出现血液的相对稀释,因此孕妇较易出现生理性贫血。血液的相对稀释会导致红细胞计数、血红蛋白、血细胞比容、血浆蛋白含量等较非孕时明显下降。

增加的血容量可以满足增大的子宫对血容量的需求,也可保证在孕母不同体位的胎儿都可得到充足的血液供应,还可减轻分娩时失血对母亲产生的不利影响。

(三)消化系统

孕妇消化功能常常会有改变。受高雌激素水平的影响,孕妇易患牙龈炎和牙龈出血。孕激素分泌的增加可使胃肠道平滑肌张力下降、肠蠕动减慢、消化液分泌量减少、胃排空时间延长等,造成上腹部饱胀感、消化不良、胃反酸、便秘等反应,胃贲门括约肌的松弛、胃内容物反流至食道产生的烧灼感可产生反胃、恶心、呕吐等"早孕反应"。此外,妊娠期胆囊排空时间的延长及胆道平滑肌的松弛,可使胆汁稍黏稠、淤积,易发胆囊炎或胆石症。另直肠静脉压的升高,可使孕妇发生痔疮或加重原有的痔疮。

妊娠期消化时间虽然延长,但对某些营养素的吸收亦增强,例如对钙、铁、维生素 B_{12} 等,尤其在妊娠的后半程尤为明显。

(四)泌尿系统

在妊娠期间,因为孕妇的血容量和心排血量增加,流经肾脏的血流量和肾小球的滤过率也随之增加,且受体位影响,孕妇仰卧位时尿量增多,故而其夜尿较频。此外,母体和胎儿的代谢产物如尿素、尿酸、肌酸和肌酐等排泄亦随之而增多。孕妇肾小球滤过率虽增加,但其肾小管对于尿中的葡萄糖、氨基酸、水溶性维生素的重吸收能力并未相应增加,因此,部分孕妇餐后 15 分钟可能出现妊娠期生理性糖尿,尿中叶酸的排出量也显著增加。

(五)体重增加及体成分

妊娠期母体发生的最明显变化是体重,妊娠前 BMI 正常范围的孕妇,在整个妊娠期体重平均增加约 12.5 kg,妊娠期适宜的体重增加不仅可保证胎儿的生长发育,还对产后泌乳和母亲产后自身健康有着重要影响。

妊娠期体重的增加主要由两部分构成:一是妊娠的产物,如胎儿(约 3.5 kg)、胎盘(0.5 kg)和羊水(约 1.0 kg);二是母体组织的增长,如血液和细胞外液的增加、子宫和乳腺的增大以及母体为泌乳而储备的脂肪和其他营养物质。

妊娠期体重的增加可作为一项综合指标来评估孕期妇女的健康与营养状况。一般情况下,妊娠前体重或 BMI 在正常范围内的孕妇,其妊娠早期增重较少,妊娠中期和妊娠晚期增重幅度较大(每周增加 350～400 g)。若妊娠前较瘦或妊娠前 BMI 低于正常值的孕妇,其整个妊娠期体重增幅可更多一些。而妊娠前超重或肥胖者(即妊娠前 BMI 过高),整个妊娠期的体重增加要相对较少,否则,将导致妊娠并发症及不良妊娠结局的发生率升高。因此,孕期体重增长过多或过少都会对孕妇及胎儿造成不利影响。以 BMI 为指标,妊娠期适宜体重增长应有所不同。

整个妊娠期孕妇身体变化最大的部分是孕妇体内脂肪的增加,体重适宜增加的孕妇脂肪增加大约 3～4 kg,主要分布于腹部、背部和大腿等部位,绝大多数为皮下脂肪的增厚,必要的脂肪储备是为产后泌乳做好准备。若孕期体脂肪增加过多,一般会延续为产后肥胖,不利于母体产后体重的恢复,产后需在医生正确的指导下进行减重。妊娠前不同

BMI 妇女妊娠期的适宜体重增加范围见表 5-1。

表 5-1 妊娠期体重增长范围和妊娠中晚期周增重推荐值

妊娠前 BMI/(kg/m²)		总增重范围/kg	妊娠早期增重范围/kg	妊娠中晚期每周体重增长值及范围/kg
低体重	<18.5	11.0~16.0	0~2.0[a]	0.46(0.37~0.56)[b]
标准体重	18.5~23.9	8.0~14.0	0~2.0	0.37(0.26~0.48)
超重	24.0~27.9	7.0~11.0	0~2.0	0.30(0.22~0.37)
肥胖	≥28.0	5.0~9.0	0~2.0	0.22(0.15~0.30)

注:[a]表示妊娠早期增重 0~2 kg,[b]括号内数据为推荐范围

资料来源:中国营养学会团体标准《中国妇女妊娠期体重监测与评价》(T/CNSS 009-2021)

(六)基础代谢率

妊娠期间人体的基础代谢率(BMR)在妊娠早期略有下降,此期间胎儿生长发育速度相对缓慢,所需营养与妊娠前无太大差别;从妊娠中期开始胎儿生长发育逐渐加速,母体生殖器官的发育也相应加快,对营养的需要增大,故 BMR 也逐渐升高,至妊娠晚期可增高约 15%~20%,因此要合理增加各类食物及对应营养素的摄入。

二、妊娠期的营养需要

为了满足孕育的需要,妊娠期妇女对能量和多种营养素的需求均有所增加,由多样化食物组成的平衡膳食就尤为必要。

(一)能量

孕妇除了要维持、满足自身所需能量外,胎儿的生长发育、母体组织和胎盘的增长、母体蛋白质和脂肪的贮存、代谢的增加及体重的增加等均需额外的能量,因此,妊娠期妇女对于能量的需求要相对增加,但依然要保持能量摄入和消耗的平衡,超量的能量摄入并无益处。

《中国居民膳食营养素参考摄入量(DRIs)》推荐:妊娠期膳食能量需要(EER,轻体力活动水平)妊娠早期(≤妊娠 13 周)不增加,妊娠中期(妊娠 13 周~28+7 周)应在非孕妇女能量 EER 基础上每日增加能量 300 kcal,妊娠晚期(>妊娠 29 周)应在非孕妇女能量 EER 基础上每日增加能量 450 kcal。

由于孕妇所在地区、气候、生活习惯、身体活动水平、孕前体重、体成分等均不同,为保证能量供给平衡,最佳方法就是定期监测体重和控制适宜的妊娠期体重增长。能量摄入不足或过多都不利于孕妇和胎儿的健康。在排除了病理原因的情况下,若孕妇连续的体重增长偏离正常范围,要考虑调整其膳食的能量摄入和体力活动水平。

(二)宏量营养素

1. 蛋白质 数量充足的蛋白质是满足孕妇自身及胎儿生长发育所必需的,孕妇的蛋白质代谢应为正氮平衡。足月胎儿体内含蛋白质 400~800 g,外加胎盘及孕妇自身相关

组织增长的需求,总共约需蛋白质 900 g,这些蛋白质需从食物中获得。在妊娠早期,母体储备蛋白质的速度加快并不明显。从妊娠中期开始,随着妊娠的进展储备速度加快,中国营养学会建议和推荐的妊娠期蛋白质 RNI 增加量是:妊娠早期不增加,妊娠中期开始增加 15g/d,妊娠晚期开始增加 30g/d。此外,还要保证妊娠期膳食中的优质蛋白质至少占蛋白质总量的 1/3 以上,鱼、禽、瘦肉、蛋、奶及豆制品均为膳食中优质蛋白质的主要来源。

已有大量研究证实,妊娠期若蛋白质—能量营养不良可直接影响胎儿的体格和神经系统的发育,导致早产、胎儿生长受限、低出生体重儿等。"健康与疾病的发育起源"理论(即 DOHaD 理论)认为早产儿、低出生体重儿成年后发生向心性肥胖、胰岛素抵抗、2 型糖尿病、代谢综合征、心脑血管疾病的风险显著增加。

2. 脂类 脂类是人类膳食能量的重要来源。妊娠期孕妇平均脂肪积累为 2~4 kg,为产后泌乳储备能量。胎儿储备的脂肪占其出生体重的 5%~15%,脂类中的磷脂及中、长链多不饱和脂肪酸、固醇类等对胎儿脑和视网膜的发育有重要作用。

孕妇膳食中要有适量的脂肪,尤其 n-3 系和 n-6 系多不饱和脂肪酸可保证胎儿器官的迅速生长和孕妇自身的需要。孕妇的血脂水平较非妊娠期略升高,故脂肪的摄入总量不宜过多,中国营养学会推荐妊娠期膳食脂肪的供能比为 20%~30%,其中亚油酸要达到总量的 4%,α—亚麻酸要达到总能量的 0.6%,孕妇可选用富含不饱和脂肪酸的食物,如禽肉类、水产品及食用植物油等。

花生四烯酸(AA)、二十二碳六烯酸(DHA)是人类大脑和视网膜的重要组成成分,对智力和视力发育至关重要,人脑中的 AA 和 DHA 大多是在胎儿期后半程和出生后数月迅速积累的,故在妊娠晚期建议孕妇每周可食用 2~3 次富含 DHA 的海产鱼虾类,至少 1 次海鱼类,若无食用条件也可用富含 DHA 的鱼油或藻油类营养补充剂进行补充。

3. 碳水化合物

碳水化合物是能量的主要来源之一。当碳水化合物摄入不足时,机体需要动用身体脂肪供能,大量脂肪酸在肝脏代谢产生酮体,酮体生成量超过机体氧化能力可使血液中酮体升高,称为酮症酸中毒,血液中过高的酮体可通过胎盘进入胎儿体内,损伤胎儿大脑和神经系统的发育。这种情况往往发生在妊娠早期,因部分孕妇有严重的早孕反应无法顺利进食从而产生,因此《中国居民膳食营养素参考摄入量表 DRIs》建议应保证每日摄入不低于 130g 的碳水化合物,若无法通过饮食达到这一最低需要量,应去医院进行肠外营养支持治疗。

(三)微量营养素

1. 矿物质 总体来讲,孕妇在妊娠期对矿物质的需求量是增加的,较容易缺乏的矿物质主要是钙、铁、锌、碘等。

(1)钙 钙主要在妊娠中期和晚期逐渐沉积在胎儿的骨骼和牙齿中,因此在妊娠期间孕妇体内对钙的代谢会产生适应性变化,可从日常饮食或钙补充剂里增加钙的吸收来适应这种钙需求的增加。若妊娠期钙摄入轻度缺乏,母体会动员自身骨骼中的钙来维持血钙浓度,满足胎儿骨骼等生长发育的需求;若钙摄入严重不足,一方面可导致胎儿骨、牙齿发育不良发生先天性佝偻病,另一方面孕妇可发生小腿痉挛或手足抽搐,严重时导致骨质软化症,同时也增加发生妊娠期高血压疾病的危险。增加奶和奶制品的摄入是补钙的最佳选择,从妊娠中期开始,每天饮奶量可达 500 g;此外还可通过摄入豆制品、虾皮、芝麻及钙补充剂等来补钙。中国营养学会建议妊娠期膳食钙 RNI 为:妊娠早期 800 mg/d(同正常成年女性标准),妊娠中、晚期 1 000 mg/d。

(2)铁　伴随着妊娠的进展,孕妇的血容量和红细胞数量逐渐增加,但血容量增幅大于红细胞的增幅,会出现妊娠期生理性贫血;胎儿需要储存铁以备生后 4~6 个月内的需求,故妊娠中、晚期妇女对于铁的需求量增加。而且母体内还要储备一定数量的铁,以备分娩时失血的铁损失。妊娠期的铁缺乏会对母体和胎儿的健康产生诸多不良影响:母亲易患缺铁性贫血、妊娠期体重增长不足、抵抗力下降并发的产褥期感染、产后大出血、心力衰竭等;胎儿的铁储备不足,会增加早产、低出生体重及儿童期认知障碍等风险。中国营养学会建议妊娠期膳食铁 RNI 为:孕早期 20 mg/d,孕中期 24 mg/d,孕晚期 29 mg/d。每周食用 1~2 次的动物肝脏或动物血,每天食用瘦肉等含铁丰富的食物,必要时可在医生指导下服用铁剂,补充铁剂时应注意避免过量。

(3)锌　妊娠期的生理变化使孕妇对锌的吸收率有所增加,但孕妇血浆锌浓度通常从妊娠早期开始下降,于妊娠晚期达最低点,比非妊娠妇女降低约 35%,故在妊娠期应增加锌的摄入量。摄入充足量的锌也有利于胎儿发育和预防先天性缺陷。中国营养学会建议妊娠期膳食锌的 RNI 值为 9.5 mg/d,较非孕期妇女增加 2 mg/d。

(4)碘　妊娠期新陈代谢增强,甲状腺素合成增加,对碘的需求量也显著增加。碘缺乏可导致甲状腺素合成不足,严重损害胎儿脑和智力的发育。妊娠期如果碘缺乏,轻者可以导致胎儿大脑发育落后、反应迟钝、智力低下,严重者可导致先天性克汀病症状表现,为非可逆性终身损害。中国营养学会建议在非孕期基础上再增加 110 μg/d,RNI 值达到 230 μg/d。孕妇应坚持日常食用加碘盐,此外还应常吃含碘丰富的海产食物如紫菜、海带、海藻等,孕妇可通过定期测尿碘值来监测。

2. 维生素　因为孕妇要同时承担自身与胎儿发育代谢所需的维生素量,故女性在妊娠期对各种维生素的需求较非孕期有所增加。

(1)维生素 A　若妊娠期维生素 A 缺乏,可导致胎儿宫内发育迟缓、低出生体重及早产;但维生素 A 属于脂溶性维生素,若摄入过量容易在体内蓄积而引起中毒,对母体不利,还可能导致胎儿先天畸形和流产。中国营养学会建议妊娠期膳食维生素 A 的 RNI 为:孕早期 700μg RAE/d,孕中、晚期 770μg RAE/d,UL 为 3 000μg RAE/d。

(2)维生素 D　妊娠期妇女对维生素 D 的需要量增加,缺乏可导致胎儿骨骼和牙釉质发育不良,并导致新生儿手足抽搐、低钙血症以及母体骨质软化症的发生,但补充过量的维生素 D 可导致中毒。中国营养学会建议妊娠期维生素 D 的 RNI 为 10 μg/d,UL 为 50 μg/d。由于富含维生素 D 的食物有限,孕妇可通过每日进行 20~30 分钟(冬春季)/10 分钟(夏季)户外活动使面部或双上臂暴露于阳光下,在皮下合成维生素 D。

(3)B 族维生素　维生素 B_1 缺乏所致的胃肠道功能障碍可加重妊娠早期的早孕反应,而早孕反应所致的摄食减少又易引起维生素 B_1 的缺乏,进一步加重早孕反应。虽然母体可能没有明显的临床表现,但胎儿出生后却可出现先天性脚气病。中国营养学会建议妊娠期妇女膳食维生素 B_1 的 RNI 在妊娠早、中、晚期分别为 1.2 mg/d、1.4 mg/d、1.5 mg/d。粗加工的粮谷类、瘦肉、动物内脏、豆类及坚果是维生素 B_1 的良好来源。

妊娠期维生素 B_2 的缺乏可影响能量代谢,导致胎儿生长发育迟缓。建议妊娠期妇女膳食维生素 B_2 的 RNI 在妊娠早、中、晚期分别为 1.2 mg/d、1.4 mg/d、1.5 mg/d。可多食用动物内脏、蛋类、奶类和各种肉类,谷类、水果和蔬菜中也有一定含量的维生素 B_2。

维生素 B_6 食物来源广泛,若缺乏常伴有其他多种维生素的缺乏,往往见于膳食整体摄入不足。维生素 B_6 的食物来源主要为肉类和内脏,推荐妊娠期妇女维生素 B_6 的供给量有所增加,为 2.0 mg/d。

妊娠期妇女若缺乏维生素 B_{12} 会发生巨幼红细胞贫血,亦会导致胎儿的神经系统受损。成人维生素 B_{12} 需要量极少,体内储存 $2\sim4$ mg,膳食无补充仍可满足约 6 年。中国营养学会建议妊娠期妇女维生素 B_{12} 的 RNI 为 2.9 mg/d。

妊娠早期的叶酸缺乏是导致胎儿脑和神经管发育畸形、死胎、流产的重要原因。育龄妇女需从备孕期(妊娠前 3 个月)开始每日补充 400 μg 叶酸补充剂,妊娠期叶酸的 RNI 值需增加至 600 μgDFE/d,UL 为 1 000 μgE/d。富含叶酸的食物主要为动物肝脏、蛋类、豆类、酵母、绿叶蔬菜、水果及坚果等等,但食物叶酸的生物利用率仅为叶酸补充剂的 50%,因此每日摄入 400 μg 的叶酸补充剂或叶酸强化食物效果更佳。妊娠期继续每天补充叶酸 400 μg 可满足机体需要。

三、孕妇的合理膳食

孕妇的合理膳食需要在一般人群膳食指南基础上增加六条核心推荐:① 调整孕前体重至正常范围,保证孕期体重适宜增长。② 常吃含铁丰富的食物,选用碘盐,合理补充叶酸和维生素 D。③ 孕吐严重者,可少量多餐,保证摄入含必需量碳水化合物的食物。④ 孕中、晚期适量增加奶、鱼、禽、蛋、瘦肉的摄入。⑤ 经常户外活动,禁烟酒,保持健康生活方式。⑥ 愉快孕育新生命,积极准备母乳喂养。此外,还需根据妊娠早、中、晚期可能存在的营养问题进行针对性的解决,并且根据妊娠期妇女的膳食指南进行调整。

(一)妊娠早期的营养问题和膳食要求

1. 营养问题　妊娠早期主要是部分孕妇会出现不同程度的早孕反应,症状绝大多数在妊娠 12 周左右消失,极少数孕妇会出现妊娠剧吐而致完全不能进食,甚至可能出现体液失衡和新陈代谢紊乱等现象。

2. 膳食要求　不必过分强调平衡膳食,选择清淡适口易消化的食物,可少食多餐、想吃就吃,尽量保证一定量富含碳水化合物的谷薯类。还可给予维生素 B_6 口服以缓解恶心、呕吐等症状。完全不能进食者要去医院及时给予肠外营养补充能量,以避免脂肪分解产生酮体带来的不良影响。

(二)妊娠中、晚期的营养问题和膳食要求

1. 营养问题　从妊娠中期开始,随着胎儿生长发育速度的加快,孕妇食欲的好转和母体自身开始加速储存脂肪、蛋白质,孕妇对能量及各类营养素的需求显著增加,若补充不及时可导致缺钙、缺铁等带来的症状越发明显,此时种类齐全、数量足够的食物所提供的充足能量和合理的营养结构十分重要。

2. 膳食要求　孕期合理的营养摄入既可以保证孕期的营养需要,还可以提高婴儿出生后对辅食的接受度,对其良好、多样化膳食结构的建立更有帮助。

(1)保证平衡的膳食营养结构　适量增加动物性食物(如鱼、禽、蛋、瘦肉等)以提供充足的优质蛋白质;深海鱼类富含较多的 DHA,对胎儿大脑和视网膜发育有益,每周最好食用 2~3 次海产鱼,还可补充碘以预防克汀病;适量摄入坚果,以供给脂溶性维生素和必需脂肪酸;多摄入新鲜的蔬果,既可保证维生素和矿物质的供给,还可防止孕期便秘;予以充足的谷类和豆类以提供能量;控制食盐的摄入,以避免加重妊娠晚期的浮肿。

(2)常吃含铁丰富的食物 主要是注重食物中血红素铁的摄入,可多食用瘦肉类、肝脏、动物血;维生素 C 也可促进铁的吸收,应多摄入维生素 C 含量丰富的蔬菜和水果,如绿叶蔬菜、西红柿、鲜枣、橙、草莓等;从妊娠中期开始,保证每天摄入适宜数量的动物性食物,每天增加 20~50 g 红肉,每周吃 1~2 次动物内脏或动物血。

(3)钙的补充不可忽视 妊娠晚期钙需要量明显增加,而中国传统饮食结构通常会缺乏乳类的摄入,致使一部分孕妇产后骨密度比同龄非孕女性明显下降。因此,需要从妊娠中期开始,每日保证至少 250~500 g 乳类或乳制品的摄入,到妊娠晚期时,如果仍出现骨密度的异常,可每日加服 600 mg 的钙补充剂。

(4)关注体重的适宜增长和适量的身体活动 孕期体重的监测管理越来越受到重视,体重增加较多会增加难产、产伤、大于胎龄儿、妊娠期糖尿病等风险,增长不足又与胎儿生长受限、早产儿、低出生体重等不良妊娠结局有关。因此,从妊娠中期开始应尽量每周在固定时间、固定方式称量和记录体重,可根据体重的增减来调整食物的摄入量。

在妊娠期若无医学禁忌,多数活动和运动是安全的。尽量保证在妊娠中、晚期每天进行 30 分钟中等强度的身体活动(包括快走、游泳、孕妇瑜伽、跳舞、各种家务劳动等),使运动后的心率达到最大心率(最大心率=220-年龄)的 50%~70% 即可,循序渐进,量力而行。

此外,整个孕期都要戒烟、禁酒。因为烟草中的有害物质影响胎儿的生长发育,还可导致胎儿脑、心脏发育不全及唇腭裂等先天缺陷。孕妇饮酒会使胎儿酒精中毒,表现为低体重、智力低下、心脏及四肢畸形、中枢发育异常等,还会导致儿童期的多动症等疾病。

科学知识链接

生命早期 1000 天

众所周知,人类生命的孕育是宝贵而艰难的,人类的整个孕期大约是 280 天,出生前一年加生后第一年分别是两个 365 天,加一起应该是 1 010 天,从时间上来说,我们称为生命早期 1 000 天。囊括了从生命起源到基本功能健全整个过程的这 1 000 天里,离不开各类营养素的摄入,这是整个生命从起源到发生发展的基础。食物中的大部分营养素是通过母亲的血液传输给胎儿或各类营养素在胎儿出生后通过胃肠道经过消化、吸收、代谢后才能发挥其作用的。如果在此过程中出现了一点偏差,再经过之后在细胞复制过程中 DNA 的不断复制,偏差会越来越大,这种偏差历经几十年的累积,最终会以一个或若干个明显的缺陷(即疾病的形式)显现出来,这些疾病不是感染性疾病,往往都是表现为成年期的慢性代谢性疾病,比如糖尿病、心血管疾病、脑血管疾病、免疫性疾病、癌症等。

因此,在怀孕期间需要尽可能地保障孕妇的营养摄入,孩子在出生后也尽可能地坚持纯母乳喂养至少半年,当然在条件允许的情况下可以坚持1~2年,使孩子的进食过程与其消化、吸收、代谢基本相符,这样在整个营养的消化吸收过程中出现的所谓代谢废物就少,进而使其影响 DNA 转录的可疑因素减少,那么 DNA 在这 1 000 天内的复制偏差就小,可以对成年期的健康起到很好的根本性支持作用。人最宝贵的是生命,生命对每个人来说只有一次。因此生命早期 1 000 天的营养对于保障人类的繁衍与延续、健康与幸福都发挥着它不可取代的重要作用。

第二节　乳母营养

哺乳期是胎儿娩出后产妇用自身乳汁哺育婴儿的时期,此期为孩子的生长发育奠定了一生的基础。在整个哺乳期,乳母既需要分泌乳汁来喂哺婴儿,还要逐步补充妊娠期及分娩时损耗的营养素,以促进身体机能的恢复,因此比妊娠期还需要更多的营养。

一、乳母的生理特点

乳母在哺乳期的重要工作之一为哺乳,分娩后母体孕酮水平下降、催乳素水平升高可导致乳汁的分泌,乳量的多少和乳汁中营养素的含量还受乳母营养状况的直接影响。母乳是婴儿生长发育的最理想食物,哺乳还有利于母体生殖器官及身体功能的恢复。

母乳分三期,即初乳、过渡乳和成熟乳。产后第 1 周分泌的乳汁称初乳,质稠、淡黄色,富含分泌型免疫球蛋白 A 和乳铁蛋白,乳糖和脂肪少,容易消化。产后第 2 周分泌的乳汁称过渡乳,其中的乳糖和脂肪含量逐渐增多。第 2 周后的乳汁称成熟乳,乳白色,富含蛋白质、乳糖、脂肪等多种营养素。其中初乳由于富含营养和免疫活性物质,有助于新生儿的生长,并为其提供免疫保护,对新生儿的生长发育和抵抗力都十分重要,因此被誉为"液态黄金"。所以在母亲分娩后,应尽早开奶,让婴儿吸吮乳头,获得初乳;并且婴儿的吸吮还有利于进一步刺激泌乳,增加乳汁分泌。

二、乳母的营养需要

乳母的营养状况好坏将直接影响乳汁的营养素含量,从而影响婴儿健康状况,乳母膳食蛋白质质量差、摄入量严重不足时,将会影响乳汁中蛋白质的含量和组成,乳汁中脂肪酸、磷脂、脂溶性维生素含量也都受乳母膳食营养素摄入量的影响。因此乳母在哺乳期营养需求的特点在于要保证乳汁的正常分泌以及维持乳汁的质量恒定。此外,乳母的睡眠、心理和情绪状态也会影响乳汁的分泌。

（一）能量

哺乳期乳母的基础代谢会升高,自身活动需要消耗能量,分泌乳汁也要额外耗能。虽然乳母在妊娠期储备了一些脂肪用于补充部分能量,但由于乳母膳食摄入的能量只有 80% 可转化为乳汁能量等原因,中国营养学会推荐乳母每日能量需要量 EER 比同等体力劳动非孕妇女增加 500 kcal。

衡量乳母摄入能量是否充足一般以泌乳量与母亲体重为依据。泌乳量少是乳母营养不良的一个特征表现，可依据婴儿体重的增长情况作为判断泌乳量是否充足的指标；此外，当乳母的能量摄入适宜，其分泌的乳汁量既可满足婴儿所需，又可使母亲逐渐恢复至孕前体重。

（二）宏量营养素

1. 蛋白质 影响乳汁分泌及其质量的主要因素是乳母膳食中蛋白质的数量和质量。若其膳食中的蛋白质质差且量少，乳汁的分泌会受到极大的影响，并且会动员乳母自身的组织蛋白以维持乳汁中蛋白质含量的恒定。膳食中蛋白质转变成乳汁蛋白质的转换有效率仅为70%左右，若膳食中的蛋白质以非优质蛋白质为主，其转换率会更低。我国居民的膳食结构是以植物性食物为主，其蛋白质的生物价不高，故建议乳母在哺乳期要多吃瘦肉、乳类、蛋类、豆类及豆制品等优质蛋白质。中国营养学会建议乳母蛋白质的 RNI 为在非妊娠妇女基础上每日增加 25g，即 80g/d，以保证乳汁中蛋白质的质与量。

2. 脂肪 乳汁提供给婴儿的能量构成中以脂肪的产能最高，并且脂溶性维生素的吸收和婴儿脑、中枢神经组织的发育都离不开脂肪，必需脂肪酸还具有促进乳汁分泌等作用，因此乳母的膳食应含有适量的脂肪，尤其是多不饱和脂肪酸。我国营养学会推荐乳母每日膳食中脂肪供给量应占总热能的 20%～30%。

3. 碳水化合物 碳水化合物是膳食中主要的能量供给，乳母哺乳期的能量需求增加，碳水化合物的摄入也相应地增加。

（三）微量营养素

1. 矿物质 母乳中的矿物质（钙、磷、镁、钾、钠）含量较稳定，一般不受膳食摄入量的影响。建议乳母钙摄入的 RNI 是 1 000 mg/d，乳母应选择含钙丰富的食物，还可用钙补充剂。若膳食中钙含量不足或不能有效吸收，乳母将会动用自身骨钙的储备以满足乳汁中钙含量的稳定，使体内出现负钙平衡，也会引发母体出现一系列的缺钙症状（如骨质疏松、骨质软化等）。因此哺乳期保证充足的钙摄入对保障乳母自身健康十分必要。

乳母血液中的铁很难通过乳腺进入乳汁中，故母乳中铁的含量极少，因此乳母通过乳汁损失的铁极少。但是母体需要补充在妊娠期和分娩时由于失血而造成的铁损失，所以乳母依然要注意膳食中铁的补充，预防乳母缺铁性贫血，中国营养学会建议乳母铁的 RNI 为 24 mg/d。

乳汁中碘和锌的含量与婴儿神经系统的发育和免疫功能关系密切，受乳母膳食的影响较大，都较非妊娠期有所增加。中国营养学会建议乳母碘和锌的 RNI 分别为 240 μg/d 和 12 mg/d。

2. 维生素 维生素 A 是可以少量通过乳腺进入乳汁中的，尤其初乳中含量丰富，成熟乳中维生素 A 含量会逐渐下降。膳食中的维生素 A 转移到乳汁中有一定的限度，超过就不继续按比例增加了。建议乳母维生素 A 的 RNI 为 1 300 μg RAE/d，膳食多选用动物内脏、红肉类、红黄色或深绿色蔬菜。

维生素 D 可以促进钙的吸收，但几乎不能通过乳腺，因此乳汁中的维生素 D 含量无法满足婴儿需要，所以在婴儿出生后要通过户外活动或喂食鱼肝油等补充。中国营养学会推荐的乳母维生素 D 的 RNI 为 10 μg/d。

大多数水溶性维生素均可通过乳腺进入乳汁中，乳腺还可调控其含量，到达一定水平后不再增高。中国营养学会推荐的乳母维生素 B_1、维生素 B_2、烟酸和维生素 C 的 RNI 分别为 1.5 mg/d、1.5 mg/d、15 mg/d 和 150 mg/d，较非妊娠期均有增加。水溶性维生素食物来源广泛，可通过食用粗粮、豆类、瘦肉、内脏、新鲜蔬果等途径补充。

（四）水分

乳母乳汁的分泌还与摄水量密切相关，水分摄入不足会直接导致乳汁分泌的减少。每日乳母应比非妊娠期女性多摄入约 1 L 水，可通过水、流质膳食或汤水类来增加摄入。

三、乳母的合理膳食

乳母的膳食是需要兼顾数量充足、品种丰富、营养全面的膳食，既要保证婴儿和乳母的营养需求，还要通过乳汁的口感和气味，来影响婴儿对辅食的接受度和今后多样化膳食结构的建立。因此，乳母的膳食指南也要在一般人群指南基础上增加五条核心推荐：① 产褥期食物多样不过量，坚持整个哺乳期营养均衡；② 适量增加富含优质蛋白质及维生素 A 的动物性食物和海产品，选用碘盐，合理补充维生素 D；③ 家庭支持，愉悦心情，充足睡眠，坚持母乳喂养；④ 增加身体运动，促进产后恢复健康体重；⑤ 多喝汤和水，限制浓茶和咖啡，忌烟酒。

（一）产褥期的营养问题和膳食安排

1. 营养问题 产褥期指从胎儿、胎盘娩出至产妇全身器官恢复（除乳腺外）或接近正常孕前状态的一段时间，一般是 6 周。产褥期膳食通常被老百姓称为"月子餐"。中国传统"月子餐"有重荤轻素的弊端，尤其在产后前几日给产妇进食大量油腻的膳食会增加消化负担。产褥期产妇常饮的汤水如鸡汤、鱼汤、排骨汤等荤汤因为味道鲜美、刺激胃液分泌等特点会使产妇喝汤水多过吃汤里的肉类，这样可能会因为过多地吃下溶于汤里的"隐形脂肪"而造成能量失衡，再加上中国传统坐月子风俗会限制产褥期乳母的活动，因此易导致体重超标等现象。

2. 膳食安排 产妇在正常自然分娩后往往身体疲惫且肠胃功能较差，若无特殊情况可选择较清淡、稀软、温热、易消化的流食或半流食，如藕粉、牛奶、稀饭、汤面、馄饨、蛋羹及煮烂的肉菜，之后便可过渡到正常膳食。分娩时有会阴撕裂伤者，可先给予无渣膳食一周左右再给予正常膳食。剖宫产术后的产妇约 24 小时胃肠功能恢复，应先给予术后流食 1 天，但忌用诸如牛奶、豆浆、含大量蔗糖的易胀气食品，身体情况好转后再给予半流食 1~2 天，再转为普通膳食。

产褥期膳食应注重优质蛋白质和铁的补充，多饮汤水，多食富含膳食纤维的果蔬，餐次可每日 4~5 次。鸡蛋、小米、芝麻、红糖等中国传统月子餐常用的食物都有营养丰富、可自由搭配等优势，但食用时应注意不要过量。产褥期产妇应多饮汤水，荤汤、素汤皆可选，可以很好地改善食欲、帮助消化、促进乳汁的分泌。

（二）哺乳期的合理膳食

（1）食物种类要齐全，数量要适度增加，不偏食挑食，保证能够摄入全面而足量的营养素。

（2）多选择富含优质蛋白质的动物性食物和豆类食物，保证优质蛋白质超过1/3。多选择富含维生素 A 的食物以提高乳汁中维生素 A 的含量。

（3）整个哺乳期要注重钙的补充，多食含钙丰富的食品，包括乳及乳制品（如牛奶、酸奶、奶粉、奶酪等）、小鱼、小虾米（皮）、深绿色蔬菜、豆类等。

（4）为预防缺铁性贫血，以及补充分娩时的损失，多摄入动物的肝脏、血、红肉类、鱼类等。

（5）增加新鲜水果、蔬菜的摄入，有利于补充维生素、矿物质和膳食纤维的摄入，还能促进食欲、防止便秘，并促进乳汁的分泌。

（6）烹调方法多采用煮、煨、炖等，少用油炸，少吃腌制食物和刺激性强的食物，肉汤、鱼汤类食用时既要吃肉又要喝汤，不宜超量。

科学知识链接

"坐月子"的大数据时代

"坐月子"在我国是一项久远的、传统的习俗，是指从胎儿、胎盘娩出后到产妇机体和生殖器官恢复至孕前状态的一段时期，医学上称为产褥期，而民间俗称"坐月子"。但是民间流传的有关"坐月子"的部分"旧"习俗已然不适合当今现代社会的发展和需求了，包括生活习惯和膳食习惯方面等问题。身处信息网络时代的青年人要学会从海量的新、旧信息中进行科学的"淘洗"，摒弃一些旧陋习、伪陋习，真正使"坐月子"成为女性调养体质的关键时期。

在中国传统"坐月子"的膳食习俗中，大多是盲目进补，不会考虑产妇自身的身体状况搭配营养，很容易在产褥期和哺乳期就导致身材走样，从而影响乳母的健康。这些传统的膳食习俗如摄入大量的肉类和蛋类、不吃或少吃蔬菜和水果、不能吃凉的食物、饭菜中不可以加任何除食盐以外的调味品等，不仅会造成能量和脂肪的过多摄入，同时也容易造成微量营养素的严重不足。此外"坐月子"期满后马上恢复至一般的膳食，非常不利于乳母获得充足的营养以持续进行母乳喂养。所以，应对产褥期（"坐月子"）乳母的营养和健康新问题应更加积极。

如果由于条件限制无法去医院寻求专业营养师的帮助，乳母及家属可利用当今发达的互联网资讯和信息传输，尤其随着自媒体时代的高速发展，现在人们可以更加方便地运用各类大数据平台、移动端各类营养 APP 等制定科学"坐月子"的实时信息推送等，而无须拘泥于传统的宣教模式。据统计，现在手机用户端有关月子餐的第三方应用程序多达几十种，孕妇及家属筛选后可以有多种选择。与时俱进地去应用大数据技术，使其真正在社会发展过程中对人们新思想的建立和新思维的改变带来积极正面的影响。

第三节　婴幼儿的营养与膳食

婴儿期是从出生到满1周岁，幼儿期是从 1 岁～2 岁，婴幼儿时期的生长发育迅速，是人体生长发育的重要时期。生命早期的营养和喂养对婴幼儿体格生长、智力发育、免疫功能完善等近期及后续健康持续产生至关重要的影响。婴幼儿阶段是经历母体子宫生活到母体外自然世界生活的过渡期,也是从完全依赖母乳营养过渡到母乳外食物营养的关键时期。

一、婴幼儿的生理特点

(一)生长发育迅速

人在婴儿期的体格发育速度是最快的,尤其是出生后的前 6 个月,满 1 周岁时,体重可增加至出生时的 3 倍,身长则增加至出生时的 1.5 倍,头围也从出生时的平均 34 cm 增至 46 cm。婴儿时期脑部发育迅速,是大脑和智力发育的关键时期,1 周岁龄时脑重可接近成人的 2/3。1 周岁时头围和胸围基本相等,称为胸围交叉,而胸围反映了胸廓的发育。上臂围则代表了上臂肌肉、骨骼、皮下脂肪的发育情况。

幼儿期的生长发育速度虽不及婴儿期,但与成人期比较仍非常旺盛。幼儿期的智能发育较快,语言和思维能力迅速增强。

(二)消化和吸收不完善

婴儿期的消化系统仍处于发育阶段,消化道黏膜脆弱,胃容量小,各类消化酶分泌不足,适合母乳喂养。随着月龄的增加,消化系统功能和消化酶类分泌渐渐成熟,可开始添加母乳外的辅食。幼儿期消化功能仍不完善,若喂养不当,仍容易出现消化功能紊乱等表现,如呕吐、腹泻、过敏等症状。

婴幼儿口腔黏膜柔软,易受损伤,故应避免过于粗糙、坚硬、过热及刺激性食物,以免损伤其口腔黏膜。乳牙在 6~8 个月左右开始萌出,咀嚼食物的能力弱。婴幼儿胃呈水平位,容量小,胃蠕动差,幽门括约肌较贲门括约肌发育良好,因而易引起幽门痉挛,出现溢乳及呕吐。胰腺发育尚不成熟,分泌的各类消化酶活力低,尤其是胰淀粉酶,5~6 个月以下婴儿只能分泌少量的胰淀粉酶,因此婴儿期不能过早添加淀粉类食物。婴幼儿肝功能较差,使胆汁分泌较少,脂肪的消化吸收也受影响。婴幼儿肠壁黏膜发育良好,吸收能力好,肠蠕动虽然较成人差,但可使食物在肠腔内通过时间较长,有利于消化吸收。但婴幼儿肠壁肌肉比较薄弱,肠壁屏障功能差,容易发生功能性紊乱,可通过观察其粪便情况来了解消化道功能。

(三)免疫系统较弱

婴幼儿出生后来自母体的被动免疫逐渐消失,自身免疫系统尚未成熟,容易罹患传染性和感染性疾病,在婴幼儿期应有计划地接受相关疫苗的预防接种,以期获得免疫防护。

二、婴幼儿的营养需要

婴幼儿生长发育迅速,身体活动量大,代谢旺盛,对能量和各类营养素尤其蛋白质的需求较其他阶段儿童更高,同时因为各系统生理功能、语言和智力发育趋于成熟但未完善,对营养素的缺乏十分敏感,所以,合理的营养是保障婴幼儿健康发育的必要条件和物质基础。

（一）能量

婴幼儿的能量需要包括基础代谢（约占总能量的60%）、食物特殊动力作用、体力活动、生长发育（约占总能量的25%～30%）及排泄消耗五部分。其中生长发育所需的能量需求是特有的，维持能量的出入平衡是婴幼儿健康成长的基础。婴幼儿个体发育差异较大，可根据婴幼儿体重的增长状况来判断能量的供给是否适宜。

（二）宏量营养素

1. 蛋白质　蛋白质是婴幼儿代谢和各组织、器官生长发育的重要原料，供给不足会导致婴幼儿生长发育迟缓、肝功能障碍、消瘦、水肿、贫血等症状，供给过多则可能引起便秘、肠胃疾病、口臭等表现。

母乳中蛋白质的氨基酸模式是婴儿最理想和最需要的模式，其中蛋白质和必需氨基酸的含量和构成适宜，可以减轻肝、肾的负担。牛奶中蛋白质含量较母乳多，但是牛奶中酪蛋白所占比例高、分子更大，不利于婴儿的吸收，因此不建议1岁以内的婴儿直接食用。婴幼儿膳食中要保证优质蛋白质占蛋白质总摄入量的1/2，可根据具体的月龄和年龄选用牛奶、鸡蛋、肉末、豆腐等食材。

2. 脂肪　脂肪是能量和必需脂肪酸的重要来源，也可作为机体组成成分和能量储存起来，婴儿对脂肪的需要量按单位体重计算高于成人。出生后半年内的婴儿可从足量的母乳中获取脂肪，随着辅食的添加和乳量的逐步降低，脂肪所占的供能比逐渐降低。

必需脂肪酸（如亚油酸和α－亚麻酸及其代谢产物DHA、EPA等）对婴幼儿神经髓鞘的形成和大脑视网膜光感受器的发育和成熟具有重要作用，也对婴幼儿智力发育有重要的促进作用。若膳食中缺乏必需脂肪酸还可能导致婴幼儿皮肤湿疹及脂溶性维生素的缺乏。早产儿和人工喂养儿需要补充DHA，现阶段应用符合国家标准的早产儿或标准母乳化配方奶粉即可满足，添加辅食后可从食用植物油、海产品等食物中补充。

3. 碳水化合物　碳水化合物是重要的产能营养素，也是婴幼儿生长发育的重要保障，还有助于脂肪氧化和节约蛋白质。0～6个月以内的婴儿缺乏淀粉酶，母乳中的乳糖是其主要的能量来源，故淀粉类食物应在4～6个月开始添加辅食时逐步添加。1岁以上的幼儿，碳水化合物主要来自谷薯类、部分水果蔬菜和纯碳水化合物类（如糖、淀粉等）。注意少用甜食，预防幼儿龋齿。

（三）微量营养素

1. 矿物质　婴幼儿必需又容易缺乏的矿物质主要有钙、铁、锌。

乳汁中钙含量相对稳定，母乳喂养基本满足婴儿的钙需求，出生后6个月内的纯母乳喂养婴儿不会出现明显的缺钙。

婴儿出生后体内约有300 mg左右的铁储备，可基本满足生后4～6个月内婴儿对于铁的需要。由于婴儿生长发育所需铁量增加、而母乳中含铁量很低，婴儿需要在4～6个月后从膳食或铁补充剂中来摄入铁，否则6个月～2岁非常容易发生缺铁性贫血。铁强化的婴儿辅食，如米粉、肝泥、肉末、动物血等都是补铁的良好来源。

婴儿出生后体内锌有一定的储备，母乳中锌的含量亦相对不足，母乳喂养的婴儿在4～5个月后逐渐耗尽储备，也需要从膳食中补充。锌对机体的生长发育、免疫功能、激素调节、味觉形成等都具有重要影响，婴幼儿缺锌可能导致食欲缺乏、生长停滞、异食癖、认知行为改变等表现。锌的良好来源为婴儿配方食品、肝泥、蛋黄等。

2. 维生素 所有的维生素对婴幼儿的生长发育均有着重要影响。脂溶性维生素在婴幼儿体内有一定的储备,额外补充时注意过量的问题,而母乳中的水溶性维生素受乳母膳食和营养状况的影响较大。

婴幼儿维生素 A 摄入不足可能影响体重增长,并可出现上皮角化、眼干燥症、夜盲症等;摄入过量则可能中毒,出现呕吐、头痛、昏睡等症状。维生素 D 缺乏可导致佝偻病,故应给婴幼儿适量补充维生素 D,并外出活动、多晒太阳。在补充鱼肝油制剂时要适量,过量会致维生素 A、维生素 D 中毒。其他如 B 族维生素随能量增加而增加,人工喂养儿应注意维生素 E、维生素 C 的补充,早产儿更应注意补充维生素 E。

三、婴幼儿的合理喂养

2021 年国家卫生健康委员会专门印发婴幼儿喂养健康教育核心信息,从而能更好地指导儿童家长和社会公众树立科学的育儿理念,普及婴幼儿喂养健康知识和技能,提升群众科学素养,促进儿童健康成长。中国营养学会最近发布的《中国婴幼儿喂养指南(2022)》中关于婴幼儿的喂养指南分为两部分:0~6 月龄的婴儿母乳喂养指南和 7~24 月龄婴幼儿的喂养指南。

6 月龄内婴儿母乳喂养指南中重点倡导母乳喂养,包括 6 条准则:① 母乳是婴儿最理想的食物,坚持 6 月龄内纯母乳喂养;② 生后 1 小时内开奶,重视尽早吸吮;③ 回应式喂养,建立良好的生活规律;④ 适当补充维生素 D,母乳喂养无须补钙;⑤ 一旦有任何动摇母乳喂养的想法和举动,都必须咨询医生或其他专业人员,并由他们帮助做出决定;⑥ 定期监测婴儿体格指标,保持健康成长。

7~24 月龄婴幼儿的喂养指南则从关注辅食添加和婴幼儿自主进食、培养良好饮食习惯为切入点,包括六条膳食指导准则:① 继续母乳喂养,满 6 月龄起添加辅食,从富含铁的泥糊状食物开始;② 及时引入多样化食物,重视动物性食物的添加;③ 尽量少加糖、盐,油脂适当,保持食物原味;④ 提倡回应式喂养,鼓励但不强迫进食;⑤ 注重饮食卫生和进食安全;⑥ 定期监测体格指标,追求健康生长。

(一)婴儿的合理喂养

1. 母乳喂养 母乳是婴儿的最佳营养来源,也是自然界中唯一的营养最全面的食物。母乳喂养有以下几个优点:

(1)营养齐全,满足需要 母乳可以满足婴儿 6 个月内生长发育的全部营养需求,且与婴儿尚未发育健全的消化功能相匹配,内含多种消化酶,更有助于营养素的消化吸收,不额外增加婴儿胃肠道负担。

母乳中蛋白质虽然量不及牛奶,但以更适合婴儿胃肠道消化的絮状乳清蛋白为主。母乳中必需氨基酸构成与婴儿需要相近,且富含牛磺酸,利于大脑发育。母乳中 50% 的能量由脂肪提供,是婴儿能量的主要来源,并且母乳中脂肪颗粒小,含脂酶,比牛奶中的脂肪更易消化吸收,还含有丰富的长链不饱和脂肪酸,如花生四烯酸(ARA)和二十二碳六烯酸(DHA),更有利于婴儿脑部及视网膜的发育。碳水化合物主要为乳糖,可被肠道中的乳酸杆菌发酵成乳酸,能更好地调节肠道菌群,还有助于铁、钙、锌的吸收。母乳中钙含量虽然低于牛乳,但钙、磷比例恰当(2∶1),更加适合婴儿,吸收率较牛奶高。母乳中铁的含量与牛乳相同,但更易被婴儿吸收。

(2) 含丰富抗感染物质,增加婴儿抵抗力 母乳内含多种功能性因子,如溶菌酶、各类免疫吞噬细胞、乳铁蛋白、免疫球蛋白 A(sIgA)、补体等,既可促进婴儿对营养物质的消化吸收,还能抑制病毒、杀灭细菌、构建有效防御系统,对增强婴儿抵抗力有重要的意义。① 致敏性弱:母乳和牛奶中蛋白质构成相似,但从数量、形态和抗原性等方面来说依然存在较大的差异。婴儿肠道功能的发育尚不完善,部分婴儿会因喂食牛奶蛋白而发生过敏,出现小儿慢性腹泻、支气管哮喘或皮肤湿疹等症状,而母乳喂养的孩子极少发生类似症状。② 卫生、无菌、经济、方便:母乳温度适宜,新鲜不变质,比人工喂养更为方便。③ 增进母子感情交流,促进产后恢复:哺乳过程中母子之间的眼神交流、微笑和语言以及皮肤接触等可增加情感交流,更有利于婴儿心理和智力的发育。哺乳也可促进产后母体生殖器官的恢复,推迟月经复潮及消耗过多的妊娠期脂肪储备,有利于身材的恢复,还可降低乳腺癌的发病率等。

2. 人工喂养和混合喂养 凡不能用母乳喂养,改用牛奶或其他代乳品喂养婴儿称为人工喂养。现如今我国人工喂养的代乳品绝大多数采用的都是婴幼儿配方乳粉,其比例构成与母乳相似,也被称为"母乳化奶粉"。喂养配方奶粉时要根据婴儿所属的月龄来选用,喂哺时注意卫生,奶瓶奶嘴等要做到及时消毒。如果婴儿出现了对牛奶蛋白过敏的症状,可选用部分水解蛋白类配方奶粉或者氨基酸系配方奶粉;乳糖不耐受患儿要选择去乳糖的配方奶粉;苯丙酮尿症患儿需选择限制苯丙氨酸的奶粉;具体请在医生指导下进行选用。

当母乳不足、加用其他代乳品喂养婴儿时,称混合喂养。混合喂养主要采用补授法和代授法。补授法为喂完母乳后不足部分由其他代乳品补充,这样有利于继续刺激母乳的分泌;代授法是用配方奶或其他代乳品替代一次母乳量,为母乳喂养婴儿准备断离母乳时使用。

3. 转乳期食物的喂养(即辅食喂养) 辅食的添加是指在婴儿 4~6 个月龄时,随着婴儿消化系统功能日趋成熟、乳牙的萌出,除母乳或配方奶外,开始给婴儿引入富含能量和各种营养素的半固体食物(泥状食物)和固体食物。辅食的添加有利于其从母乳向普通食物的过渡,为断奶做好准备。

(1) 辅食添加时机 一般在婴儿体重达到 6.5~7 kg,能保持姿势稳定、控制躯干运动、扶坐、可以从勺进食时,通常为生后 4~6 个月龄。并且此段时期为婴儿的味觉敏感期,适时添加会有助于孩子今后多样化膳食结构的建立。添加辅食一般不早于 4 月龄,不迟于 6 月龄。每添加一种辅食后要让婴儿有几天的适应期,无异常后再添加另一种。

(2) 辅食添加种类 第一种添加的辅食应为淀粉类,一般为铁强化的米粉。蛋白质类辅食尽量选用动物性优质蛋白质,可根据婴儿的咀嚼能力做成泥状、粉末状、碎块状。维生素、矿物质类辅食通过新鲜蔬菜、水果补充。

(3) 辅食的添加原则 从少到多、从一种到多种、从细到粗、从软到硬、从稀到稠地逐步添加,尽量让孩子主动参与进食,培养进食技能,增加进食兴趣,还有利于手、眼动作协调能力和独立能力的培养。添加辅食要避免高油、高糖、多盐或多调味品。应在婴儿健康状况和消化功能正常时添加。

（二）幼儿的营养问题和膳食安排

1. 营养问题 幼儿膳食是从婴儿期以乳类为主逐步过渡到以谷类为主、乳类及其他各类食物为辅的混合膳食。幼儿的咀嚼能力和胃肠消化吸收能力仍未健全，所以幼儿膳食与成人膳食仍有较大区别，需单独制作。幼儿心理上逐渐有向个性化发展的趋势，愿意使用小杯子、汤匙等进食工具进行自我喂哺，但容易出现与进食相关的逆反心理。

2. 膳食安排

（1）以谷类为主的平衡膳食 幼儿膳食要逐步添加谷物类食物及富含优质蛋白质的动物性食物和豆类豆制品，奶和奶制品仍不可或缺，奶量不少于 350 mL，每周至少食用 1 次动物肝、动物血及海产品，以满足维生素 A、铁、锌、碘等营养素的摄入。

（2）合理烹饪 幼儿膳食的烹饪还是要以细、软、碎、易咀嚼、易消化为原则，以蒸、煮为主要烹饪方式，少用调味品，以原汁原味最佳。主食可软饭、麦糊、面条、馒头、饺子、馄饨等交替选用，蔬菜应切碎煮烂，瘦肉应做成肉糜、肉末，坚果、花生等磨碎成泥糊状以免呛入气管。

（3）餐次安排 每日 4～5 餐，三正餐外，可增加 1～2 次点心；平日多饮白开水，少饮用含糖饮料，防龋齿，养成晚饭后除了水果和牛奶外不再进食的习惯，保证良好睡眠。

总之，婴幼儿时期的营养状况对母子双方的近期和远期健康都会产生深远的影响，对于营养摄入的状况可通过定期监测婴幼儿的体格指标（如体重、身长、头围等）来判定好坏，保证婴幼儿的健康生长。

科学知识链接

婴幼儿营养辅食包

婴幼儿期出现营养问题多在添加辅食后。家庭或地区的经济因素、家长对于婴幼儿营养知识的掌握度等原因，会导致诸如能量、蛋白质、微量营养素的不足或过量问题，极大地影响了婴幼儿的正常生长发育情况，也会给生命早期 1 000 天带来不佳的长久影响。

为了改善我国贫困地区婴幼儿和低收入家庭儿童辅食营养状况，自 2012 年起，我国的中央财政专门安排了补助经费，由国家卫健委联合全国妇联一起，为集中连片特困地区的 6～24 月龄婴幼儿免费发放婴儿辅食添加产品，每天提供 1 个富含蛋白质、维生素和矿物质的营养包，同时开展儿童营养的知识宣传和健康教育。婴幼儿营养辅食包虽然目前并没有统一的配方，但是有统一的国家标准（GB 22570—2014）。发放营养包的初衷是为了贫困地区或低收入地区的婴幼儿的营养改良，国家在发放地区进行免费发放，在市面上没有购买渠道。在缺少科学育儿理念以及物资不丰富的情况下，国家将婴幼儿营养元素的尽力补充以及保证宝宝健康正常发育放在第一位，经过多年的努力，在持续监测的项目地区婴幼儿的一些常见营养问题如缺铁性贫血、锌缺乏等的发病率均有了显著的下降，这都要得益于国家的这项惠民政策。

第四节　学龄前儿童的营养与膳食

学龄前儿童指的是 2～5 岁的儿童,该阶段的生长发育速率与婴幼儿期相比略有下降,但仍处于较高水平,该阶段的生长发育状况也直接关系到青少年和成年期发生肥胖的风险。经过 7～24 月龄的过渡,2～5 岁儿童摄入的食物种类和膳食结构已开始接近成人,是培养良好饮食习惯、饮食行为和生活方式的关键时期。

一、学龄前儿童的生理特点

学龄前儿童生长速度虽不及婴幼儿期,但身高和体重仍在稳步增长。3 岁时神经系统的发育已经完成,但脑细胞体积的增大和神经冲动的传导连接仍在继续。

虽然在 3 岁时乳牙已出齐,6 岁前后有了恒牙的萌出,但学龄前阶段孩子的咀嚼和消化能力仍不及成人,故尽量单独制作孩子的膳食,不能完全同成人膳食,防止造成消化道功能的紊乱。

二、学龄前儿童的营养需要

中国营养学会推荐学龄前儿童每日能量所需男童略高于女童;蛋白质的 RNI 为 25～30 g/d,动物性优质蛋白质要占 50% 以上;脂肪的供能比略低于婴幼儿期,但仍高于一般成人;碳水化合物成为学龄前儿童能量的主要来源,供能比达到 50%～65%,以淀粉类食物为主,避免糖类和甜食的过多摄入。

矿物质和维生素对儿童生长发育十分重要,因此学龄前儿童膳食的多样化和不偏食、不挑食的饮食习惯尤为重要。

三、学龄前儿童的营养问题和膳食安排

学龄前儿童膳食营养的给予涉及家庭和所在的托幼机构,主要还是要遵循食物丰富、规律就餐的原则,要基于这阶段儿童的生理特点、营养需求和饮食习惯的培养而安排。所以,学龄前儿童膳食指南在一般人群指南基础上增加如下核心推荐:(1) 食物多样,规律就餐,自主进食,培养健康饮食行为;(2) 每天饮奶,足量饮水,合理选择零食;(3) 合理烹调,少调料,少油炸;(4) 参与食物选择与制作,增进对食物的认知与喜爱;(5) 经常户外活动,定期体格测量,保障健康成长。

（一）营养问题

在保证营养的前提下尽量多样化,促进儿童食欲。学龄前儿童因为自身活动能力和范围的增加,容易出现饮食无规律、进食不专心、偏食、爱吃零食等坏习惯。因此,培养良好的饮食习惯、选择正确的零食、增进对食物的认知和喜爱以及经常进行户外活动以促进食欲等方法和手段就尤为重要。

（二）膳食安排

（1）足量食物、平衡膳食、规律就餐是学龄前儿童获得全面营养和良好消化吸收的保障。就餐时引导孩子自主有规律地进餐，进餐时间控制在 20～30 分钟，纠正不良的饮食行为（如偏食、挑食、不专心进食等），同时注意饮食卫生。

（2）烹饪方式要符合学龄前儿童的消化功能和特点的要求，培养孩子的清淡口味有利于孩子一生健康饮食习惯的养成。多采用蒸、煮、炖、煨的方式，少油、炸、煎、烤等重口味，保证食物的色香味和多样化，促进食欲，让孩子喜欢进餐。

（3）不挑食、偏食或暴饮暴食，正确选择健康的零食，并注意零食的食用安全。

第五节 学龄期儿童少年的营养与膳食

学龄期是指 6～17 岁，即小学、初中和高中阶段。其中包含了人生的第二个生长高峰期——青春期。多数的学龄期儿童体格仍维持稳步的增长，代谢旺盛。青春期为生长发育的第二高峰，对于营养的需求远大于儿童期或成年期。

一、学龄期儿童少年的生理特点

学龄期儿童代谢旺盛，生长发育稳中有增，尤其是身高在学龄期后段增长较快。除生殖系统外，各系统发育已基本接近成人水平，适当的体育锻炼不仅可促进肌肉和骨骼系统的发育，也有助于呼吸、心血管和神经系统的发育。青春期少年的身高、体重的第二次突增女生始于 10～12 岁，男生略晚，开始于 12～15 岁。体重每年增加 2～5 kg，个别可增 8～10 kg，体重的增加量可达成人期体重的一半；身高每年增加 2～8 cm，个别可达 10～12 cm，所增加的身高可占其成人时身高的 15%～20%。青春期少年体成分最大的变化是女生的脂肪增加较多，而男生的瘦体重（即去脂体重）约为女生的 2 倍，发育越发趋向于成年男性、女性的体成分构成。青春期生殖系统和器官发育逐渐成熟，出现第二性征。学龄期儿童少年的思维活跃，记忆力强，心理发育成熟，追求独立愿望强烈。但要关注部分青春期女生由于心理改变导致的饮食行为的改变，如盲目节食等。

二、学龄期儿童少年的营养需要

学龄期儿童少年处于生长发育期，在校学习阶段，体力、脑力活动大，对能量和营养素的需要量相对高于成年人。虽然学龄期同年龄的男生和女生对营养需求的差别较小，但进入青春期后，男生和女生的营养需求会出现较大的差异。充足的营养是学龄期儿童少年保持健康的物质保障。

1. 能量 学龄期儿童因为发育旺盛、基础代谢率高、活泼好动，所需要的能量按千克体重计算要接近或超过成人。青春期由于第二次的发育高峰，体格发育迅速，加上脑力活动和体力活动的增加，对于能量的需求也达到高峰。

2. 宏量营养素 学龄期儿童少年要给予充足的蛋白质，使蛋白质代谢处于正氮平衡才可保证正常的生长发育。不足会引起蛋白质营养不良，孩子会表现为消瘦、生长迟缓、抵抗力下降;过多会增加肾脏的负担。因此蛋白质的供能比占 12%～14%,优质蛋白质要占 1/2。

我国营养学会建议学龄期儿童少年每天脂肪的摄入量占总能量的 20%～30%,尤其在青春期时由于能量需求到达了高峰,此时不可过分限制其脂肪的摄入,但要重视由于脂肪摄入过多导致的肥胖和成年后心脑血管疾病发生的风险。

学龄期儿童少年膳食中以碳水化合物供能比例最高,占总能量的 50%～65%。谷物类、薯类是主要来源,部分种类的蔬菜和水果也可提供碳水化合物,应注意各类含糖饮料和甜食不能进食过多。

3. 微量营养素 此阶段孩子骨骼发育快,对于钙、磷的需求量明显增加,尤其在青春期要充分满足,11～13 岁钙的推荐摄入量可高达 1 200 mg/d。缺钙往往会伴随蛋白质和维生素 D 的缺乏;摄入过量会增加罹患肾结石的风险,并影响其他矿物质的吸收和利用。

学龄期儿童少年由于造血功能的大大增加导致对铁的需要较成人高,因此容易出现铁缺乏带来的生长发育受阻、体力下降、注意力和记忆力调节过程障碍、缺铁性贫血等现象。另外青春期女生由于月经来潮也可丢失大量的铁,因此需要注意从动物性食物(如动物肝脏、动物全血、畜禽肉类等)中足量摄入。

缺锌可表现为食欲下降、味觉迟钝甚至有异食癖现象,并且缺锌可以导致性器官的发育不良、第二性征发育不全,还不利于骨骼、皮肤和牙齿的生长发育,会使免疫功能低下、伤口愈合缓慢等。所以应多食用贝壳类等海产品、红肉类、动物内脏等含锌丰富的食物。

碘是合成甲状腺激素的重要原料,儿童和青少年在发育期的各组织、器官都离不开甲状腺激素的参与。碘的缺乏常常表现为青春期甲状腺肿,学龄期儿童少年在日常膳食中可以多吃含碘丰富的海洋类食物。

维生素 A 对维持儿童、青少年正常的视觉、上皮组织正常的分化有着十分重要的作用。儿童维生素 A 缺乏较成人常见。中国营养学会推荐学龄儿童维生素 A 摄入量为 500～670 μgRE/d,应多选用动物肝、肾等内脏、蛋类、豆酱、豆腐乳、花生、芝麻酱及新鲜绿叶蔬菜等食物。

三、学龄期儿童少年的合理膳食

近年来,我国学龄儿童营养与健康状况有了很大改善,但仍面临诸多问题。一方面学龄儿童营养不足依然存在,钙、铁、维生素 A 等微量元素营养素摄入不足仍十分常见。另一方面,超重肥胖检出率持续上升,增长趋势明显,高血脂、高血压、糖尿病等慢性非传染性疾病低龄化问题日益突出。根据我国学龄儿童营养状况制定的《中国学龄儿童膳食指南(2022)》针对学龄儿童的膳食行为和身体活动,提出了科学、权威和有针对性的膳食指导。

新发布的学龄期儿童少年膳食指南在一般人群膳食指南基础上增加 5 条核心推荐:(1) 主动参与食物选择和制作,提高营养素养;(2) 吃好早餐,合理选择零食,培养健康饮食行为;(3) 天天喝奶,足量饮水,不喝含糖饮料,禁止饮酒;(4) 多户外活动,少视屏时间,每天 60 分钟以上的中高强度身体活动;(5) 定期监测体格发育,保持体重适宜增长。

1. 营养问题 此阶段易出现的营养问题有缺铁性贫血、功能性便秘、超重及肥胖等。

此外,考虑到家庭、同伴、媒体和广告等因素的影响,要注意青春期孩子的饮食行为,特别是部分青春期女生出现过度节食而导致的神经性厌食。

2. 合理膳食

(1) 学龄期儿童少年都应遵循食物多样化原则,平衡膳食,应摄入粗细搭配的多种食物,保证鱼、禽、蛋、畜、奶类及豆类等食物的供应。

(2) 坚持吃好早餐,能量及营养素供应量应相当于全日量的 1/3,且早餐的种类应包含谷物类、畜禽肉蛋类、奶类或豆类豆制品、新鲜的果蔬类。做到一日三餐,正餐不建议用糕点、零食或甜食替代。少吃高能量、高脂肪、高盐的食物,不喝含糖类的饮品。

(3) 不挑食、不偏食、不盲目节食、不暴饮暴食,保持体重的适宜增长,维持好的平衡膳食结构和饮食习惯。对于已经超重或肥胖的孩子,要在保证其正常生长发育的前提下控制总能量的摄入、改变其不良的膳食结构和进食行为,培养良好的生活习惯及卫生习惯。

(4) 每天保证至少 1 小时的户外活动。有规律的身体活动一方面可以提高心肺功能、强健骨骼和肌肉,另一方面还能促进生长发育、促进孩子运动后的食欲。保护视力,控制电子产品的视屏时间每天不超过 2 小时,可多食用富含叶黄素、维生素 A 的食物。

科学知识链接

中国儿童平衡膳食算盘

有研究数据表明,目前中国儿童生长发育呈现典型的"两边倒"现象,小胖墩越来越多,与之相反,身高体重不达标的孩子也不在少数。看着胖孩子胖嘟嘟的脸和鼓鼓的小肚子,再看看那些细胳膊细腿,见到饭菜就皱眉头的娃,家长们很困惑,孩子的日常饮食该怎么做呢? 我们常说"少许""适量",很多家长很难把握量,"中国儿童平衡膳食算盘"帮助解决了这个问题。它利用可视化图形简单勾画了儿童平衡膳食模式的合理组合搭配和食物摄入基本份数,此模型适用于所有儿童,其食物份量适用于中等体力活动水平下的 8~11 岁儿童。算盘分六层,用色彩来区分食物类别,用算珠个数来示意膳食中食物份量(见图 4-3)。

浅棕色代表谷薯类:6 颗算珠表示每日摄入此类物质是 5~6 份,一份谷物生重约 50~60 克。做熟后,一份米饭 110 克,一份馒头约 80 克。

绿色代表蔬菜类:5 颗算珠表示每日摄入蔬菜 4~5 份,一份蔬菜为 100 克,像菠菜和芹菜,大约可以轻松抓起的量就是一份。

黄色代表水果类:4 颗算珠表示每日摄入水果 3~4 份,一份水果约为半个中等大小的苹果或者梨。香蕉、枣等含糖量高的水果,一份重量较低。瓜类水果水分含量高,一份的重量大。

橘红色代表动物性食物:3 颗算珠表示每日摄入动物性食品 2~3 份。一份肉为 50 克,相当于普通成年人的手掌心(不包括手指)的大小及厚度;一份鱼段为 65 克,约占整个手掌;虾贝类脂肪较少,一份 85 克。

蓝色代表大豆、坚果和乳类:2 颗算珠表示每日摄入大豆、坚果和奶制品 2~3 份。一份大豆相当于一个成年女性单手能捧起的量,约等同于半小碗的豆干丁或两杯(约

400 毫升)豆浆的量。牛奶一份约 300 毫升。

橘黄色代表油盐：1 颗算珠表示每日摄入油盐量。一份油约为家用一瓷勺的量。盐摄入量每天要少于 5 克。

儿童平衡膳食算盘用一种直观的方式，标注了各类食物每日推荐摄入量，为家长做合理的膳食提供了帮助。

第六节　老年人的营养与膳食

人的生命大都要经历生长、发育、成熟和衰老的阶段，伴随我国社会的进步和医疗事业的发展，我国已经正式步入了老龄化时代，衰老意味着功能的衰退和结构的退行性改变，是不可逆转的，给予老年人合理的营养可有助于延缓衰老进程、促进健康和预防慢性疾病，提高其生命质量。2022 版《中国居民膳食指南》中将 65 岁以上的成年人定义为老年人，分为 65～79 岁的一般老年人和 80 岁以上的高龄老年人。

一、老年人的生理特点

1. 基础代谢降低　老年人生理表现为分解代谢增强、合成代谢减弱，由此伴随着肌肉萎缩、瘦组织减少，基础代谢率随年龄的增长而降低等，这些会明显影响老年人摄取、消化、吸收食物的能力，使其容易出现营养不良、贫血、骨质疏松、体重异常和肌肉衰减等问题。

随着年龄的增高，老年人的糖、脂代谢也逐渐偏离正常。如身体各组织对胰岛素的敏感性下降，会导致糖耐量下降、血糖增高；脂代谢异常导致血脂升高、血胆固醇升高，也进一步增加了各类慢性疾病发生的风险。

2. 消化功能减退　老年人的消化功能也随着衰老而逐渐减弱。牙齿的松动、脱落影响了咀嚼能力。味蕾、舌乳头和神经末梢的改变使味觉和嗅觉功能减退，吃食物的口味会加重。胃酸和胃蛋白酶分泌的减少使矿物质、维生素和蛋白质的生物利用率下降。胃肠蠕动减慢，胃排空时间延长，容易引起食物在胃内发酵，导致胃肠胀气。胆汁分泌减少，分解脂肪的能力下降，油腻的食物无法消化。此外，肝脏功能下降也会影响消化和吸收功能。

3. 体成分改变　人到老年后，随着年龄的增长，会有体内瘦体重（肌组织）的逐渐丢失、脂肪组织的逐渐增多，很多老年人会呈现一种向心性肥胖的趋势。老年人还有骨矿物质的减少如钙的流失，出现骨质疏松的症状，尤其是女性在绝经后更为明显，会出现如身高缩短、驼背、易骨折等现象。还有由于细胞内液水分的减少而出现体水分减少的表现。

4. 免疫功能下降　随着器官、组织的退行性改变，老年人会出现胸腺萎缩、外周血免疫细胞数量减少、免疫细胞间的调节失去平衡，从而成为由于免疫功能下降而容易罹患各种疾病的易患群体。

二、老年人的营养需要

合理的膳食营养除了可以提供满足老年人日常所需的能量和各类营养素外，还可通过部分营养素的抗氧化作用来清除体内自由基,还能通过改善免疫功能来提高老年人的抵抗力,所以营养在延缓衰老方面发挥着重要的作用。

1. 能量　进入老年期后,基础代谢降低且体力活动相对减少,能量的需求量也随着年龄的增长而逐步减少。摄入的总能量可以依据老年人的体重变化和其活动量来衡量和调整,不要过分苛求减重,以维持理想体重为宜,使 BMI 值维持在 $18.5\sim23.9$ kg/m^2。

虽然摄入的总能量较成年人降低,但减少的主要是碳水化合物和脂肪,对于一些仅有能量而其余营养素并不丰富的食物,如糖果、饮料、甜食等尽量少食,对蛋白质、矿物质、维生素的需要并不要求减少过多。

2. 宏量营养素　老年机体的分解代谢大于合成代谢,容易出现蛋白质分解大于合成而发生负氮平衡,所以对于老年人来说蛋白质的摄入尤为重要。并且老年人对蛋白质的利用能力下降,推荐多食用富含优质蛋白质的食物,比例占 50% 以上为宜。禽肉类、鱼肉、豆类和豆制品均属于优质蛋白质,且容易消化吸收更符合老年人的消化特点,因此建议老年人多选择。

由于老年人胆汁分泌的减少,脂酶活性的下降,对脂肪消化能力减弱,所以脂肪的摄入不宜过多,供能比在 $20\%\sim30\%$ 为宜,少食用动物性脂肪,适宜以富含多不饱和脂肪酸的植物油为主,还应限制动物脑、动物内脏、蛋黄、鱼子、蟹黄等胆固醇含量过高的食物,控制机体血脂和胆固醇水平。

老年人由于糖耐量下降而易发生高血糖,不宜选用含精制糖过多的食物,过多的糖可在体内转化为脂肪,引起肥胖、高脂血症等慢性疾病,所以碳水化合物占膳食总能量控制在 $50\%\sim65\%$,精制糖(如葡萄糖、蔗糖等)的能量占比控制在 10% 以内。可多食用富含复合碳水化合物(如淀粉类多糖和膳食纤维)的食物,如杂粮、薯类、蔬菜等。

3. 微量营养素

(1)矿物质　老年人非常容易忽略钙、铁的摄入,中国营养学会推荐老年人钙、铁的RNI 分别为 1000 mg/d 和 12 mg/d。老年人对钙的吸收能力降低,尤其是老年女性,不注意补钙的话非常容易引起骨质疏松。老年人对铁的吸收能力也下降,造血功能减退,血红蛋白含量降低,容易产生贫血。老年人由于味觉的减退会导致食盐的摄入过量,血液中钠过高会引发和加重高血压、冠心病等慢性疾病的病情,根据《中国居民膳食指南(2022)》,钠盐的摄入应控制在 5g/d。

此外,微量元素硒、锌、铜、铬在每天的膳食中要有一定的供给量满足机体所需。如硒具有很强的抗氧化、消除自由基、保护心肌和视网膜等的作用,老年人应考虑硒的适量摄取,我国推荐老年人的硒供给量为 60 $\mu g/d$。

(2)维生素　老年人虽然进食量降低,但各种维生素的摄入不仅可以维持正常的生理功能,还可预防一些与年龄相关的慢性病。抗氧化维生素如维生素 A、维生素 E、维生素 C 可以防止自由基对机体的损伤和防止体内脂质的过氧化,延缓衰老。老年人可以通过增加户外活动和日照合成维生素 D 来维持骨健康,若活动能力受限也可通过膳食补充剂摄入。叶酸、维生素 B_6 及维生素 B_{12} 可降低同型半胱氨酸水平,有防治动脉粥样硬化的作用。因此,应保证老年人维生素摄入的充足。

4. 水　老年人由于体内水分减少,可通过多种膳食形式(如饮茶、喝汤、饮奶或无糖饮料等)来补充水量,日饮水量应达到 1 500～1 700 mL,此外,应该主动饮水,不能以口渴度作为判定是否需要饮水的指标。

三、老年人的营养问题与合理膳食

老年人超过 65 岁后,开始表现明显的衰老特征,这些变化使其容易出现诸多营养缺乏方面的问题,进而降低抵抗力、增加患病的风险。再加上我国空巢、独居老人数量的增多、社交空间的压缩,会使他们进食的欲望也随之而降低。所以,一般老年人的膳食指南需要在一般人群膳食指南基础上再增加以下 4 条核心推荐:(1) 食物品种丰富,动物性食物充足,常吃大豆制品;(2) 鼓励共同进餐,保持良好食欲,享受食物美味;(3) 积极户外活动,延缓肌肉衰减,保持适宜体重;(4) 定期健康体检,测评营养状况,预防营养缺乏。

高龄、衰弱的老年人往往存在着因为罹患基础慢性疾病而致进食受限等情况,应根据具体情况采取多种措施鼓励进食,减少不必要的食物限制,并且要通过经常性的体重监测来评估营养状况,及早从膳食上采取必要性的营养干预方案等。高龄老年人的膳食指南需要在一般人群膳食指南基础上增加 6 条核心推荐:(1) 食物多样,鼓励多种方式进食;(2) 选择质地细软、能量和营养素密度高的食物;(3) 多吃鱼禽肉蛋奶和豆,适量蔬菜配水果;(4) 关注体重丢失,定期营养筛查评估,预防营养不良;(5) 适时合理补充营养,提高生活质量;(6) 坚持健身与益智活动,促进身心健康。

1. 营养问题 与营养相关的疾病发病率的节节攀升现在已经成为威胁老年人健康的重要公共卫生问题,营养问题在这些疾病的发生发展中发挥着重要作用。老年人常见的营养问题有肥胖、肌肉衰减、便秘、骨质疏松、钙缺乏、铁缺乏等,这些问题会随年龄的增加而增加,还会极大地增加其他更为严重疾病发生的风险,老年群体应该加倍重视。

2. 合理膳食 《中国居民膳食指南(2022)》中关于老年人的膳食指南特别强调食物要粗细搭配,易于消化,并要积极参加适度体力活动,保持能量的出入平衡。

(1) 餐次安排要合理,吃好三餐,每天的食物种类至少 12 种以上,并且要摄入数量充足的食物,身体功能正常的情况下不要刻意减重。

(2) 烹饪方法多选用炖、煮、蒸、烩、焖、烧,为增进食欲要讲究色香味俱全,食物偏细软以利于消化,少吃或不吃油炸、烟熏、腌制的食物。

(3) 保证摄入充足的优质蛋白质,每日一杯奶,多选用豆类、豆制品和鱼类作为食材,既易消化吸收又能摄取足够数量和种类的各类营养素。荤素搭配合理,维持能量摄入与消耗的平衡,保持适宜体重。

(4) 新鲜蔬菜和水果的摄入要充足,可从中补充各类微量营养素和膳食纤维。

(5) 少食多餐,饮食饥饱适中,不暴饮暴食,饮食清淡少盐,不吸烟,少饮酒。

科学知识链接

老年人膳食几大误区

健康长寿是每位老年人的心之所愿,老年人在日常膳食方面会非常注意,但是有一些老年人对膳食方面还存在不少的误解和误区。

1. 没胃口就不吃 很多的老年人生活比较佛系,没有胃口就不吃饭,这其实是一种错误的做法。俗话说人是铁饭是钢,因为没有胃口就不吃饭,非常容易导致血糖的波动,久而久之也会抑制食欲。所以无论怎样,早餐一定要吃好,以应对一夜的消耗而致的晨间低血糖。即便不太饿也要吃一点东西,以维持整体血糖的平稳水平。

2. 只在口渴时喝水　人在口渴时才喝水是不健康的,说明此时体内已经轻微失水。并且由于老年人的身体各器官系统都发生了退行性改变,对缺水的耐受性下降,人体缺水到一定的程度会带来一些不好的身体反应如乏力、迟钝、情绪不安,严重者可引发肌肉痉挛,甚至诱发心肌梗死、脑梗死等,所以建议每位老年人应养成定时饮水的习惯,每次 50～100 mL,全天饮水量不低于 1 200 mL,最好能达到 1 500～1 700 mL。首选温热的白开水,也可选择淡茶水。但是浓茶、咖啡等会干扰食物中铁的吸收,不建议老年人过多饮用,尤其是贫血的老年人不推荐饮酒。

3. 吃剩菜没关系　很多老年人还抱着过度勤俭节约的习惯,思维一直停留在以前贫穷时的状态,会频繁多次地吃剩饭剩菜。这存在许多食品卫生安全问题和营养素流失等问题,比如夏天剩饭剩菜中细菌的滋生容易导致食物中毒、维生素 C、B 族等水溶性维生素所剩无几、剩饭剩菜中亚硝酸盐含量随存放日期逐渐增加、降低食欲等。因此,要从观念上让老年人改变对剩饭剩菜的认知,尽量少吃或不吃。

4. 合理使用营养品　当高龄或衰弱的老年人进食量不足时(<80％目标量),可在专业医生或营养师指导下,合理选用一些营养品(如特医食品)。特医食品要根据老年人自身的身体和基础疾病等状况有的放矢地选择。如大多数老年人可选择标准整蛋白配方类特医食品;胃肠功能不全的老年人可选择短肽类或氨基酸类配方特医食品;容易出现腹泻者可选择去乳糖配方的特医食品;改善老年人肠道功能可选择添加膳食纤维的特医食品等。特医食品常用口服营养补充(ONS)方式,少量多次服用,至少连续使用 4 周以上。ONS 尽量在两餐之间使用,这样既可以达到营养补充目的,又不影响正餐进餐。

5. 不关注体重的变化　很多老年人由于生活的安逸和精神追求的降低,会忽视体重的变化,消瘦或肥胖都会增加老年人总死亡率的风险。老年人的适宜体重范围是体重指数(BMI)在 20.0～26.9kg/m² 。平日要积极进行身体活动,减少久坐时间。户外活动更有助于保持老年人心肺、神经和运动系统功能,同时也会增强食欲,能更好地增加营养素的摄入。

(喻晓　邵莉)

第六章 营养与疾病

营养涉及人体生理和病理生理的各个方面,也影响着几乎所有疾病的发生、发展和转归。随着医学科学的迅速发展,营养科学在预防和治疗疾病过程中受到更广泛的关注,并成为医疗预防体系中必不可少的构成部分。

第一节 概述

对疾病状态下的患者而言,合理平衡的营养饮食极为重要。"医食同源,药食同根"表明营养饮食和药物对于治疗疾病发挥着同等重要的作用。营养治疗在临床综合治疗中的作用越来越受到重视。合理平衡的营养,不仅可以增强患者的免疫能力,预防疾病发生和发展,而且还可以提高患者对手术和麻醉的耐受能力,减少术后并发症,降低医疗成本,缩短住院时间,有显著的社会和经济效益。

一、病人的营养状况评价

营养治疗的流程主要包括营养风险筛查、确定营养不良风险病人、营养状况评估、营养干预和营养疗效评价。其中营养风险筛查和评估是实施营养治疗的第一步。

营养风险筛查是简便、快速、无创地发现患者是否存在营养问题、是否需要进一步进行全面营养评估的过程。

1. 营养风险和营养风险筛查 2002 年欧洲肠内肠外营养学会专家在 128 个随机对照临床研究的基础上,明确了"营养风险"的定义,即现存的或潜在的营养和代谢状况所导致的疾病或手术后出现相关的临床结局的可能性。营养风险概念的一个重要特征是"营养风险与临床结局密切相关",并建议应进行营养风险常规筛查。营养风险筛查是由临床医护人员、营养师等实施的快速、简便的筛查方法,用以决定是否需要制定和实施肠外或肠内营养支持计划。对存在营养风险或可能发生营养不良的病人进行临床营养支持可能改善临床结局、缩短住院时间等,而不恰当应用营养支持,可导致不良后果。目前有多个筛选工具,如主观全面评估(SGA)、营养不良通用筛选工具(MUST)、简易营养评估(MNA)、营养风险指数(NRI)以及营养风险筛查 2002(NRS2002)等。

2. 主观全面评定法 主观全面评定法(Subjective Global Assessment,SGA)是美国肠外肠内营养学会(American Society for Parenteral and Enteral Nutrition,ASPEN)推荐的临床营养状况评估工具。SGA 作为营养风险筛查工具有一定局限性,其更多反映疾病状况,而非营养状况。同时,SGA 不适用于区分轻度营养不良。

3. 营养不良通用筛查工具 营养不良通用筛查工具(Malnutrition Universal screening tool,MUST)是由英国肠外肠内营养协会多学科营养不良咨询小组开发的,适用于不同医疗机构的营养风险筛查工具。该工具的优点在于容易使用和快速,一般可在

3～5 分钟内完成,并适用于所有的住院病人。

4. 简易营养评估　简易营养评估(Mini Nutritional Assessment,MNA)其评定内容包括人体测量、整体评定、膳食问卷和主观评定等。MNA 快速、简单、易操作,一般 10 分钟即可完成,主要用于老年病人的营养评估。

5. 欧洲营养不良风险筛查方法　欧洲营养不良风险筛查方法 NRS 2002 的目的是筛查住院病人是否存在营养不良及监测营养不良发展的风险。该方法是迄今为止唯一以128 个随机对照研究作为循证基础的营养筛查工具,信度和效度在欧洲已得到验证。

(1) 内容　NRS 2002 包括 4 个方面的评估内容,即人体测量、近期体重变化、膳食摄入情况和疾病的严重程度。NRS 2002 评分由 3 个部分构成:营养状况评分、疾病严重程度评分和年龄调整评分(若病人≥70 岁,加 1 分),3 个部分评分之和为总评分。总评分为0～7 分。若评分<3 分,则每周重复再进行一次筛查;若评分≥3 分,可确定病人存在营养不良风险。

(2) 调查方法和评价　包括初筛和最终筛查两个部分。

第一步初筛,初筛的 4 个问题能简单反映住院患者的营养状况,并能预测营养不良风险。初筛包括 4 个方面内容:①人体测量——通过体重指数确定营养状况;②近期体重变化确定其状态的稳定性;③膳食摄入情况确定其状态是否恶化;④疾病严重程度确定是否加剧营养状态恶化。其中前 3 个问题可适用于所有人群,如社区人群、老人和儿童等;第4 个问题用于住院患者的营养不良筛查。初筛问题包括:BMI<20.5 kg/m²? 病人在过去3 个月有体重下降吗? 病人在过去 1 周内有摄食减少吗? 病人有严重疾病吗(如 ICU 治疗)? 如果以上任一问题回答"是",则直接进入第二步营养监测。如果所有的问题回答"否",应每周重复调查 1 次。

第二步最终筛查,根据病人的营养状况和疾病损伤状况的风险而定。NRS 2002 采用评分的方法对营养风险加以量度,所观察的内容包括 3 个部分:疾病严重程度评分、营养状态评分和年龄的调整评分。NRS 2002 总评分计算方法为三项评分相加,即疾病严重程度评分＋营养状态评分＋年龄评分。NRS 对于疾病严重程度的定义为:

1 分:慢性疾病病人因出现并发症而住院治疗。病人虚弱但不需卧床。蛋白质需要量略有增加,但可以通过口服和补充来弥补。

2 分:病人需要卧床,如腹部大手术后,蛋白质需要量增加,但大多数人仍可以通过人工营养得到恢复。

3 分:病人在加护病房中靠机械通气支持,蛋白质需要量增加且不能被人工营养支持所弥补,但是通过人工营养可以使蛋白质分解和氮丢失明显减少。

(3) 应用　对于 NRS 2002 评分≥3 分的病人应设定营养支持计划。包括:①严重营养状态受损(≥3 分);②严重疾病(≥3 分);③中度营养状态受损＋轻度疾病(2 分＋1分);④轻度营养状态受损＋中度疾病(1 分＋2 分)。

(4) 优缺点　NRS 2002 的优点首先在于能够预测营养不良的风险,并能前瞻性地动态判断病人营养状态变化,并为调整营养支持方案提供证据。

NRS 2002 的不足之处在于,若病人卧床无法测量体重,水肿、腹水等影响体重测量,以及意识不清无法回答评估者的问题时,该方法的使用受到限制。同时,评估者需要经过一定的培训。近年国外的一些研究显示,不经过培训的评估者得到结果的信度较低。因此,推荐 NRS 2002 的评估者需进行专门培训。

表 6-1　NRS 2002 的主要内容[1]

(一) 疾病诊断	
	如果患有下列疾病,在□内打√,并参照标准进行评分(无下列疾病为 0 分)
评分 1 分	营养需要量轻度增加:髋骨折□　慢性疾病有并发症□　慢性阻塞性肺病 (Chronic Obstructive Pulmonary Disease,COPD)□　血液透析□　肝硬化 □　一般恶性肿瘤□
评分 2 分	营养需要量中度增加:腹部大手术□　脑卒中□　重度肺炎□　血液恶性 肿瘤□
评分 3 分	营养需要量重度增加:颅脑损伤□　骨髓移植□　急性生理学与慢性健康 状况评分(Acute Physiological And Chronic Health Evaluation, APACHE) >10 分的 ICU 患者□
小结[2]	疾病有关评分:0 分□　1 分□　2 分□　3 分□
(二) 营养状态	
1. 人体测量	身高(经过校正的标尺,免鞋)(m,精确到 0.5 m)
	实际体重(经过校正的磅秤,空腹,病房衣服,免鞋)(kg,精确到 0.5 kg)
	BMI　　　kg/m² (<18.5,3 分)
* 小结	分
	注:因严重胸腔积液、腹水、水肿等得不到准确 BMI 值时,用清蛋白替代(< 30g/L,3 分)
2. 近 1~3 个月体重下降	是□　否□;若是,体重下降　　　kg
	体重下降≥5%,是在:3 个月内(1 分)□　2 个月内(2 分)□　1 个月内(3 分)□
* 小结	分
3. 1 周内进食量减少	是□　否□;若是,较以前减少:25%~50%(1 分)□　50%~75%(2 分)□ 75%~100%(3 分)□
* 小结	分
综合	营养受损评分:0 分□　1 分□　2 分□　3 分□
	注:在上述 3 个 * 小结评分中取 1 个最高值
年龄评分	超过 70 岁为 1 分,否则为 0 分
(三) 营养风险总评分[3]	分(疾病有关评分+营养受损评分+年龄评分)

注:1) 引自中华医学会. 临床技术操作规范 肠外肠内营养学分册[M]. 北京:人民军医出版社, 2008. 3-4.

2) 对于没有列出的疾病,参考以下标准,依照调查者的理解进行评分。1 分:慢性疾病患者因出现 并发症而住院治疗;病人虚弱但不需卧床;蛋白质需要量略有增加,但可以通过口服和补液来弥补。2 分:患者需要卧床,如腹部大手术后。3 分:患者靠机械通气支持。

3) 营养风险总评分≥3 分,患者有营养风险,可制定营养支持方案;营养风险总评分<3 分,每周进 行一次营养风险筛查。

二、营养评价

营养评价是通过膳食调查、人体测量、临床检查、生化检查及多项综合营养评价等手段,判定机体的营养状况,确定营养不良的类型及程度,估计营养不良后果的危险性,并监测营养治疗的疗效。住院病人营养评价是识别营养不良的重要手段,也是实施营养治疗和营养支持的前提。科学的营养评价方法能够及时而准确地发现病人在营养上存在的问题,为营养治疗原则的制定和营养治疗方式的选择提供科学依据。在营养治疗过程中,动态监测、评价住院病人的营养状况,可评定营养治疗的效果,也是及时调整整体治疗方案的基础。

评价病人营养状况的内容和方法有很多,主要包括膳食调查、人体测量、营养缺乏病的临床检查和临床生化检验四个方面。其中既包括主观检查,也包括客观检查,但是现有的各种评价方法均存在一定的局限性。因此病人的营养状况评价没有金标准,在临床上一般根据病人的疾病情况并结合营养调查结果进行综合评价,以判断病人营养不良的程度。

三、营养不良的分类

蛋白质-能量营养不良是临床上最常见的营养不良表现形式,部分病人常有恶病质征象,表现为厌食、进行性体重下降、贫血、低蛋白血症等。这种状态不仅不利于原发病的治疗,还会降低病人的生活质量,甚至影响预后。严格来说,任何一种营养素的失衡均可被认为是营养不良,包括营养过剩。

（一）营养不良的分类

根据多种营养评定指标综合分析,将蛋白质-能量营养不良分成三类:

1. 恶性营养不良(低蛋白血症或急性内脏蛋白消耗型)　此类营养不良是由于长期蛋白质摄入不足,或者是在应激状况下蛋白质分解增加所致。临床表现为明显的生化指标异常,主要表现为血清白蛋白和运铁蛋白降低、细胞免疫功能降低,由于病人脂肪储备和上臂肌围可在正常范围,此类病人常因人体测量指标正常而被忽视。但是内脏蛋白含量迅速下降、毛发脱落、水肿、伤口愈合延迟。如果对此类病人不能及时进行有效的营养支持治疗,会因免疫力受损导致败血症或严重的真菌感染。

2. 干瘦型或单纯饥饿型营养不良　此类营养不良的主要原因是热量摄入不足,主要发生在慢性疾病或长期的饥饿状态下,因较长时期能量摄入不足,导致肌肉组织和皮下脂肪逐渐消耗所致。临床表现为消瘦、体重明显降低,严重的脂肪和肌肉消耗。营养状况评估可见皮褶厚度和上臂围减少,躯体和内脏肌肉量减少,血浆白蛋白显著降低,而其他实验室指标可无明显的改变。此类营养不良患者的免疫力、伤口愈合能力和短期的应激能力可不受影响,精神和食欲尚好。

3. 混合型或蛋白质热量缺乏性营养不良　此类营养不良是临床上最常见的营养不良,是慢性营养不良发展到晚期的结果,是蛋白质和热量摄入均不足所致。此类患者具有上述两种营养不良的特征,即处在慢性疾病或饥饿状态下的病人,发生急性应激性疾病或经历严重的创伤或手术,表现为内源脂肪与蛋白质储备均耗竭,常见于晚期肿瘤和消化道瘘等病人。混合型营养不良可导致器官功能损害,极易发生感染和伤后不愈等并发症,死亡率高,是一种严重危及生命的营养不良。

（二）营养不良诊断标准

临床上营养不良的诊断是将所得的人体测量和实验室检测指标的结果综合分析后得出的。表6-2是目前国际公认的营养不良的诊断标准。

表6-2　营养不良的诊断标准

测量指标	正常范围	营养不良		
		轻度	中度	重度
体重（理想正常值的%）	>90	80—90	60—79	<60
体重指数	18.5—23	17—18.4	16—16.9	<16
三头肌皮褶厚度（正常值的%）	>90	80—90	60—80	<60
上臂肌围（正常值的%）	>90	80—90	60—79	<60
肌酐身高指数（正常值的%）	>95	85—94	70—84	<70
白蛋白（g/L）	>30	30—25	24.9—20	<20
转铁蛋白（g/L）	2.0—4.0	1.5—2.0	1.0—1.5	<1.0
前白蛋白（g/L）	>0.20	0.16—0.20	0.10—0.15	<0.10
总淋巴细胞计数（×10^9/L）	>2.5	1.8—1.5	1.5—0.9	<0.9
氮平衡（g/d）	±1	—5—10	—10—15	<—15

注:引自吴国豪.实用临床营养学[M].上海,复旦大学出版社,2006:10.

四、营养支持

20世纪60年代前,当病人胃肠道功能有障碍时,常无法达到给予营养的目的。为解决从胃肠外补充营养的问题,20世纪60年代末Dudrick等提出经静脉输注肠外制剂并在临床实施,开创了临床营养治疗的新开端,被称为"临床营养的第一次革命"。随着营养研究的深入和实践的扩大,逐步发现肠外营养存在诸多弊端（感染并发症及代谢并发症等）,限制了其在临床的广泛应用。近年来随着输注技术的发展和完善,人们在认识肠道功能方面有了重大发展,对肠内营养（EN）的作用重新给予了肯定,认为"如果肠道功能允许,应首选EN(If the gut works,use it)",在术后或创伤后应早期进食。

（一）营养支持的相关概念

1. 营养支持（Nutrition Support）　指经口、肠道或肠外途径为患者提供代谢所需的较全面的营养物质,包括肠内营养（EN）和肠外营养（PN）两种方式。

2. 肠内营养（Enteral Nutrition,EN）　指通过口服或管饲的方法,经胃肠道途径为机体提供代谢需要的营养物质的营养支持方式。

3. 口服营养补充（Oral Nutrition Supplements,ONS）　指除普通饮食外还因特定医

疗目的补充规定食品。ONS 剂型包括液体、粉剂、甜点类或块状。

4. 管饲肠内营养（Enteral Tube Feeding，ETF） 指通过鼻胃或鼻肠途径或经胃和空肠各种有创造口方法留置的导管，为需要接受肠内营养的患者提供营养的方法。

5. 肠外营养（Parenteral Nutrition，PN） 指经静脉途径为无法经消化道摄取或经消化道摄取营养物不能满足自身代谢需要的患者提供包括氨基酸、脂肪、碳水化合物、维生素及矿物质在内的营养素，以促进合成代谢、抑制分解代谢，维持机体组织、器官的结构和功能。

6. 全肠外营养（Total Parenteral Nutrition，TPN） 指患者需要的基本营养素均经静脉途径输入，不经胃肠道摄入的一种营养支持方法。

7. 补充性肠外营养（Supplementary Parenteral Nutrition，SPN） 指当肠内营养无法满足目标需求量（<60%）时，通过静脉途径补充所需营养素的一种营养支持方法，多用于危重症患者。

合理的营养支持能供给细胞代谢所需要的能量与营养底物，维持组织器官结构与功能。营养支持的总目标是通过营养素的药理作用调理代谢紊乱、调节免疫功能、增强机体抗病能力，从而影响疾病的发展与转归。营养支持并不能完全阻止和逆转重症病人严重应激的分解代谢状态和人体组成改变。病人对于补充蛋白质的保存能力较差，但合理的营养支持可减少蛋白质的分解及增加其合成，改善潜在和已发生的营养不良状态，防治其并发症。

根据营养支持的目的，营养支持的内涵可概括为三方面：补充、支持、治疗。补充营养是指为那些存在营养不足的患者补充营养，纠正营养不良，如口服、管饲或静脉营养补充。支持营养是为那些原无营养不良，但因急性疾病致使机体消耗增加，为补充额外消耗而给予相应的营养，以支持机体维持正常的代谢。治疗营养是通过提供某些营养物质以达到治疗的目的，如药理营养素（谷氨酰胺双肽、n-3 脂肪酸制剂、调节 n-3 与 n-6 脂肪酸比例）治疗改善结局。

（二）营养支持的应用原则

营养支持关键和重要的应用原则是严格掌握适应证，合理选择营养支持的途径、营养制剂种类及用量，及时监控营养支持的疗效及掌控合适的持续治疗时间。对已经存在营养不足或营养风险的患者，应及时给予营养支持。对危重症病人来说，维持机体水、电解质平衡为第一需要。在复苏早期、血流动力学尚未稳定或存在严重的代谢性酸中毒阶段，均不是开始营养支持的安全时机。在严重肝功能障碍、肝性脑病、严重氮质血症、严重高血糖未得到有效控制等情况下，不宜实施营养支持。

（三）营养支持途径及选择原则

根据营养补充的途径，营养支持分为通过外周或中心静脉途径给予的肠外营养支持（PN）与经胃肠道途径给予的肠内营养支持（EN）两种方法。随着临床营养支持的发展，设计较好的随机对照实验及有外科病人的荟萃分析结果显示，PN 与感染性并发症的增加有关，而接受 EN 的病人感染的风险要比接受 PN 者低，并且认识到实施 PN 并未使胃肠得到休息，而是会导致胃肠道功能的退化，不利于疾病的康复。因此近年来营养支持方式已由以 PN 为主要的营养供给方式，转变为以 EN 途径为主，这种转换是基于对肠道功能、营养素及其供给途径与机体代谢等方面的深入了解和认识而做出的。

因此合理营养支持途径的选择原则是：①在 PN 与 EN 两者之间优先选择 EN；②在周围静脉营养（PPN）与中心静脉营养（CPN）之间优先选择 PPN；③EN 不能满足患者营养需求时，可用 PN 联合 EN 支持；④当患者营养需求较高或期望短期改善患者营养状况时，可用 PN；⑤营养支持时间较长者应设法给予 EN。

思政知识链接

中国第一位"无肠女"——弘扬我国医学研究的突破与创新

1986 年 2 月 14 日正月初六凌晨 1 点多，已有 7 个月身孕的周绮思突然腹部莫名绞痛，到医院后，被认为是早产送进待产室。然而次日上午医生检查发现胎儿已不幸夭折，周绮思依然剧痛不止，于是被送往中山医院普外科急救。医生手术时发现因为耽误时间太久，肠子基本已经全部坏死，最终只能把坏死的部分都切掉，只剩下胃、十二指肠、半个结肠，中间的肠段全没了。周绮思从此成了"无肠女"。当时中山医院已经开展静脉营养临床技术，医疗团队大胆提出了采用全静脉营养支持来延续周绮思的生命。这个提议充满挑战，一个小肠全部切除的人长期靠静脉输液维持生活，国内尚无先例。况且国内静脉营养仅处于临床试验阶段，国际上也很罕见。在得到华瑞制药公司支持的情况下，一种专门为周绮思配送的静脉营养液，通过将十二指肠与大肠接通、并在其胸部置导管连接静脉这一特殊"通路"，"无肠女"得以奇迹般地长期生存。

更令人惊奇的是，在周绮思 32 岁时鼓起勇气决心孕育一个小生命时，中山医院的专家团队又一次充当了"第一个吃螃蟹的人"。医生们及时调整孕期的静脉营养成分，补充输液，陪伴周绮思一起度过了黄疸、贫血、血锌低下等危情。1992 年 4 月 8 日，周绮思剖宫产下一个 2 020 g 的健全女婴。这是一个前所未有的纪录——第一例靠全静脉营养液维持生命的孕妇产子了。2015 年 5 月，这名当年的女婴蔡惟，全球首例靠人工静脉营养生存者孕育的孩子，于大学毕业后喜结良缘。

2016 年 6 月 3 日，周绮思在与病魔抗争 30 载，并为世界医学界在无肠生存和营养支持领域改写了无数个不可能和创造出无数的第一之后，于凌晨 3:07 画上了生命的句号。周绮思是依靠人工全静脉营养世界上存活时间最长"无肠女"的纪录保持者。

第二节　营养与肥胖

肥胖是指机体总脂肪含量过多和（或）局部脂肪含量增多及分布异常，是由遗传和环境等因素共同作用而导致的慢性代谢性疾病。肥胖已成为一种全球性"流行病"，全球人口的平均体重指数（Body Mass Index，BMI）正逐渐增加。2016 年，全球超过 19 亿 18 岁以上的成人超重，其中超过 6.5 亿人肥胖，18 岁及以上的成人中有 39％超重、13％肥胖。《中国居民营养与慢性病状况报告（2020 年）》显示，我国超过一半成人超重/肥胖，6～17 岁、6 岁以下儿童和青少年超重/肥胖率分别达到 19.0％和 10.4％。超重/肥胖造成的并发疾病与死亡风险密切相关，成为可预防疾病及失能的首要原因。肥胖可导致较高的早期死亡风险，并增加总体死亡率。由于过多脂肪组织的质量效应或其直接的代谢效应，肥胖还与各种慢性病的发生相关,包括糖尿病、脑卒中、冠状动脉疾病、高血压、呼吸系统疾病、阻塞性睡眠呼吸暂停、骨关节炎和胆结石等。肥胖甚至还与多种肿瘤的发生相关。此外,已知肥胖对个体可能引发不良心理和社会后果。多项调查研究显示有超过 200 种与肥胖相关的共存疾病,同时,患者通过小幅度减重也能改善这些共存疾病。肥胖与新型冠状病毒感染的不良结局(包括死亡)密切相关且是其独立危险因素,较高的 BMI 与新型冠状病毒感染较差的结局成正比。肥胖的流行以其高昂的医疗费用给国民经济带来了沉重的负担。临床数据表明肥胖与个人年医疗支出呈显著正相关,除增加 31.8% 的直接医疗成本外,还增加 61.8% 的间接负担,特指因肥胖引起的机会成本损失,包括日常活动能力下降、工作生产力丧失、劳动时间减少和家庭收入降低。

一、肥胖症的定义与诊断

肥胖症是一种由多因素引起的慢性代谢性疾病,是指由于食物摄入过多或机体代谢的改变而导致体内脂肪过量贮存、体重过度增长的一种病理状态,表现为体内脂肪细胞数量增多和(或)体积增大。

(一)主要筛查指标和方法

1. 身体质量指数(BMI) 身体质量指数是身体质量(kg)/身高^2(m^2),用来间接评估人体的脂肪成分。近 30 年来,BMI 是国际上测量和诊断超重和肥胖应用最广泛的指标。BMI 简单易用,在临床工作和流行病学研究中被广泛使用,但在使用中也存在一定的局限性:① 不是直接测量身体成分,因此不能区分瘦体质量和脂肪量,肌肉型个体由于体质量较重,易被误诊(如运动员);② 对老年人身体脂肪的预测不如中青年人有效;③ 对于特定人群的 BMI,一些亚洲人群(包括中国人群)具有比白种人更高的身体脂肪百分比和健康风险;④ BMI 与体脂肪含量及比例的关联性存在年龄和性别差异,尤其是在青春期前后,男童 BMI 的变化与肌肉和骨骼等非脂肪组织密切相关,而与体脂肪量关联性下降。

2. 腰围、腰臀比和腰围身高比 腰围、腰臀比和腰围身高比是反映中心性肥胖的间接测量指标,可用于预测营养相关的慢性疾病发生率和死亡率。同时,在研究中腰围和臀围容易测量。腰围是判断代谢综合征的关键指标之一,被广泛使用,被认为比 BMI 更便捷、更有效,同时与健康风险更紧密相关。腰臀比的解释比较复杂,而臀围的生物学意义不太明确,近年来已不推荐使用。腰围身高比适用于不同种族和年龄的人群,近年来其使用有增加的趋势,尤其是在儿童群体测量中。

3. 皮褶厚度 皮褶厚度需要使用皮褶厚度卡尺对特定部位进行测量,包含皮肤及皮下脂肪的厚度,常用测量部位有肱三头肌、肩胛下角、腹部,可用于间接评估身体脂肪的含量和分布。但测量误差较大,测量的可重复性也不够理想,因此使用逐渐减少。

4. 双能 X 线吸收法 双能 X 线吸收法(Dual Energy X-ray Absorptiometry,DXA)被认为是测量身体成分(包括脂肪成分的量和分布)的金标准,可对三大身体成分(去脂体质量、脂肪量、骨密度)进行特定分区测量,在测量体脂和去脂体质量方面具有良好准确性和可重复性。DXA 法的 X 线照射量很低,可用于儿童,但不适用于孕妇。DXA 测量设备价格昂贵,不便于携带,因此在大样本研究和临床工作中使用受限。

5. 生物电阻抗分析法 生物电阻抗分析法(Bio-electrical Impedance Analysis,BIA)是通过给予被试者身体安全的电流,测量从手腕到脚腕的电流。由于人体组织中非脂肪成分含水较多,因此电阻抗小于脂肪组织。脂肪含量高的人,电流通过身体的速度要比脂肪含量低的人慢。通过 BIA 法可得到体质量、骨骼肌、体脂肪、体脂百分比等资料。同时 BIA 设备具有检测快速、价格低廉、操作简便等特点,因此应用广泛。但测量结果的准确性会受到 BIA 设备、水合状态、受试者的身体结构以及疾病状态等因素的影响。

(二)超重/肥胖的诊断标准

几十年来,国内外研究中主要是使用 BMI 诊断超重/肥胖,使用腰围诊断中心性肥胖,见表 6-3。中国目前建议将成人 24.0 kg/m² ≤ BMI ≤ 27.9 kg/m² 诊断为超重、BMI ≥ 28.0 kg/m² 诊断为肥胖,采用腰围男性 ≥ 90.0 cm、女性 ≥ 85.0 cm 诊断为成人中心性肥胖。中国将 6~18 岁的儿童青少年的超重/肥胖定义为 BMI 分别大于中国性别和年龄别 BMI 值参考标准,是与成年人超重/肥胖年龄—BMI 曲线相对应的临界值,见表 6-4。与成年人相比,儿童青少年超重/肥胖的评价和诊断更复杂,不同国际机构和国家推荐使用的标准也不同。

表 6-3　肥胖诊断标准

分类	BMI/(kg/m²)		WC/cm	
	WHO	中国	IDF	CDS
超重	25.0 ~ 29.9	24.0 ~ 27.9	—	—
肥胖	≥ 30.0	≥ 28.0	—	—
中心性肥胖	—	—	男:≥ 90.0 女:≥80.0	男:≥ 90.0 女:≥85.0

注:WHO:世界卫生组织;IDF:国际糖尿病联合会;CDS:中国糖尿病学会

表 6-4　儿童肥胖诊断标准

分类	WHO		中国
	身高别体质量(<5 岁)	年龄别 BMI(5~19 岁)	性别和年龄别 BMI(6~18 岁)
超重	≥儿童生长标准中位数+2 倍标准差	≥生长参考标准中位数+1 倍标准	≥性别和年龄别 BMI 参考标准对应成年人 BMI 切点
肥胖	≥儿童生长标准中位数+3 倍标准差	≥生长参考标准中位数+2 倍标准	≥性别和年龄别 BMI 参考标准对应成年人 BMI 切点

二、肥胖的主要影响因素

肥胖可分为单纯性和继发性两类,前者被认为是无明显原因可寻者,后者指继发于其他疾病(如丘脑—垂体的肿瘤、内分泌病、营养失调等)者。单纯性肥胖症除了和遗传以及某些内分泌因素有关外,还与进食过多和活动过少有关。肥胖症是因为能量的摄入超过能量消耗以致体内脂肪过多蓄积,也是环境因素及生活方式等多种因素相互作用的结果。

（一）个人危险因素

1. 遗传因素　遗传因素是肥胖的最主要影响因素之一,占肥胖发病因素的40%~80%。全基因组关联研究(GWAS)表明有超过200个与肥胖相关的基因位点,如FTO、Leptin、CRTC3等。遗传因素不仅影响肥胖的严重程度,还影响体脂分布的类型,尤其是内脏脂肪。除此之外,遗传因素还可影响基础代谢率、食物热效应和运动能量的消耗速率。同时,人们膳食摄入蛋白质、碳水化合物和脂肪的比例也会受遗传因素的影响。

2. 膳食因素　目前中国居民的膳食模式,已从传统的以粗粮和蔬菜为主的植物性膳食模式逐渐转变为以高脂、精制谷物为代表的西方膳食模式。动物性食品、精制谷物和深加工食品、含糖饮料以及油炸食品等高糖、高脂食品消费量逐年增加。有研究表明,中国膳食模式的整体转变导致中国儿童、青少年和成人肥胖的发病风险显著增加。

3. 生活方式与行为因素　由于工作机械化和自动化、机动车出行增多、身体活动减少,中国居民的生活方式日趋久坐少动的静态化生活模式,身体活动减少是中国肥胖率增加的主要危险因素之一。同时饮酒、吸烟、睡眠和生物钟节律异常等也是肥胖的危险因素。

4. 心理因素　随着社会经济快速发展,人们的心理压力和焦虑/抑郁发病率急剧上升,不良的社会心理状况可能是导致中国居民肥胖发生率升高的原因之一。心理健康障碍和各种消极的情绪会导致饮食行为异常、久坐等不良生活方式,继而增加肥胖患病风险。此外,心理状况还会影响运动行为,进而影响肥胖的发生发展。

5. 生命早期危险因素　生命早期宫内不良环境的暴露(如异常的代谢环境)会影响胎儿的内分泌和代谢系统,导致在儿童和青少年期更易发生肥胖。有研究表明,超重和肥胖存在早期发育起源,孕前高BMI和孕期体重增长过度都是儿童肥胖的危险因素。

（二）环境因素

环境因素(如环境污染、城市化、食品系统与环境、城市规划与建筑环境等)也是中国居民肥胖发生率增加的影响因素。有研究表明,部分环境内分泌干扰物暴露可增加人类肥胖发生风险,包括双酚A、己烯雌酚、邻苯二甲酸盐和有机锡等化学物质。包装食品生产、餐饮业的快速发展,使外出就餐越来越普遍,快餐、加工食品、膳食脂肪摄入量逐渐增加。同时,中国外卖配送服务的迅速发展不仅增加了居民对高脂和高糖食品的消费,还会进一步减少居民的身体活动。

三、肥胖预防措施

（一）体重的自我监测

定期监测体重变化是预防肥胖的重要措施之一,要经常关注自己的体重,预防体重增长过多过快。成年后总的体重增长最好控制在5 kg以内,超过10 kg则相关疾病的危险将增加。

（二）合理膳食

合理膳食是体重管理的关键,以食物摄入多样化和平衡膳食为核心,不同人群应按照每天的能量需要量,在控制总能量摄入的前提下设计平衡膳食,逐步达到膳食中的脂肪供能比 20%～30%,蛋白质供能比 10%～20%,碳水化合物供能比尽量控制在 50%～65% 的目标。健康体重管理及肥胖防控的膳食建议如下:

1. 保证膳食能量来源和营养素充足,三餐合理 碳水化合物、蛋白质、脂肪比例、微量营养素摄入量保持在合理水平。食不过量,达到能量平衡或负平衡,维持健康体重。

2. 保持以植物性食物为主的平衡膳食结构 增加全谷物消费,减少精白米面摄入。在保证充足蔬菜摄入的前提下,增加深色蔬菜摄入。增加富含优质蛋白质的豆类及其制品摄入。增加新鲜水果摄入。

3. 优化动物性食物消费结构 改变较为单一的、以猪肉为主的消费结构。增加富含不饱和脂肪酸的水产品类、低脂或脱脂奶类及其制品的摄入。适量摄入蛋类及其制品。

4. 控制油、盐、糖和酒精等摄入 成人每天食盐不超过 5 g,烹饪油不超过 25～30 g,糖摄入不超过 50 g,最好控制在 25 g 以下。戒烟戒酒。少吃高盐和油炸食品,减少含糖饮料,鼓励足量饮水。

（三）身体活动

适量的身体活动是体重管理的重要部分,居民应坚持日常身体活动,减少久坐时间。除足量适当的日常身体活动外,限制久坐和屏幕时间也是预防肥胖的有效手段,学龄前儿童静坐时间每天应不超过 1 小时,学龄儿童不超过 2 小时。

四、肥胖的营养治疗

（一）中国肥胖治疗原则及现状

遵循常见的慢性病管理模式,以疾病的三级预防和治疗为基本原则:

1. 一级预防 针对容易发生肥胖的高危人群,通过生活方式干预,预防肥胖的发生,如通过科普教育、倡导健康的饮食和规律运动等行为。

2. 二级预防 对已经确诊为肥胖的个体进行并发症评估,通过生活方式干预阻止体重的进一步增加,防止肥胖相关并发症的发生。

3. 三级预防 采用生活方式干预、膳食管理联合减重治疗的方式,实现减轻体重并改善肥胖相关并发症、预防疾病进一步发展的目标,必要时可采用代谢性手术治疗。

与欧美国家多数肥胖治疗指南一致,中国也推荐将生活方式干预作为肥胖的一线治疗手段,但目前中国尚缺乏公认的生活方式干预方案以推广应用于肥胖管理。药物治疗被认为是生活方式干预效果不佳时的另外一种治疗选择,其在美国和欧洲使用颇为普遍。但是在中国肥胖药物治疗较为保守,可选择的药物较少。

（二）生活方式干预

生活方式干预是指对超重/肥胖者实施多种生活方式策略,主要包含营养、运动和行为方式干预等。

1. 营养干预 营养干预是肥胖生活方式干预的核心。营养干预的核心原则是基于能量的精准评估,使患者的能量代谢呈负平衡。建议依据代谢率实际检测结果,分别给予超重和肥胖个体 85% 和 80% 平衡能量的摄入标准,以达到能量负平衡,同时能满足能量摄入高于人体基础代谢率的基本需求。另外,推荐每日能量摄入平均降低 30%~50%或降低 500 kcal,或每日能量摄入限制在 1000~1 500 kcal。个性化管理方案中,多种膳食干预方法对体重控制均有效果,包括限能量膳食、高蛋白膳食、间歇性能量限制、营养代餐和低碳水化合物饮食等,见表 6-5。

表 6-5 减肥膳食干预方法定义及特点

膳食名称	定义	特点
限能量膳食(Calorie Restrict Diet, CRD)	在目标能量摄入基础上每日减少能量摄入 500~1 000 kcal(男性为 1 200~1 400 kcal,女性为 1 000~1 200 kcal),或较推荐摄入量减少 1/3 总能量,其中,碳水化合物占每日总能量的 55%~60%,脂肪占每日总能量的 25%~30%	• 可有效减轻体质量,改善代谢,容易长期坚持。 • 适用于所有年龄段及不同程度超重及肥胖人群。 • 提高大豆蛋白摄入比例和增加乳制品摄入量的 CRD 可显著降低体脂含量。 • 极低能量的 CRD 应同时补充复合维生素与微量元素
高蛋白膳食(High Protein Dietary, HPD)	每日蛋白质摄入量超过每日总能量的 20%或>1.5 g/(kg·d),但一般不超过每日总能量的 30%或>2.0 g/(kg·d)的膳食模式	• 可减轻饥饿感,增加饱腹感和静息能量消耗,减轻体质量,利于多种心血管疾病危险因素的控制。 • 使用时间不宜超过半年。 • 不适用于孕妇、儿童、青少年和老年人,以及肾功能异常者
低/极低碳水化合物饮食(Low Carbohydrate Diets, LCDs Very Low Carbohydrate Diets, VLCDs)	低碳水化合物饮食是碳水化合物供能比≤40%,脂肪供能比≥30%,蛋白质摄入量相对增加,限制或不限制总能量摄入的一类饮食。极低碳水化合物饮食以膳食中碳水化合物供能比≤20%为目标,生酮饮食是 VLCDs 的极特殊类型	• 短期 LCDs 干预的减重效果显著,有益于控制体质量、改善代谢。 • 易出现营养代谢问题,需适量补充微量营养素。 • 需在营养师或医生指导和监护下使用,长期 LCDs 的安全性和有效性仍需进一步研究。 • 不推荐儿童、青少年及老年人以减重为目的执行长期 LCDs。 • 生酮饮食需在临床营养师指导下进行,并需密切关注血酮体、肝肾功能、体成分、血脂水平变化
间歇性能量限制(Intermittent Energy Restriction, IER)	按照一定规律在规定时期内禁食或给予有限能量摄入的饮食模式。目前常用的 IER 方式包括:隔日禁食法(每 24 h 轮流禁食)、4:3 或 5:2 IER(在连续/非连续日每周禁食 2~3 d)等。在 IER 的禁食期,能量供给通常在正常需求的 0~25%	• 有益于体质量控制和代谢改善,对于非糖尿病的超重/肥胖者,IER 可改善其胰岛素抵抗水平,提高胰岛素敏感性。 • 易出现营养代谢紊乱,需适量补充微量营养素。 • 不适于孕妇、儿童和青少年减肥。 • 不适合长期使用

续表

膳食名称	定义	特点
低血糖指数饮食	以低血糖食物为主的膳食结构,一般认为,某食物的血糖指数<55 为低血糖指数食物	• 可使胃肠道容受性舒张,增加饱腹感,利于降低总能量摄入,减轻体质量。 • 可降低餐后血糖峰值,减少血糖波动,改善胰岛素抵抗
营养代餐	以多维营养素粉或能量棒等非正常的餐饮形式代替一餐的膳食	• 作为限能量膳食的一餐,可有效减低体质量和体脂。 • 是营养素补充和减少能量的一种方式,但非可持续饮食方式,长期使用的安全性仍待进一步研究。 • 糖尿病患者短期使用代餐食品可减轻体质量,改善血糖,减少心血管事件的危险因素
终止高血压饮食(Dietary Approaches to Stop Hypertension, DASH)	从美国大型高血压防治计划发展而来的膳食模式,强调增加蔬菜、水果、低脂(或脱脂)奶、全谷类食物摄入,减少红肉、油脂、精制糖及含糖饮料摄入,进食适量的坚果、豆类	• 可降低超重/肥胖者的体质量、BMI 和体脂含量
地中海饮食	以植物性食物为主,包括全谷类、豆类、蔬菜、水果、坚果等,鱼、家禽、蛋、乳制品适量,红肉及其产品少量,食用油主要是橄榄油,适量饮红葡萄酒。脂肪供能比为25%～35%,其中饱和脂肪酸摄入量低(7%～8%),不饱和脂肪酸摄入量较高	• 可降低超重/肥胖者、糖尿病和代谢综合征患者及产后女性的体质量

摘自《中国居民肥胖防治专家共识 2022》

2. 运动干预　针对不同年龄人群,应采取不同的运动方法。推荐肥胖患者根据自身健康状况和运动能力,在专业医师的指导下制定运动计划,根据个性化原则和循序渐进原则,采用有氧运动结合抗阻运动为主,还可以通过变换运动方式或采用高强度间歇运动进行干预。

3. 认知和行为干预　认知行为干预的目的在于改变患者对肥胖和体重控制的观点和知识,建立信念,采取有效减轻并维持健康体重的行为措施。可使用饮食日记、营养教育 APP 或小程序等自我管理方式,逐步学会识别食物的特性、选择健康的食物、进行科学的饮食搭配、强化认知技巧、控制进餐过程等。

4. 药物治疗　药物治疗是肥胖治疗的重要手段之一。生活方式干预效果不佳时,经评估有明显胰岛素抵抗或其他相关代谢异常,可考虑用药。《中国超重/肥胖医学营养治疗指南(2021)》建议,成年人群当 BMI≥28 kg/m² 或 BMI≥24 kg/m² 且合并高血糖、高血压、血脂异常等危险因素,经综合评估后,可在医生指导下选择药物联合生活方式干预。在中国,药物主要在成年人中应用。目前,仅奥利司他获批为非处方药。可用于肥胖治疗的处方药需要在医生指导下使用,如 GLP－1 受体激动剂(如利拉鲁肽、司美格鲁肽等)、钠-葡萄糖协同转运蛋白 2 抑制剂被建议用于肥胖/超重的糖尿病患者。

5. 手术治疗　手术治疗是针对重症肥胖的治疗手段。现行的减重代谢手术主要包括袖状胃切除术(Sleeve Gastrectomy, SG)、Roux-en-Y 胃旁路术(Roux-en-Y Gastric Bypass, RYGB)或联合术式等。手术主要适用于成人或 16 岁以上重度肥胖个体,术前需对患者进行多维度评估,术后要坚持长期随访,继续科学的生活方式干预管理,代谢手术的疗效才可长期维持。

6. 精神-心理支持　超重、肥胖或减重失败等经历会带来自卑、自责等负面心理感受,易诱发焦虑、抑郁障碍等精神异常,会进一步加重肥胖患者的过量进食行为,因此在肥胖治疗中,应包括心理疏导和支持以及对相关精神疾患(如焦虑、抑郁等)的针对性治疗。

7. 精准营养与肥胖治疗　中国今后需加强精准营养在肥胖治疗中的应用研究。精准营养是指随着遗传学、智能信息技术等现代科技的发展,通过收集个体营养基因组学、代谢组学、微生物、深度表型、食品环境、身体活动以及经济、社会和其他行为特征等信息数据进行分析整合,制订真正意义上的具有个体针对性、动态化的营养方案。

科学知识链接

轻　断　食

轻断食(the Fast Diet)也称"5/2 断食法",是由英国医学博士麦克尔·莫斯利发明的一种新的减肥方法,即每周中不连续的 2 天每天只摄取 500 kacl(女生)或 600 kacl(男生)能量的食物,其余 5 天自由饮食,不控制。随着时代发展,我们的饮食习惯也发生了巨大的变化,整天吃吃喝喝已成为我们生活的"常态",每天摄取的能量也普遍超标。轻断食正迎合了低热量的饮食趋势,一些研究表明,轻断食带来的好处不仅仅局限于瘦身减肥,同时还有保护大脑、抗衰老、控制血糖、提高免疫功能、预防癌症、改善情绪等功能。

1. 饮食原则　一周内,挑出不连续的两天轻断食,其他五天正常饮食,轻断食的两天允许女性摄入 500 kacl、男性摄入 600 kacl 热量的食物,宜选择一些蛋白质含量高但升糖指数低的食物,不建议全面禁绝碳水化合物,但应尽量避免食用高热量、高升糖指数的食物。

2. 饮食安排

(1) 碳水化合物　碳水化合物对血糖的影响大,血糖升高会导致胰岛素浓度变高,胰岛素可使体内储存脂肪,但碳水化合物供给热能、节约蛋白质的功能也不可忽略,因此不建议轻断食日全面禁绝碳水化合物的摄入,应挑选升糖指数低的食物,如燕麦、糙米等。

(2) 蛋白质　补充适量蛋白质以保持肌肉健康,保护细胞功能,调节内分泌,促进免疫力,增强体力等,但不建议在轻断食日只摄取蛋白质,轻断食日应将蛋白质纳入允许的热量额度之内,并应选择"优质蛋白质",比如清蒸白水鱼、去皮鸡肉和虾等。

3. 脂肪 轻断食日应选择低脂烹饪手法和低脂食物。据《中国居民膳食指南(2022)》,每人每日烹调油量为 25～30 g,轻断食日应尽量减少脂肪的摄入,减少烹调用油,选用低脂食物。如用少油或无油烹调方法,用低脂鸡肉、牛肉代替猪肉,以豆制品代替动物肉类,多食用白菜、黄瓜、海带等低脂食物。

4. 矿物质 轻断食日应减少食盐摄入,采用低盐的烹调方法,如后放食盐、用酸味代替咸味等方法,同时可适量食用富含钙镁的食物,如脱脂纯牛奶和坚果等。

5. 维生素 轻断食日应适量摄入维生素丰富的食物,如富含维生素 B 的全麦食品、富含维生素 C 的柑橘类水果等。

第三节　营养与糖尿病

糖尿病(Diabetes Mellitus,DM)是因胰岛素分泌缺陷及(或)胰岛素作用缺陷,致糖类、脂肪及蛋白质等代谢紊乱,以血浆葡萄糖(简称血糖)水平升高为特征的代谢性疾病群。我国糖尿病患病率仍在上升,2015—2017 年达到 11.2%,各民族有较大差异,各地区之间也存在差异。糖尿病的知晓率(36.5%)、治疗率(32.2%)和控制率(49.2%)有所改善,但仍处于低水平。糖尿病已成为严重影响国人身心健康的主要公共卫生问题。它的急、慢性并发症,尤其是慢性病并发症累及多个器官,致残、致死率高,严重影响患者的身心健康,并给个人、家庭和社会带来沉重的负担。

根据 WHO 和 IDF 的建议,糖尿病可以分为 4 型,即 1 型糖尿病、2 型糖尿病、妊娠期糖尿病、其他特殊类型糖尿病。

一、营养代谢变化

胰岛素的主要生理功能是促进合成代谢,抑制分解代谢。一旦胰岛素缺乏,物质代谢即发生紊乱。主要表现如下:

(一)糖代谢紊乱

糖尿病患者体内胰岛素分泌绝对或相对不足是造成代谢紊乱的根本原因。高血糖是糖代谢紊乱的结果。其发生机制,一是葡萄糖的利用减少,二是肝糖原输出增多。

1. 葡萄糖的合成、利用减少 糖尿病患者胰岛素分泌减少或者外周组织对胰岛素敏感性下降,导致血液中的葡萄糖进入细胞内减少,糖原合成减少,同时伴随着糖酵解减弱、三羧酸循环减弱、磷酸戊糖途径减弱,从而造成糖代谢紊乱,不能够充分燃烧,同时伴随糖的利用率降低。

2. 肝糖输出增多 糖尿病患者由于胰岛素减少,升糖激素(如胰高血糖素、儿茶酚胺等)相对升高,血糖偏高。升糖激素主要通过下述途径升高血糖:①糖原分解增多;②糖原异生增加,使肝糖输出增多。

(二)脂肪代谢紊乱

1. 脂肪合成减少 胰岛素能促进脂肪的合成,当胰岛素分泌不足时这种作用减弱,脂肪合成明显减少。

2. 脂肪分解增速、酮体生成增加 糖尿病患者体内胰岛素分泌减少或胰岛素抵抗，不足以抑制脂肪的分解并伴有胰高血糖素增多时，脂肪分解加速，产生大量的脂肪酸，脂肪酸经肝 β 氧化产生大量的乙酰辅酶 A，乙酰辅酶 A 进入三羧酸循环受阻故转化成酮体，当超过机体对酮体的利用能力时就可产生酮症酸中毒，尤其是在应激状态下更易产生。

3. 血脂代谢紊乱 糖尿病人因胰岛素绝对或相对缺乏，脂肪合成代谢减少，分解代谢增强，血中脂肪酸明显增多，脂肪酸与磷酸甘油结合转化为甘油三酯。所以糖尿病患者血中甘油三酯水平显著增高，脂肪酸经肝的氧化分解大量的乙酰辅酶 A，该物质不能进入三羧酸循环，所以酮体生成增加，胆固醇合成增加。

（三）蛋白质代谢紊乱

糖尿病患者，尤其是 1 型糖尿病患者，胰岛素分泌不足，其结果是蛋白质的合成减少而分解增加。由于蛋白质代谢呈负氮平衡，患者肌肉萎缩，消瘦乏力，抵抗力降低，易发生各种感染，手术刀口不易愈合。小儿则生长发育受阻，糖尿病肾病后期可发生低蛋白血症。

（四）酸碱平衡失调

糖尿病患者病情控制不佳时，可发生下列代谢性酸中毒：① 酮症酸中毒昏迷；② 乳酸酸中毒并昏迷；③ 糖尿病肾病晚期可引起尿毒症；④ 糖尿病由于大量脱水可引起代谢性酸中毒。

二、糖尿病临床表现及并发症

（一）糖尿病临床表现

1. 三多一少 糖尿病是一种慢性进行性疾病。典型症状是三多一少，即多尿、多饮、多食、体重减少。多尿系因血糖增多，超过肾阈值，致使大量葡萄糖由肾脏排出，带走大量液体而引起，尿多者一日 20 余次，总量 2 000～3 000 mL 或以上。多饮是多尿的必然结果。多食是由于大量葡萄糖自体内排出，造成体内能源物质缺少，从而使患者感到饥饿。另外，高血糖刺激胰岛素分泌亦可引起食欲亢进。糖尿病人缺乏胰岛素，不能充分利用葡萄糖供给热能，只得借助于肌肉和脂肪的分解，致使高能磷酸键减少，氮质呈负平衡，并出现失水等现象，因而患者在发病前多有肥胖史，但得病后体重有所减轻。

2. 餐前低血糖 胰岛素快速分泌高峰消失，分泌高峰延迟，与葡萄糖代谢峰谷不同步，同时胰岛素清除往往缓慢，致使在餐前易出现低血糖。

3. 皮肤瘙痒及感染 由于高血糖刺激，患者可发生全身皮肤瘙痒，外阴部尤为明显。皮肤感染时，愈合缓慢，甚至有患者发生下肢坏疽。

4. 生长发育迟缓 控制不良的 1 型糖尿病患者生长发育受阻，身材矮小，性发育迟缓。

（二）糖尿病并发症

糖尿病控制不良时可发生急、慢性并发症，并产生相应系统的损伤症状。

1. 急性并发症 包括糖尿病酮症酸中毒、高渗性非酮症糖尿病昏迷、乳酸酸中毒、低血糖症、急慢性感染等。

2. 慢性并发症 包括血管并发症、糖尿病脑血管病、糖尿病眼病、糖尿病肾病、糖尿病足等。

三、糖尿病诊断标准和分类

目前我国采用的糖尿病诊断标准是根据美国糖尿病协会(ADA)1997 年公布的糖尿病诊断标准。

1. 诊断原则

(1)糖尿病危险人群 老人、肥胖、有糖尿病家族史、高血压、高脂血症、有妊娠糖尿病(GDM)史,应激性高血糖等;或有糖尿病症状者,如口渴、多尿、乏力、体重降低、皮肤瘙痒、反复感染等;空腹血糖≥7.0 mmol/L,或任何 1 次血糖>11.1 mmol/L 即可诊断为糖尿病。

(2)葡萄糖耐量试验 如结果可疑,应再做葡萄糖耐量试验。成人空腹口服 75 g 葡萄糖后测血糖,餐后 2 h 血糖>11.1 mmol/L 可诊断糖尿病,7.8~11.1 mmol/L 为糖耐量损伤(Impaired Glucose Tolerance,IGT)。

(3)单独空腹血糖 6.1~7.0 mmol/L,称为空腹血糖受损(Impaired Fasting Glucose,IFG)。

需要注意的是空腹或餐后 2 h 血糖水平在临界值左右患者,需隔 2~4 周复查,用口服 75 g 葡萄糖试验证实,直到确诊或排除糖尿病为止。

2. 诊断标准

(1)正常:空腹血糖(FPG)<6.1 mmol/L 并且餐后 2 h 血糖(2hPG)<7.8 mmol/L。

(2)糖耐量损伤(IGT):餐后 2 h 血糖(2h PG)>7.8 mmol/L,但<11.0 mmol/L。

(3)空腹血糖受损(IFG):空腹血糖(FPG)≥6.1 mmol/L,但<6.9 mmol/L。

(4)糖尿病患者:有典型糖尿病症状(多尿、多饮和不能解释的体重下降)者,任意血糖≥11.1 mmol/L 或空腹血糖(FPG)≥7.0 mmol/L。

表 6-6 糖尿病诊断标准 单位:mmol/L

类别	血浆		全血	
	静脉	毛细血管	静脉	毛细血管
糖尿病				
空腹血糖	≥7.0	≥7.0	≥6.1	≥6.1
餐后 2 小时血糖	≥11.0	≥12.2	≥10.0	≥11.1
糖耐量损伤				
空腹血糖受损	6.1~6.9	6.1~6.9	5.6~6.0	5.6~6.0
餐后糖耐量异常	7.8~11.0	8.9~12.1	6.7~9.9	7.8~11.0

四、糖尿病医学营养治疗

糖尿病医学营养治疗是临床条件下,对糖尿病或糖尿病前期患者的营养问题采取特殊干预措施,参与患者的全程管理,包括进行个体化营养评估、营养诊断,制定相应营养干预计划,并在一定时期内实施及监测。通过改变膳食模式与习惯、调整营养素结构、由专科营养(医)师给予个体化营养治疗,可以降低 2 型糖尿病(T2DM)患者的糖化血红蛋白,并有助于维持理想体重及预防营养不良。近年的研究证实,对肥胖的 T2DM 患者采用强化营养治疗可使部分患者的糖尿病得到缓解。营养治疗已经成为防治糖尿病及其并发症的重要手段。

（一）医学营养治疗的目标

参考国内外卫生行业标准和指南的要求,确定营养治疗的目标如下:(1) 促进并维持健康饮食习惯,强调选择合适的食物,并改善整体健康;(2) 达到并维持合理体重,获得良好的血糖、血压、血脂的控制以及延缓糖尿病并发症的发生;(3) 提供营养均衡的膳食。

为满足个人背景、文化等需求,可选择更多类型的营养丰富的食物,并能够进行行为改变。

（二）糖尿病的营养治疗

1. 能量　糖尿病前期或糖尿病患者应当接受个体化能量平衡计划,目标是既要达到或维持理想体重,又要满足不同情况下营养需求。对于所有超重或肥胖的糖尿病患者,应调整生活方式,控制总能量摄入,至少减轻体重 5%。建议糖尿病患者能量摄入参考通用系数方法,按照 $105\sim126$ kJ($25\sim30$ kcal)$\cdot$kg^{-1}(标准体重)$\cdot$d^{-1}计算能量摄入。再根据患者身高、体重、性别、年龄、活动量、应激状况等进行系数调整。不推荐糖尿病患者长期接受极低能量(<800 kcal/d)的营养治疗。

2. 脂肪　不同类型的脂肪对血糖及心血管疾病的影响有较大差异,故难以精确推荐膳食中脂肪的供能。一般认为,膳食中脂肪提供的能量应占总能量的 20%～30%。如果是优质脂肪(如单不饱和脂肪酸和 n-3 多不饱和脂肪酸组成的脂肪),脂肪供能比可提高到 35%。应尽量限制饱和脂肪酸、反式脂肪酸的摄入量。单不饱和脂肪酸和 n-3 多不饱和脂肪酸(如鱼油、部分坚果及种子)有助于改善血糖和血脂,可适当增加。应控制膳食中胆固醇的过多摄入。

3. 碳水化合物　社区动脉粥样硬化危险(ARIC)研究结果显示,碳水化合物所提供的能量占总能量的 50%～55% 时全因死亡风险最低。考虑到我国糖尿病患者的膳食习惯,建议大多数糖尿病患者膳食中碳水化合物所提供的能量占总能量的 50%～65%。餐后血糖控制不佳的糖尿病患者,可适当降低碳水化合物的供能比。不建议长期采用极低碳水化合物膳食。在控制碳水化合物总量的同时,应选择低血糖生成指数碳水化合物,可适当增加非淀粉类蔬菜、水果、全谷类食物,减少精加工谷类的摄入。全谷类应占总谷类的一半以上。全谷类摄入与全因死亡、冠心病、T2DM 及结直肠癌风险呈负相关。进餐应定时定量。注射胰岛素的患者应保持碳水化合物摄入量与胰岛素剂量和起效时间相匹配。增加膳食纤维的摄入量。

4. 蛋白质　肾功能正常的糖尿病患者,推荐蛋白质的供能比为 $15\%\sim20\%$,并保证优质蛋白占总蛋白的一半以上。有显性蛋白尿或肾小球滤过率下降的糖尿病患者蛋白质摄入应控制在每日 0.8 g/kg 体重。

5. 饮酒　不推荐糖尿病患者饮酒。若饮酒应计算酒精中所含的总能量。女性一天饮酒的酒精量不超过 15 g,男性不超过 25 g(15 g 酒精相当于 350 mL 啤酒、150 mL 葡萄酒或 45 mL 蒸馏酒)。每周饮酒不超过 2 次。应警惕酒精可能诱发的低血糖,尤其是服用磺脲类药物或注射胰岛素及胰岛素类似物的患者应避免空腹饮酒并严格监测血糖。

6. 盐　食盐摄入量限制在每天 5 g 以内,合并高血压的患者可进一步限制摄入量。同时应限制摄入含盐高的食物,如味精、酱油、盐浸等加工食品、各类调味酱等。

7. 微量营养素　糖尿病患者容易缺乏 B 族维生素、维生素 C、维生素 D 以及铬、锌、硒、镁、铁、锰等多种微量营养素,可根据营养评估结果适量补充。长期服用二甲双胍者应防止维生素 B_{12} 缺乏。无微量营养素缺乏的糖尿病患者,无须长期大量补充维生素、微量元素以及植物提取物等制剂,其长期安全性和改善临床结局的作用有待验证。

8. 膳食模式　对糖尿病患者来说,并不推荐特定的膳食模式。地中海膳食、素食、低碳水化合物膳食、低脂肪低能量膳食均在短期有助于体重控制,但要求在专业人员的指导下完成,并结合患者的代谢目标和个人喜好(如风俗、文化、宗教、健康理念、经济状况等),同时监测血脂、肾功能以及内脏蛋白质的变化。

（三）营养教育与管理

营养教育与管理有助于改善糖耐量,降低糖尿病前期发展为糖尿病的风险,并有助于减少糖尿病患者慢性并发症的发生。应为糖尿病患者制订营养教育与管理的个体化目标与计划,并与运动、戒烟一起作为糖尿病及其并发症防治的基础。

科学知识链接

糖尿病治疗的五架马车

早在 20 世纪 40 年代,现代糖尿病学的奠基人——美国 Joslin 医生,就率先提出了糖尿病的综合治疗原则。他把糖尿病的治疗比作是一辆由三匹马拉的战车,这三匹马分别是饮食治疗、运动治疗和药物治疗。而糖尿病患者就如同古代的战士,需要灵活驾驭这三匹马。Joslin 医生指出,驾驭好一匹马需要技巧,驾驭好两匹马需要智慧,如果要驾驭好三匹马,必须是一位杰出的驯马师。

到 20 世纪 90 年代,我国著名糖尿病学家向红丁教授在此基础上,提出了糖尿病的"五驾马车"治疗原则,即饮食、运动、药物、教育和监测。向红丁教授认为,只要患者认真掌握好这五条原则,或者说驾驭好这五匹马,就能获得良好的糖尿病控制效果,避免急性或慢性并发症的发生和发展。"五驾马车"的形象比喻,受到广大内分泌科医生普遍认同,无数糖尿病患者从中获益。

五驾马车指的是糖尿病治疗的五项基本措施。第一是教育,糖尿病教育是非常重要的一项治疗措施,目的在于减少无知的代价,让患者能够对糖尿病有全面正确的客观理性认识。了解糖尿病越多,越能够更好地配合医生进行治疗,减少无知的代价。第二是饮食,饮食治疗是糖尿病的基础治疗,在"五驾马车"里面常常被称为原马。饮食治疗的两大基本原则,一是控制总数量,二是均衡饮食。第三是运动,运动治疗也是糖尿病的基础治疗,强调的是持之以恒,量力而行。第四是药物,药物治疗是糖尿病治疗的一个重要组成成分,现在药种类非常多,应该根据患者的具体情况来进行选择。第五是监测,血糖监测很容易被人忽视,监测可以说是"五驾马车"里的头马。没有监测引领的治疗是盲目的治疗,如果不进行血糖监测,很难知道病程到底进展到什么程度,现在的治疗方案到底是否合理,是否需要调整,究竟如何去调整等。

第四节　营养与高血压

高血压是一种以动脉压升高为特征,可伴有心脏、血管、脑和肾脏等器官功能性或器质性改变的全身性疾病。2021 年《柳叶刀》发表由伦敦帝国理工学院和世界卫生组织主持撰写的首份全球高血压流行趋势综合分析报告,这份迄今全球最大规模的高血压研究报告显示,在过去 30 年中,30～79 岁高血压成年人人数从 6.5 亿人增加到 12.8 亿人。

高血压分为原发性和继发性两大类。对绝大多数患者而言,高血压的病因不明,称之为原发性高血压,占总高血压人数的 95％以上。在不足 5％患者中,血压升高是某些疾病的一种临床表现,本身有明确而独立的病因,称为继发性高血压。继发性高血压是继发于肾、内分泌和神经系统疾病的高血压,多为暂时的,在原发的疾病治愈后,血压会恢复正常水平。

一、高血压的诊断和分类

在未使用降压药物的情况下,非同日 3 次测量血压,收缩压≥140 mmHg 和(或)舒张压≥90 mmHg 为高血压。收缩压≥140 mmHg 和舒张压<90 mmHg 为单纯性收缩期高血压。患者既往有高血压史,目前正在使用降压药物,虽然血压低于 140/90 mmHg,也诊断为高血压。根据血压的升高水平,又进一步将高血压分为 1 级、2 级和 3 级(见表 6-7)。

表 6-7　血压水平分类和定义　　　　　　单位:mmHg

分类	收缩压		舒张压
正常血压	<120	和	<80
正常高值	120～139	和/或	80～89
高血压:	≥140	和/或	≥90
1 级高血压(轻度)	140～159	和/或	90～99
2 级高血压(中度)	160～179	和/或	100～109
3 级高血压(重度)	≥180	和/或	≥110
单纯收缩期高血压	≥140	和	<90

注:当收缩压与舒张压分属于不同级别时,以较高的分级为准。

引自《中国高血压防治指南》(2010 年修订版)

二、高血压的病因和影响因素

原发性高血压的病因和影响因素包括以下几个方面：

1. 遗传因素 约60%的高血压病人有家族史，但遗传的方式未明。如父母均患有高血压，其子女高血压发生率可达46%；父母中有一人患高血压，其子女高血压发生率为28%；均高于父母血压正常者。另外不同种族和民族之间血压有一定的群体差异。

2. 年龄和性别 发病率有随年龄增长而增高的趋势，40岁以上者发病率高在男性中表现得更为明显。女性更年期前患病率低于男性，而更年期后高于男性。

3. 性格 性格差异会导致体内环境变化的差异，促使血管收缩的激素在发怒、急躁时分泌旺盛，而血管收缩引起的血压升高，将会诱发高血压。长期的精神过度紧张也是高血压发病的诱因，长期从事高度紧张工作的人群高血压患病率较高。

4. 超重和肥胖 身体脂肪含量与血压水平呈正相关。人群体重指数（BMI）与血压水平呈正相关，BMI每增加3 kg/m²，4年内发生高血压的风险男性增加50%、女性增加57%。同时，脂肪的分布与高血压的发生也有关，腹部脂肪聚集越多，血压水平就越高。男性腰围≥90 cm或女性腰围≥85 cm，发生高血压的风险是腰围正常者的4倍以上。

5. 饮食营养因素

（1）高钠、低钾膳食 食盐的摄入量与高血压的发生率密切相关，限制食盐摄入可降低高血压发病率。膳食中的钾具有降低血压作用。在钾摄入量高的社区，其平均血压和高血压的发病率均比钾摄入量低的社区要低。对高钠引起的高血压患者，高钾膳食改善血压的效果更为明显。我国南方人群食盐的摄入量平均为8~10 g/d，北方人群为12~15 g/d，均远远超过WHO建议的5 g/d，而钾盐的摄入量我国居民平均只有1.89 g/d，远低于WHO 4.7 g/d的建议值。

（2）脂类 总脂肪摄入量和血压之间的关系尚未被证实，因为脂肪摄入量的变化会导致其他膳食因素的改变。但增加多不饱和脂肪酸和减少饱和脂肪酸的摄入都有利于降低血压。n-3和n-6的多不饱和脂肪酸有调节血压的作用，且呈现剂量效应关系，尤其是n-3多不饱和脂肪酸的作用受到较多的关注。

（3）钙和镁 膳食中钙摄入不足可导致血压升高，膳食中补充钙可引起血压降低。美国全国健康和膳食调查结果显示，每日钙摄入量低于300 mg者与摄入量为1 200 mg者相比，高血压危险性高2~3倍。膳食中每日钙的摄入量低于600 mg，就有可能导致血压升高。研究发现高镁膳食与降低血压相关，摄入含镁高的食物可降低血压。

6. 吸烟和过量饮酒 吸烟可促进肾上腺素和去甲肾上腺素的分泌增加，使心跳加快，收缩压和舒张压均升高。长期大量吸烟还会使小动脉持续性收缩、硬化，血压升高。过量饮酒是高血压发病的危险因素，少量饮酒（每天1~2个标准杯）者短时间内血压降低，但随后血压升高。而中度和重度以上饮酒是高血压的致病因素之一，每天饮酒3~5杯以上的男子和每天饮酒2~3杯的女子患高血压的危险性较高，长期喝酒成瘾者比刚饮酒的人对血压的影响更大。

7. 体力活动不足 缺乏体力活动严重影响心血管健康。适量运动可舒缓交感神经紧张，增加扩血管物质，改善内皮功能，促进糖脂代谢，降低高血压和心血管疾病的发病风险。

8. 其他 如避孕药的使用和睡眠呼吸暂停低通气综合征等可影响高血压的发生。

三、原发性高血压的营养防治

高血压的治疗包括非药物治疗和药物治疗。非药物治疗主要指生活方式干预,即去除不利于身体和心理健康的行为和习惯,它不仅可以预防或延迟高血压的发生,还可以降低血压,提高降压药物的疗效,从而降低心血管风险。

（一）控制总能量摄入，增加运动，保持适宜体重

适当减轻体重,减少体内脂肪含量,可显著降低血压。最有效的控制体重的方法是限制能量的摄入和增加体力活动。控制高热量食物的摄入,适当控制主食用量。对超重的患者,总能量可根据患者的理想体重,每日每千克体重给予 20～25 kcal,或每日能量摄入比平时减少 500～1 000 kcal。

运动方面,建议每天进行适当的 30 分钟左右的体力活动,每周 3 次以上有氧体育锻炼。典型的运动计划包括三个阶段:① 5～10 分钟轻度热身活动;② 20～30 分钟耐力活动或有氧运动;③ 放松阶段,约 5 分钟。通常以每周减重 0.5～1 kg 为宜。

（二）减少钠盐摄入，增加钾盐摄入

《中国高血压防治指南》(2010 年修订版)提出,减少钠盐摄入的主要措施包括:

(1) 尽可能减少烹调用盐,建议使用可定量的盐勺。

(2) 减少味精、酱油、酱类等含钠盐的调味品用量。

(3) 少食或不食含钠盐量较高的各类加工食品,如咸菜、火腿、香肠以及各类炒货。

(4) 增加蔬菜和水果的摄入量。

(5) 肾功能良好者,使用含钾的烹调用盐。

（三）参考 DASH 膳食

DASH 膳食是由美国国立卫生研究院,美国心脏、肺和血液研究所制定的高血压膳食模式。其特点为:富含蔬菜、水果,包括全谷类、禽类、鱼类和坚果。DASH 富含的营养素包括钾、镁、钙和蛋白质,而总脂肪、饱和脂肪酸和胆固醇的含量较低,富含膳食纤维。有研究表明,DASH 膳食可使轻度高血压患者的收缩压和舒张压均降低,并且与单独使用降压药的效果相似。

1. 增加钾、钙、镁的摄入量 钾盐可对抗钠盐升高血压的作用。高血压患者应摄入富含钾的食物,如新鲜绿色叶菜、豆类和根茎类、香蕉等。提倡多摄入富含钙的食品如牛奶、奶制品、豆类和豆制品等,以及富含镁的食物如各种干豆、鲜豆、香菇、菠菜、桂圆等。

2. 减少膳食脂肪摄入量，保持良好的脂肪酸比例 脂肪摄入量控制在总能量的 25% 以下,限制饱和脂肪酸摄入量,多不饱和脂肪酸和饱和脂肪酸的比例控制在(1～1.5)∶1。

3. 增加优质蛋白 蛋白质占总能量的 15% 以上,同时关注蛋白质来源,不同来源的蛋白质对血压的影响不同,动物性蛋白以禽类、鱼类和牛肉等为主,提倡多吃大豆蛋白。

4. 增加新鲜蔬菜和水果的摄入 新鲜水果和蔬菜含有丰富的钾、膳食纤维以及植物化学物。有研究表明,富含蔬菜、水果的低脂肪饮食可以使食用者的收缩压平均下降

11 mmHg,舒张压平均下降 6 mmHg。

（四）限制饮酒

每日酒精摄入量男性应低于 25 g,女性应低于 15 g。不提倡高血压患者饮酒,如饮酒则应少量,白酒、葡萄酒（或米酒）与啤酒的量应分别少于 50 mL、100 mL、300 mL。

五、高血压病人的食物选择

（一）宜用食物

多食用具有降血压、降血脂作用和具有保护心血管功能的食物,如芹菜、番茄、胡萝卜、荸荠、海带、黄瓜、木耳、香蕉等。降脂食物主要有山楂、大蒜、香菇、平菇、蘑菇、黑木耳、银耳等食物。多摄入新鲜蔬菜和水果,如小白菜、青菜、柑橘、大枣、猕猴桃、苹果等。应多食用富含钙、镁、钾等矿物质的食物,如乳类及其制品、豆类及其制品、鱼、虾、新鲜绿色叶菜、水果等。

（二）忌（少）用食物

高血压病人应限制能量过高的食物,尤其是动物油脂、油炸食物、甜点和含糖饮料等。限制过咸的食物,如腌制品、蛤贝类、虾米、松花蛋、含钠量高的绿叶蔬菜等。同时戒烟限酒,少饮用浓茶、咖啡,避免辛辣刺激性食品。

科学知识链接

世界高血压日

高血压是危害人类健康最主要的慢性疾病。它涉及的面很广,危害严重。它不仅仅是一个健康医学问题,也对社会产生重大的影响。

20 世纪 70 年代以来,世界卫生组织非常重视全球范围内对高血压的防治工作,最主要的一项成果就是建立了世界高血压联盟这一组织。这一组织是由各个国家的高血压联盟小组组成的,各个国家的高血压联盟是由各个国家的流行病学、临床各个方面的专家组成的。世界高血压联盟的主要任务就是教育与宣传:教育全民包括患者和医务人员要有一个科学合理的生活方式,以预防高血压的发生;宣传治疗高血压的重要性等等。

世界高血压联盟决定从 2005 年起将每年的 5 月 17 日定为世界高血压日。我们国家在 1989 年 5 月 12 日正式成为世界高血压联盟的成员,也成立了相应的中国高血压联盟。

历年主题

2005 高血压意识

2006 控制高血压,降压要达标

2007 健康膳食、健康血压

2008 家庭测量您的血压

2009 盐与高血压

2010 健康体重　健康血压

2016 知晓您的血压

2019 知晓您的血压

2022 精准测量,有效控制,健康长寿

第五节　营养与癌症

癌症是以因细胞遗传信息改变导致难以控制的细胞增殖为特点的 100 多种疾病的总称。癌症是全球一个主要的死亡原因,根据 WHO 的资料,2008 年造成 760 万人死亡(约占所有死亡人数的 13%),且大约 70% 的癌症死亡发生在低收入和中等收入国家。全世界癌症死亡人数预计将继续上升,到 2030 年将超过 1 310 万人。

根据国家癌症中心 2013 年肿瘤登记数据显示,中国居民癌症新发病例 309 万,发病率为 $235/10^5$;其中男性新发病例 180.8 万,发病率为 $268.7/10^5$,发病前五位依次为肺癌、胃癌、肝癌、食管癌和结直肠癌;女性新发病例 128.5 万,发病率为 $200.6/10^5$,发病前五位依次为乳腺癌、肺癌、结直肠癌、胃癌和肝癌。

癌症是环境(外因)和遗传(内因)等多因素共同作用的结果。在各影响因素中,环境因素最为重要,而且是可以改变的。据估计在癌症的病因中,烟草使用是全世界癌症的单一最大可预防病因,造成 22% 的癌症死亡,以及全球 71% 的肺癌死亡。其他因素包括传染因子、辐射、工业化学污染、医疗和用药,以及食物、营养、身体活动和体成分等。食物是人体联系外环境最直接、最经常、最大量的物质,也是机体内环境及代谢的物质基础。

一、膳食营养在癌症发生发展中的作用

大约有 30% 的癌症死亡源自五种主要行为和饮食危险因素:高体重指数、水果和蔬菜摄入量低、缺乏运动、使用烟草及饮酒。膳食营养可以影响恶性肿瘤生成的启动、促进、进展的任一阶段。

食物中既存在致癌因素,也存在抗癌因素,从而产生促癌效应或抗癌效应。在癌症的发生发展过程中,膳食营养因素可影响癌症发生的任一阶段,由于食物成分非常复杂,而这些复杂的成分对正常细胞和癌细胞的作用更是复杂,要阐明膳食与癌症的关系是困难的。膳食营养因素与体力活动影响身体的肥胖度,而肥胖本身对癌症的发生发展有重要影响。食物、营养、肥胖及体力活动可以通过影响细胞增殖分化、激素水平、炎症与免疫、细胞凋亡、细胞周期、致癌物代谢和 DNA 修复等多个方面,从而影响癌症的发生发展。

(一) 膳食模式与癌症的关系

膳食模式可影响癌症的发生和种类。由于膳食结构不同,不同的国家癌症谱也不同,同一个国家随着经济的发展和膳食模式的改变,癌症谱也会发生改变。如非洲、拉丁美洲、亚洲一些发展中国家和地区,膳食中的谷类食物较多,动物性食品相对较少,居民以上呼吸道和消化道癌症(口腔癌、咽癌、喉癌、鼻咽癌及食管癌)、胃癌、原发性肝癌、子宫颈癌为主。相反,在高收入国家以及城市化和工业化水平较高的中低收入地区和国家,居民结肠癌、与激素有关的癌症(乳腺癌、卵巢癌、子宫内膜癌以及前列腺癌)的发生率较高,这些

国家居民膳食中植物性食品较少,动物性食品较多。肺癌仍然是世界范围内最常见的癌症。随着经济的发展,我国的膳食模式发生了改变,谷类食物消费有所减少,而动物性食物和油类消费增加,肉类增加了2~3倍,蔬菜、水果减少,酒的消费量也增加,使乳腺癌、结肠癌和前列腺癌发病率明显增加。

以地中海地区国家如希腊、法国、葡萄牙、西班牙等为代表的地中海膳食模式,其特点为蔬菜、水果、五谷杂粮、鱼和海产品较多,小麦是能量的主要来源,并食用橄榄油。大量流行病学资料表明,这些国家癌症的死亡率较西欧和北美国家低。

移民流行病学表明,移居到新国家地区的居民,经过一定的时间后,癌症发生谱也与当地的居民相似,说明外界因素包括膳食因素在癌症的发生中起一定的作用。

国际癌症研究机构(IARC)专题工作组将食用红肉定为较可能对人类致癌(2A级),这一关联主要存在于食用红肉与结肠直肠癌之间,但食用红肉也与胰腺癌和前列腺癌存在关联。专家组基于食用加工肉制品导致人类结直肠癌的足够证据,将加工肉制品列为对人类致癌(1级),每天食用的每50 g加工肉制品可使罹患结直肠癌的风险增加18%。

各种食物评价结果显示,全谷物可降低结肠直肠癌发病风险;十字花科蔬菜和绿色蔬菜摄入量增加可显著降低肺癌的发病风险,增加蔬菜摄入量对预防食管鳞癌和食管腺癌均具有保护作用;葱属和十字花科蔬菜对预防胃癌具有保护作用;十字花科蔬菜摄入量增加可降低乳腺癌的发病风险;水果摄入与食管癌、结直肠癌、胃癌呈负相关,水果和蔬菜摄入可降低肺癌、乳腺癌的发病风险;过多摄入畜肉可增加结直肠癌的发病风险;大豆可降低乳腺癌的发病风险;低脂奶可降低乳腺癌的发病风险;适量摄入坚果可降低女性结肠癌的发病风险;增加饮茶可降低乳腺癌、胃癌的发病风险;橄榄油的摄入可降低乳腺癌的发生风险;高盐(钠)摄入可增加胃癌的发病风险;大量饮酒可增加结直肠癌危险性;饮酒可增加乳腺癌的发病风险;过多腌制、烟熏食品的摄入均可增加食管癌、胃癌的发病风险,过多腌制食品的摄入可增加乳腺癌的发病风险。

(二)能量与癌症的关系

近年来的研究发现,断食和热量限制对预防癌症发生和提高癌症治疗效果有积极作用。体脂含量增加是食管腺癌、胰腺癌、结直肠癌、绝经后乳腺癌、子宫内膜癌和肾癌发生的病因之一,并很可能是胆囊癌的病因。腹型肥胖是结直肠癌的病因,并可能是胰腺癌、绝经后乳腺癌和子宫内膜癌的危险因素。

(三)宏量营养素与癌症的关系

1. 蛋白质　膳食蛋白质摄入量不足时,食管癌和胃癌发生的危险性增加;而富含蛋白质的食品尤其动物蛋白质摄入过高,可诱发结肠癌、乳腺癌和胰腺癌。

2. 脂肪　结直肠癌及乳腺癌的发病率及死亡率在摄食高脂肪地区、国家人群中较高,尤其与动物脂肪的摄入量呈正相关;脂肪摄入量过多能促进雌激素和催乳素的增生,增加子宫内膜癌的危险性;在摄食高脂饮食地区,前列腺癌的病死率也高;高脂肪摄入量与卵巢癌及睾丸癌也有关系。

3. 碳水化合物　膳食纤维在防癌方面起很重要作用,富含膳食纤维的食物如蔬菜、水果、谷物等,具有预防结直肠癌的作用,并显示对食管癌有预防作用。食用菌类食物及海洋生物中的多糖有防癌作用,如蘑菇多糖、灵芝多糖、云芝多糖等有提高人体免疫力作用,海参多糖有抑制肿瘤细胞生长的作用。

(四)微量营养素与癌症的关系

1. 维生素 A 和 β-胡萝卜素 维甲酸类包括维生素 A 的天然形式和人工合成的类似物,可以作为癌症化学预防的首选。维生素 A 类化合物可能通过抗氧化作用、诱导细胞的正常分化、提高机体免疫功能、调控基因表达而起到预防癌症的作用。增加 β-胡萝卜素的摄入量对肺癌、食管癌、宫颈癌、乳腺癌、喉癌、卵巢癌、膀胱癌等患者有保护作用。

2. 维生素 D 维生素 D 和钙的摄入量与大肠癌的发病率呈负相关。

3. 维生素 C 维生素 C 摄入量与多种癌症的死亡率呈负相关,高维生素 C 摄入量可降低胃癌、食管癌、肺癌、宫颈癌、胰腺癌等的危险。

4. 维生素 E 维生素 E 与超氧化物歧化酶(SOD)、谷胱甘肽过氧化物酶(GSH-Px)一起构成体内的抗氧化系统,保护生物膜上的多不饱和脂肪酸、细胞骨架及其他蛋白质的巯基免受自由基攻击,从而具有防癌抗癌作用。维生素 E 可能降低肺癌、宫颈癌、肠癌、乳腺癌等的危险性。

5. 叶酸 富含叶酸的食物摄入可以降低胰腺癌、食管癌和结直肠癌的危险性。

6. 矿物质 硒为抗氧化剂,其防癌作用比较确定。食管癌患者血、头发中锌含量低于正常人,癌组织内锌含量低于非癌组织部分,但锌过多会影响硒的吸收。研究表明,碘过多和碘缺乏都会增加甲状腺癌的危险性;铁摄入量过高可增加结直肠癌的危险性。

(五)植物化学物与癌症的关系

目前普遍认为蔬菜、水果对人体健康的益处除营养素外主要来自植物化学物,我国市场上很多保健食品的标志性成分也为植物化学物,在植物化学物的生物学功能研究中,抗癌作用是研究热点之一。

1. 黄酮类化合物 黄酮类化合物是一类多酚化合物,存在于水果、蔬菜、干果、种子、花卉、树皮中,多以甙类形式存在,有许多类型。黄酮类化合物有许多生物效用,具有良好的抗氧化性能和清除自由基的能力,具有防癌、抗癌作用。槲皮素可以降低烟草的致癌性,槲皮素在洋葱中含量较高,其次为甘蓝、西兰花、菜豆、莴苣、蚕豆等。洋葱和其他葱蒜类蔬菜摄入量与癌症危险性呈负相关,特别是胃癌、结肠癌和直肠癌。茶叶中的儿茶素(黄烷醇)占茶多酚活性成分的 80%,是茶叶抗癌作用的主要有效成分。

大豆异黄酮为存在于大豆及其制品中的一类黄酮类化合物,种类较多,在体内呈现雌激素样活性,能与雌二醇竞争结合雌激素受体,拮抗雌激素的作用,从而对激素相关的癌症如乳腺癌、子宫癌、卵巢癌有保护作用。

蔬菜和水果越来越被证明是人体对多种癌症的保护因素。在一些水果、蔬菜中尚存在其他黄酮类化合物,如主要见于柑橘类水果中的黄烷酮和黄烷酮醇、植物花色素类等,可能在防癌、抗癌中起到一定的作用。

2. 硫化物 有机硫化物主要存在于葱蒜类蔬菜包括大蒜、洋葱、韭菜、大葱、小葱等,葱蒜的保健功能包括防癌、抗癌作用早被认识。多项流行病学研究表明,食蒜能降低消化道癌的危险性。我国山东省胃癌病例对照分析证明,食蒜、大葱、韭菜多者胃癌发生较少。

3. 异硫氰酸盐 异硫氰酸盐(ITCs)以前体芥子油甙形式存在于十字花科蔬菜中,有120 多种。ITCs 能降低一些癌症如肺癌、结肠癌、乳腺癌等的发病危险。

4. 萜类 胆固醇、胡萝卜素、维生素 A、维生素 E、维生素 K 都是萜类化合物。苧烯是单环单萜,在柑橘特别在其果皮精油中含量最多。

5. 皂甙类化合物 皂甙类化合物中研究较多的为大豆皂甙。大豆皂甙可通过减少自由基的产生或加速自由基的消除而使 DNA 免受损害,抑制人类多种肿瘤细胞(如胃癌、乳腺癌、前列腺癌等)的生长。

6. 类胡萝卜素 各种蔬菜中存在含量不等的类胡萝卜素,在红色或橘黄色蔬菜中含量较高,类胡萝卜素是由 700 多种脂溶性的红色及黄色色素所组成的大家族,包括叶黄素类(如叶黄素)和胡萝卜素类(如 α-胡萝卜素、β-胡萝卜素和番茄红素)。就总类胡萝卜素而言,富含类胡萝卜素的食物很可能预防口腔癌、咽癌、喉癌及肺癌的发生。

二、癌症病人营养代谢的变化和癌症恶病质

(一)癌症病人营养代谢的变化

因肿瘤增长本身会分泌一些细胞因子如肿瘤坏死因子的作用,加上肿瘤治疗引起的影响、蛋白质丢失、脂肪消耗、食欲下降等原因,癌症病人的营养代谢会发生很大变化。

1. 糖代谢的变化 癌症病人体内糖合成代谢增加、胰岛素抵抗、糖耐量改变、内生糖增加和乳酸循环活性升高。

2. 蛋白质代谢的变化 癌症恶病质病人脂肪和肌肉组织的减少是相等的,癌症患者常伴有骨骼肌蛋白丢失和营养不良,整体蛋白质更新率增加。长期的负氮平衡,导致蛋白质-热能营养不良、免疫力低下及对手术等抗肿瘤治疗的耐受力下降。

3. 脂肪代谢的变化 体脂丢失是癌性恶病质的特征,表现为三头肌皮褶厚度测量值下降及释放至血中的甘油和游离脂肪酸增加。

4. 维生素缺乏 许多癌症病人可发生维生素缺乏,癌症病人血清中叶酸、维生素 A、维生素 C、维生素 B_{12}、维生素 E 等的水平明显低于正常人。

5. 水与无机盐的代谢变化 在浸润性癌症患者体内最常见到水和电解质失衡,如低血钠、低蛋白血症及低钙血症等。

(二)癌症治疗对患者营养状况的影响

临床上对癌症的治疗手段有手术、化疗、放疗或免疫等多种综合性方法,无论哪种疗法,都将对病人的营养状况产生一定的影响。

1. 手术治疗的影响 手术对患者营养状况的影响因手术部位和手术方式不同而不同,头、面、颈部的癌肿被切除后会干扰咀嚼及吞咽,进行鼻饲会引起病人的不适。消化系统的癌肿被切除后,将导致病人不能正常进食。如胃大部切除的病人正常进食会被影响,癌症根治需要切除大部小肠时可造成消化不良,严重影响营养素的消化和吸收,造成三大热能营养素的消化吸收障碍,形成营养不良、维生素和微量元素缺乏,所以病人应注意其营养补充。

2. 化疗的影响 化疗药物可引起贫血、尿中丢失蛋白质、钙及钾、B 族维生素缺乏及神经系统失调。化疗药物破坏瘤细胞而使代谢产物增多,增加肾脏负担。

3. 放疗的影响 放疗导致蛋白质分解代谢增强而合成代谢减弱,尿中氨基酸排出增

多,出现负氮平衡;脂肪动员增加出现高脂血症,甘油三酯增加尤为明显。同时由于胃肠道和骨髓对放疗的影响最为敏感,造成贫血、白细胞和血小板减少,维生素和无机盐缺乏,水和电解质紊乱,导致病人免疫功能损害和对感染的易感性增加。

4. 免疫治疗的影响 免疫治疗的副作用包括寒战、发热、恶心、呕吐、腹泻、食欲缺乏、乏力、头痛、失眠、焦虑、记忆力减退、皮肤瘙痒、扩散性红斑疹、血小板计数降低、出血征象、咳嗽、哮喘、呼吸困难、低血压、心律失常、体液潴留等,这些都可影响到患者的营养状况。

(三)癌症恶病质及其常见症状

恶病质是以骨骼肌量持续下降为特征的多因素综合征,伴随或不伴随脂肪组织减少,不能被常规的营养治疗逆转,最终导致进行性功能障碍。恶病质是营养不良的特殊形式,经常发生于进展期肿瘤患者。在各类癌症病人中,有 1/3～2/3 可发生癌症恶病质。在经过化疗、放疗以及各类癌转移者中发生率更高。

恶病质常表现为厌食、进行性体重下降、贫血、低蛋白血症等。这种状态将直接影响整个治疗过程,不利于原发病的治疗,降低病人的生活质量,最终可导致病人发生营养衰竭而死亡。

癌症恶病质病人除上述三项常见表现外,还可表现为皮肤萎缩变薄,压迫部位出现红斑、大瘀甚至溃疡,下肢和阴囊水肿。生化检查可发现贫血、低血糖、高血脂、血乳酸过多、葡萄糖不耐受、电解质紊乱,还有安静时热能消耗增高等。

三、癌症病人的营养治疗

肿瘤营养疗法是利用营养手段来对肿瘤患者的治疗进行计划、实施和评价,其目的是治疗肿瘤及其并发症或改善身体状况,以改善癌症患者的预后情况,包括营养诊断(营养风险筛查/营养评估)、营养干预(包括营养教育和营养支持)、营养评价三个不同阶段。癌症营养疗法贯穿于治疗的全过程,不仅仅是补充营养不良,更重要的是治疗营养不良、调节代谢、调节免疫功能。

(一)营养风险筛查和评估

目前临床上常用的临床筛查与评估工具有:欧洲营养风险筛查方法(NRS2002)、主观全面评估(SGA)、患者主观整体评估(PG-SGA)、简易营养评估(MNA)、营养不良通用筛查工具(MUST)。所有癌症病人入院后均需进行营养风险筛查/评估,了解患者的基本营养情况,确定营养诊断。

(二)营养干预

营养不良在癌症患者人群中非常普遍,营养不良严重影响肿瘤患者的预后,因此,营养疗法是癌症治疗的常规手段和基本措施。营养治疗既要减缓或抑制肿瘤的进程,又要选择性饥饿肿瘤细胞。其最高目标是控制肿瘤、调节代谢、延长生存时间、提高生活质量,基本要求是满足癌症病人 70% 以上的能量需求及 100% 蛋白质需求。

肿瘤营养干预包括营养教育和营养支持治疗,营养教育包括饮食指导与调整和饮食咨询。

1. 营养教育 营养教育是通过改变人们的饮食行为而达到改善营养状况的目的的一种有计划的活动。对癌症患者及其家属进行系统的营养教育,可以提高肿瘤相关知识理解、建立合理的饮食行为。将营养教育和营养知识运用到肿瘤治疗中,实现不同学科的融合,能够减少不良反应的发生,预防癌症患者的营养不良。

(1)饮食指导与调整 饮食指导的目的是增加食物摄入量,避免肿瘤治疗过程中出现体重丢失,导致治疗的中断。如果饮食指导不能满足癌症患者的需求,则需要进行营养支持。应制定一份食物计划表,将每天的食物分成 5~6 餐,以小分量的形式提供营养丰富的食物,患者更容易接受小分量的食物。确保患者与愉快的对象、在愉快的环境、有充足的时间享用丰富多样、制作精良、美味可口的食物。

(2)饮食咨询 营养咨询是营养师根据患者的营养需求和对影响营养摄入的问题进行分析评估,指导患者合理食用正常的食物和饮料,改善不良的摄食状况,进行营养治疗。进行营养咨询时,营养师把营养的原理和理论转化为实际的行动,针对具体情况指导患者的饮食。

成功的营养咨询可以为癌症患者提供多种帮助其促进健康的方式,包括达到并维持适宜体重,鼓励规律的体力活动,增加蔬菜水果和全谷类食物的摄入,限制酒精、红肉及加工肉的摄入。目前临床上常用的营养咨询方法为 SOAP 法,包括主观询问(S)、客观检查(O)、评估(A)和营养治疗计划(P)四个方面。

2. 营养支持治疗 营养不良是癌症病人并发症发生率和病死率增高的主要原因之一。而癌症病人的营养不良与病情恶化是一恶性循环,由于食欲缺乏、摄食减少,消化吸收功能下降,全身衰弱,引起体力活动减少,进一步造成厌食,最终导致体重下降,全身衰竭,影响预后。营养不良时,机体能量储备不足,免疫功能下降。营养不良可增加手术后并发症发生率以及手术死亡率。大量肿瘤病例分析结果表明,营养状况良好的肿瘤病人的生存率明显优于营养不良病人。

(1)手术病人的营养支持 胃肠道癌肿病人术前应用 7~10 天全静脉营养(TPN)的,术后并发症发生率和手术死亡率均低于对照组。我国有学者报道对胃癌病人进行围手术期部分肠内营养支持,不仅能更好地改善病人术后的营养状况和免疫功能,而且还能减轻病人手术创伤后的机体炎性反应。多数学者赞同给予手术前的病人静脉营养或肠内营养补充,在提高人体免疫功能的同时结合手术切除肿瘤。

(2)化疗和放疗病人的营养支持 化疗和放疗病人在调整营养素平稳的同时给予补充抗氧化营养素,可减少化疗或放疗的副反应,如白细胞减少、脱发、恶心、呕吐等。有报道表明维生素 E 对化疗引起的黏膜炎有效,维生素 D 的应用可提高放疗的效果。同时,β-胡萝卜素及硒有抑制癌基因的表达和提高人体免疫功能的作用。化疗或放疗病人的营养辅助治疗是十分必要的。补充谷氨酰胺则可减轻化疗的蛋白质分解,促进机体蛋白质合成。研究表明,给予谷氨酰胺强化的 TPN 有营养支持作用,在化疗结束后,普通 TPN 组血清白蛋白水平明显下降,而谷氨酰胺强化 TPN 组下降幅度小。

(3)晚期癌症病人的营养支持治疗 晚期癌症病人常因癌肿转移到其他脏器而无法手术切除。这些病人能量出现负平衡,严重消瘦,病人表现为严重营养不良,免疫功能极度低下,病人的抗氧化能力很低,血中的脂质过氧化物明显升高。因此,对晚期癌症病人的治疗原则是提高其进食能力、免疫功能及抗氧化能力,调整其他器官的功能,增加人体的抵抗力,达到延长生存期和提高生存质量的目的。增加抗氧自由基的营养素摄入量,如β-胡萝卜素,维生素 E、C 和微量元素硒等,有的营养素(如 β-胡萝卜素和硒)对癌基因还有一定的抑制表达作用。可以采用中医中药和营养素结合治疗的方法。

应当指出的是,营养支持的目的不是治疗癌症,而是治疗营养不良。在积极治疗癌症阶段,营养支持的目的是增加抗癌治疗的效果,维持器官功能,减少并发症和副反应的发生。在晚期姑息治疗阶段,营养支持的目的是维持日常家居生活,提高生活质量。营养支持疗效的监测指标侧重于关注营养状态、免疫功能、器官功能和生活质量的变化,以及对住院日、并发症、毒副反应等短期指标的改进方面。

(4) 营养支持过程中营养素的供给　对癌症病人给予营养支持时应采取个体化方案,充分考虑肿瘤的异常代谢和治疗活动导致的额外消耗。一般补充热量和氮量应高于正常需要,热氮比也可高于正常状况。临床实际工作中可根据估算公式估算基础能量消耗(BEE),再结合活动量、年龄、体温、应激情况等进行实际能量消耗(TEE)的校正。或者以 20～25 kcal/(kg·d)来估算卧床患者,25～30 kcal/(kg·d)来估算能下床活动的患者。同时区分肠内营养和肠外营养,建议肠内营养采用总能量 25～30 kcal/(kg·d)计算,肠外营养采用非蛋白质能量 20～25 kcal/(kg·d)计算。营养支持的能量最少应满足患者需要量的 70% 以上。

非荷瘤状态下癌症患者肠内营养三大热能营养素的供能比为蛋白质 15%、脂肪 25%～30%、碳水化合物 50%～55%,肠外营养碳水化合物和脂肪供能比分别为 70% 和 30%。荷瘤患者应提高蛋白质、脂肪的供能比,降低碳水化合物的供能比,肠内营养三大热能营养素的供能比为蛋白质 15%～30%、脂肪 25%～40%、碳水化合物 30%～50%,肠外营养碳水化合物和脂肪供能比分别为 40%～60% 和 40%～60%。

维生素和矿物质按需要量 100% 补充,根据实际情况可调整其中部分微量营养素的用量。ω-3 脂肪酸可降低肿瘤细胞的增殖,减少肿瘤血管新生,抑制致癌基因的表达,减少癌性恶病质的出现。给胰腺癌合并恶病质病人补充鱼油,也可观察到恶病质的一些症状得到改善。化疗期间病人的微量元素可参照禁食病人的生理量和额外丧失补充、调整。放疗期间人体内氧自由基、脂质过氧化物等增加,造成体内 β-胡萝卜素、维生素 A、E 等抗氧化剂的需要量增加,应注意补充。

另外,近年来也强调肠内营养也要应用含纤维素的肠内营养配方,如含低聚果糖的肠内营养配方可改善化疗期间营养状况、增强机体免疫力,还能促进双歧杆菌和乳酸杆菌的生长。

3. 肿瘤病人的家居康复指导　注意保持理想体重,使之不低于正常范围的下限值,每 2 周定时(早晨起床排便后空腹)称重 1 次并记录。任何不明原因(非自主性)的体重丢失>2% 时,应该及时回医院复诊。注意控制能量,每餐最好 7、8 分饱,不能过多或过少,非肥胖患者以体重不下降为标准,但不能造成饥饿。增加优质蛋白质的摄入,动物蛋白(乳、蛋、鱼、肉、大豆)优于植物蛋白,乳清蛋白优于酪蛋白。荤素搭配要合理,建议荤∶素＝1/3∶2/3。注意控制红肉及加工肉的摄入。增加新鲜蔬菜水果摄入,每日蔬菜＋水果摄入 5 份(蔬菜 1 份＝100 g,水果 1 份＝1 个),要求色彩缤纷,种类繁多。注意增加全谷类、薯类、杂豆类摄入。改变不良生活习惯,戒烟限酒,保持充足睡眠。不能以保健品替代营养素。避免含糖饮料。避免过咸食品及盐加工食品(少盐)。积极进行主动运动。每周不少于 5 次,每次 30~50 分钟中等强度的运动,以出汗为好。卧床患者也建议进行适合的运动,包括手、腿、头颈部及躯干的活动。肌肉减少的老年患者提倡抗阻运动。提倡重返社会,重返生活。鼓励患者积极参加社会、社交活动,尽快重新回到工作岗位上去,在社会中发挥自己的作用。提醒患者高度重视躯体症状及体征的任何异常变化,及时返回医院复诊;积极寻求心理支持,包括抗焦虑药物的使用;控制疼痛。

四、癌症患者膳食指导

（一）癌症患者膳食指导原则

1. 合理膳食,适当运动。
2. 保持适宜的、相对稳定的体重。
3. 食物的选择应多样化。
4. 适当多摄入富含蛋白质的食物。
5. 多吃蔬菜、水果和其他植物性食物。
6. 多吃富含矿物质和维生素的食物。
7. 限制精制糖摄入。
8. 癌症患者抗肿瘤治疗期和康复期膳食摄入不足,在经膳食指导仍不能满足目标需要量时,建议给予肠内、肠外营养支持治疗。

（二）癌症患者能量和营养素推荐摄入量

1. 能量 一般按照 20~25 kcal/(kg·d)(非肥胖患者的实际体重)来估算卧床患者的能量,30~35 kcal/(kg·d)(非肥胖患者的实际体重)来估算能下床活动患者的能量,再根据患者的年龄、应激状况等调整为个体化能量值。

2. 蛋白质 一般可按 1~1.2 g/(kg·d)(非肥胖患者的实际体重)给予,严重营养消耗者可按 1.2~2 g/(kg·d)(非肥胖患者的实际体重)给予。

3. 脂肪 脂肪供能占总能量 35%~50%。推荐适当增加富含 n-3 及 n-6 系脂肪酸食物。

4. 碳水化合物 碳水化合物供能占总能量 35%~50%。

5. 水 包括饮用水和食物中所含水。一般按 30~40 mL/(kg·d)给予,使每日尿量维持在 1 000~2 000 mL。有心、肺、肾等脏器功能障碍的病人特别注意防止液体过多。

6. 矿物质及维生素 参考同龄、同性别正常人的矿物质及维生素每日推荐摄入量给予。在没有缺乏的情况下,不建议额外补充。

（三）癌症患者的食物选择

1. 谷类和薯类 保持每天适量的谷类食物摄入,成年人每天摄入 200~400 g 为宜。在胃肠道功能正常的情况下,注意粗细搭配。

2. 动物性食物 适当多吃鱼、禽肉、蛋类,减少红肉摄入。对于放化疗胃肠道损伤患者,推荐制作软烂细碎的动物性食品。

3. 豆类及豆制品 每日适量食用大豆及豆制品。推荐每日摄入约 50 g 等量大豆,其他豆制品按水分含量折算。

4. 蔬菜和水果 推荐蔬菜摄入量 300～500 g,建议摄入各种颜色蔬菜、叶类蔬菜。水果摄入量 200～300 g。

5. 油脂 使用多种植物油作为烹调油,每天 25～40 g。

6. 其他 避免酒精摄入。限制烧烤(火烧、炭烧)、腌制和煎炸的动物性食物。癌症患者出现明确的矿物质及维生素等营养素缺乏时,在寻求医学治疗的同时,可考虑膳食强化补充部分营养素。

五、膳食营养与癌症预防

WCRF/AICR 1997 年撰写了《食物、营养与癌症预防》专题报告,2007 年撰写出版了第二份报告《食物、营养、身体活动与癌症预防》,报告给出了 10 条癌症预防的目标和建议。这 10 条建议如下:

(一)在正常体重范围内尽可能瘦

确保从童年期到青春期的体重增长趋势,到 21 岁时使体重能处于正常 BMI 的低端,从 21 岁时起保持体重在正常范围,在整个成年期避免体重增长和腰围增加。

(二)将从事积极的身体活动作为日常生活的一部分

每天至少 30 分钟的中等强度身体活动(相当于快走),随着身体适应能力的增加,每天 60 分钟或以上的中等强度身体活动,或者 30 分钟或以上的高等强度身体活动,避免诸如看电视等久坐习惯。

无论什么样的身体活动均能预防某些癌症以及体重增加、超重和肥胖的发生。因此,久坐的生活方式是这些癌症及体重增加、超重和肥胖的一个原因。不管身体活动水平如何,体重增加、超重和肥胖也是某些癌症的原因。

(三)限制摄入促进体重增加的食物和饮料

少吃高能量密度的食物(指能量超过 225～275 kcal/100 g 的食物),避免含糖饮料(主要指添加糖的饮料,也要限制果汁的摄入)。这个建议主要是为了预防和控制体重增加、超重和肥胖。

(四)以植物来源的食物为主

每日至少吃 5 份(至少 400 g 或 14 盎司)不同种类的非淀粉蔬菜和水果。每餐都吃相对未加工的谷类和(或)豆类,限制精加工的淀粉性食物摄入。将淀粉类根或块茎食物作为主食的人(生活在非洲、拉丁美洲和亚太地区的人群)要保证摄入足够的非淀粉蔬菜、水果和豆类。

用综合方法获得的证据表明大多数具有癌症预防作用的膳食主要是由植物来源的食物组成的。摄入较多植物性食物可能对各种部位的癌症均有预防作用。"以植物为基础"的膳食是指富含营养素、膳食纤维(也富含非淀粉多聚糖)以及低能量密度的植物性食物为主的膳食。非淀粉蔬菜和水果很可能对某些癌症具有预防作用。由于能量密度很低,因此它们也很可能预防体重增加。

本条目标和建议强调了相对未加工谷类、非淀粉蔬菜和水果以及豆类的重要性,因为这些食品都含有大量膳食纤维和各种微量营养素，并且具有低或相对低的能量密度。

（五）限制红肉摄入

应限制红肉(指饲养动物的牛肉、猪肉、羊肉)的摄入，避免加工的肉制品(指通过烟熏、腌制或加入化学防腐剂进行保存的肉类)。每周摄入红肉少于 500 g。尽可能少吃加工肉制品。

（六）限制含酒精饮料

如饮酒，男性每天不超过 2 份，女性不超过 1 份(一份酒大约含有 10～15 g 乙醇)。同时强调儿童和孕妇不能饮酒。现有证据没有明确表明饮酒量低于多少就不会增加其所导致癌症的危险性。这也就是说，如果单纯依据癌症方面的证据，即使是少量饮酒也应该避免。

该建议涵盖了所有含有酒精饮料，无论是啤酒、葡萄酒、烈性酒(白酒)，还是其他含酒精饮料。重要因素是摄入的酒精量。

（七）限制盐的摄入量，避免发霉的谷类或豆类

避免盐腌或咸的食物，避免用盐保存食物。为保证每日盐摄入量低于 5 g，限制摄入含盐的加工食品。不吃发霉谷类或豆类。

盐腌制食物可能是某些癌症的发病原因。黄曲霉毒素是肝癌的充分原因。盐是人类健康及生命本身所必需的，但其需要量远远低于世界上大多数地区的一般摄入量。食物和饮料以及饮用水的微生物污染，仍旧是一个全球性的公共卫生问题。特别是在某些霉菌作用下，长期在温暖气候下保存的谷类或豆类的黄曲霉毒素污染是一个重要的公共卫生问题，而且不仅局限于热带国家。

（八）强调通过膳食满足营养需要，不推荐使用膳食补充剂预防癌症

研究证据表明，高剂量营养补充剂可能有保护作用，也可能诱发癌症。吃补充剂预防癌症的建议可能会产生意想不到的副作用。最好通过日常膳食增加相关营养素的摄取，最好的营养来源是食物和饮料，而不是膳食补充剂。所以一般而言，对健康人，最好通过高营养素膳食来解决营养素摄入的不足，而不是通过补充剂，因为补充剂不会增加其他可能的有益食物成分的摄入。

（九）母乳喂养

母亲对婴儿最好进行 6 个月的完全母乳喂养，以后再添加其他液体和食物。

有关癌症以及其他疾病的证据表明，持续的完全母乳喂养对母亲和孩子均有保护作用。同时特别建议通过母乳喂养来预防母亲乳腺癌和儿童超重、肥胖。该建议有其特殊意义，尽管该建议是根据母乳喂养的证据推断而来，但也表明，预防癌症的政策和行动需要从出生开始，并覆盖终生。

（十）癌症幸存者应遵循癌症预防的建议

如有可能，所有癌症幸存者要接受训练有素的专业人员提供营养照顾，要遵循关于膳食、健康体重和身体活动的建议。

在适合的情况下，除非合格专业人员提出不同意见，本报告的建议也适用于癌症幸存

者。许多癌症治疗的成功率日益增加,癌症幸存者在那么长的存活时间内足以患上新的原发性癌症或其他慢性病,因此,这些建议也适用于癌症幸存者。但本建议不适用于那些正在进行积极治疗的人。

科学知识链接

肿瘤特医食品的应用

日常饮食是人类营养的最佳来源,但是,在身患疾病如肿瘤的情况下,由于疾病本身、治疗干扰等多种原因,日常饮食常常难以满足生理及疾病康复的营养需求。此时,特医食品就自然而然成为日常饮食的补充或替代。

由于肿瘤细胞具有显著区别于正常细胞的高度代谢异质性,肿瘤患者的营养不良与良性疾病患者的营养不良也有显著区别,因此肿瘤患者的特医食品必须适合肿瘤的代谢特点,达到营养正常细胞、饥饿肿瘤细胞的要求。随机对照研究显示,富含精氨酸、谷氨酰胺及 ω-3 多不饱和脂肪酸的特医食品可以显著改善第Ⅳ期胃癌患者的生存时间。高蛋白质及富含 ω-3 PUFA 的肿瘤特异性特医食品可以更好地改善放射治疗联合化疗(以下简称放化疗)肿瘤患者的营养状况,而普通特医食品治疗效果不及肿瘤特异性特医食品。

肿瘤特医食品的配方设计应针对肿瘤患者的不同病理生理学特点与代谢需求,产品的能量密度、渗透压以及碳水化合物、蛋白质、脂肪、维生素和矿物质等营养素的含量构成比例将均有所不同。即使同一种肿瘤也会因临床分期、分子遗传性征等的差异,发生各异临床表现和代谢异常状况。肿瘤特殊医学用途配方食品的设计中需要满足的要求包括:

1. 提供充足能量　肿瘤患者能量消耗巨大,且热量摄入吸收障碍经常发生。务必保证患者获得充足的能量供给,防止营养不良的发生、发展。碳水化合物有葡萄糖、果糖、麦芽糊精等,依据中国 DRIs 标准以及国标要求设计全营养配方食品,符合肿瘤患者代谢特点的碳水化合物供能比,并添加膳食纤维维护肠道功能。提供膳食纤维的原料主要有菊粉、魔芋粉、大豆纤维、低聚果糖、大豆低聚糖。

2. 提供足量优质蛋白质　肿瘤平均需氮量增幅 $50\%\sim100\%$。补充足量且优质的蛋白质,帮助肿瘤患者补充机体消耗,维持机体健康。可以多选择摄入优质植物蛋白——大豆蛋白。

3. 脂肪组成合理　肿瘤特医食品中脂肪组分,主要为长链甘油三酯(LCT)、中链甘油三酯(MCT)或其他法律法规批准的脂肪。常用原料包括玉米油,葵花籽油。中链甘油三酯(MCT)因吸收快、不以脂肪形式贮存于体内、可快速供能等特点,在有效改善肿瘤营养不良方面可发挥重要作用。

4. 适当提高脂肪供能比,补充不饱和脂肪酸　肿瘤细胞主要以有氧酵解的方式依靠葡萄糖来获取能量,对脂肪酸利用率很低。适当提高脂肪供能比,可有效改善患者营养不良,保持细胞稳定。补充脂肪酸应选择单不饱和脂肪酸,可以选择添加少量的饱和脂肪酸,避免反式脂肪酸。肿瘤特医食品当中注意补充多不饱和脂肪酸,如 n-3 脂肪酸,能够抑制肿瘤患者的炎性状态,缓解癌性恶病质进程。

5. 补充足量的抗氧化剂,添加免疫营养素　选择维生素 C、维生素 E 或硒等维生素和矿物质。

6. 补充添加支链氨基酸　包括三种分子结构带支链的氨基酸,即亮氨酸、缬氨酸、异亮氨酸。

7. 微量营养素的补充　维生素 A、D、E、K 等脂溶性维生素与维生素 C、B 族维生素等水溶性维生素,以及矿物质对机体有不同的功能。

（张红）

第七章　食品污染及其预防

食品污染是指外源性有毒有害物质进入食品,或食物成分本身发生化学反应而产生有毒有害物质,从而造成食品安全性、营养性和(或)感官性状发生改变的过程。"从农田到餐桌"的任何一个环节都可能受到某些有毒有害物质或微生物的污染,导致食品卫生质量下降,对人体健康产生不同程度的危害。

食品污染按其性质可分成生物性污染、化学性污染和物理性污染三类。

1. 生物性污染　食品的生物性污染包括微生物、寄生虫和昆虫的污染。微生物污染主要有细菌与细菌毒素、真菌与真菌毒素以及病毒等的污染。

2. 化学性污染　食品的化学性污染来源主要包括:① 食品中农药、兽药的不合理使用及残留;② 工业"三废"(废水、废气、废渣)的排放;③ 食品容器、包装和运输材料等接触食品时融入食品中的有害物质;④ 在食品加工、储存过程中产生的有毒有害物质;⑤ 食品添加剂的滥用;⑥食品的掺杂、制假。

3. 物理性污染　食品的物理性污染主要包括食品的放射性污染和食品的杂物污染。

食品污染造成的危害主要有:① 改变食品的感官性状、降低食品质量和营养价值;② 对机体产生不良影响,包括急性中毒、慢性危害及致畸、致突变和致癌作用等。

第一节　食品的微生物污染及其预防

食品的微生物对食品的污染最常见,也最严重。食品中的微生物按致病能力可分为致病性微生物、相对致病性微生物及非致病性微生物三类。致病性微生物可直接对人体致病并造成危害;相对致病性微生物即通常条件下不致病,在一定条件下才有致病能力的微生物;非致病性微生物在自然界分布广泛,一般没有致病能力,但其多数是引起食品腐败变质和卫生质量下降的主要原因。

一、食品中微生物生长的条件

食品的基本特性如水分、营养成分和抑菌成分、pH、渗透压、生物结构,及环境条件如温度、氧气、湿度等均会影响微生物的生长。

(一)食品的基本特性

微生物生长繁殖所需要的水不是取决于总水含量(%),而是取决于水分活度(water activity, A_w)。A_w 是指食品中水分的有效浓度。A_w 低于 0.60 时,绝大多数微生物无法生长,故 A_w 小的食品较少出现腐败变质现象。一般而言,细菌生长所需的 $A_w > 0.9$,酵母菌为 >0.87,真菌为 >0.8,一些耐渗透压微生物除外。食品含有的蛋白质、碳水化合物、脂肪等营养成分是微生物生长的良好基质。相反,食品中含有的一些其他天然物质如鲜乳中的乳铁蛋白、鸡蛋清中的溶菌酶、草莓和葡萄皮中存在的酚类化合物等可具有防腐、保鲜作用。

食品 pH 的高低可影响微生物生长,细菌对 pH 的要求比酵母菌和真菌高,故酸性食品的腐败变质主要是酵母菌和真菌引起的。

渗透压与微生物的生命活动有一定的关系。如将微生物置于低渗溶液中,菌体吸收水分发生膨胀,甚至破裂;若置于高渗溶液中,菌体则发生脱水,甚至死亡。

食品完整的外层结构可以抵御微生物的侵袭和破坏,相反,食品外层结构不完整则为微生物的侵入与作用提供条件,更易发生腐败变质。

（二）环境条件

对微生物生长有影响的环境因素包括温度、氧气、湿度等。

1. 温度　微生物分为嗜冷、嗜温、嗜热三大类,适宜生长的温度分别为 $10\sim20\ ℃$、$20\sim45\ ℃$ 和 $\geqslant45\ ℃$。真菌生长温度范围较细菌广,酵母菌在嗜冷和嗜温条件下生长,但不能在嗜热环境中生长。

2. 氧气　微生物有需氧型、厌氧型和兼氧型三种类型。需氧型微生物生长过程中必须有氧气的存在;厌氧型微生物则相反;而兼氧型微生物在有氧和无氧的条件下都能生存,但在有氧的情况下通常生长、繁殖更快些。

3. 湿度　湿度直接影响食品的含水量和水分活度,对食品质量产生较大影响。若环境太干燥,食品容易失水萎谢或硬化;若环境潮湿,食品易发霉。

二、食品的细菌污染

食品中存活的细菌被称为食品细菌,其中绝大多数是非致病菌,是评价食品卫生质量的重要指标,也是研究食品腐败变质原因、过程和控制方法的主要对象。将共存于食品中的细菌种类及其相对数量的构成称为食品的细菌菌相,其中相对数量较多的细菌称为优势菌。

食品的细菌菌相可因污染细菌的来源、食品本身理化特性、所处环境条件和细菌之间的共生与抗生关系等因素的影响而不同。因此,食品的细菌菌相可根据食品的理化性质及其所处的环境条件进行预测,检验食品细菌菌相尤其是优势菌可对食品腐败变质的程度及特征进行估计。

（一）常见的食品细菌

1. 假单胞菌属　为革兰氏阴性无芽孢杆菌,需氧,嗜冷,兼或嗜盐,是食品腐败性细菌的代表。假单胞菌属广泛分布于食品中,特别是蔬菜、肉、家禽和海产品中,是导致新鲜的冷冻食物腐败的重要细菌。

2. 肠肝菌科各属　为革兰氏阴性无芽孢杆菌,需氧或兼性厌氧,嗜温,多与水产品、肉及蛋的腐败有关。肠杆菌科中除志贺氏菌属及沙门氏菌属外,均是常见的食品腐败菌。大肠埃希氏菌是食品中常见的腐败菌,也是食品和饮用水的粪便污染指示菌之一;变形杆菌分解蛋白质能力非常强,是需氧腐败菌的代表;而沙门氏菌可使食物表面变红、变黏等。

3. 嗜盐杆菌属和嗜盐球菌属　均为革兰氏阴性需氧菌,嗜盐,能在含高浓度食盐（至少为 12%）的食品中生长,多见于咸鱼、咸肉等盐腌制食品中,且可产生橙红色素。

4. 微球菌属和葡萄球菌属 均为革兰氏阳性、过氧化氢酶阳性球菌,嗜中温,前者需氧,后者厌氧。它们是食品中极为常见的菌属,可分解食品中的糖类并产生色素。

5. 芽孢杆菌属和梭状芽孢杆菌属 为革兰氏阳性菌,前者需氧或兼性厌氧,后者厌氧,均属嗜温菌,兼或有嗜热菌,是肉类及罐头食品中常见的腐败菌。

6. 弧菌属 为革兰氏阴性菌,兼性厌氧,主要来自海水或淡水,可在低温和5%食盐中生长,故为鱼类及水产品中常见的腐败菌。

7. 乳酸菌属与乳球菌属 为革兰氏阳性菌,厌氧或微需氧、过氧化氢酶阴性杆菌,主要见于乳品中,可使其产酸酸败。该属中的许多菌可用于生产乳酸或发酵食品,污染食品后也可引起食品腐败变质。

(二)评价食品卫生质量的细菌污染指标及其食品卫生学意义

评价食品卫生质量的细菌污染指标包括菌落总数和大肠菌群。

1. 菌落总数及其食品卫生学意义 菌落总数是指在被检样品的单位质量(g)、容积(mL)内,在严格规定的条件下(培养基及其 pH、培育温度与时间、计数方法等)培养所形成的细菌菌落总数,以菌落形成单位表示。菌落总数的卫生学意义包括:(1) 食品被细菌污染程度即清洁状态的标志。(2) 可用于预测食品的耐保藏性。我国食品安全国家标准中规定了不同食品中菌落总数的最高允许限量。

2. 大肠菌群及其食品卫生学意义 大肠菌群包括肠杆菌科的埃希氏菌属、柠檬酸杆菌属、肠杆菌属和克雷伯氏菌属。这些菌属中的细菌,均系来自人和温血动物的肠道。大肠菌群指在一定培养条件下能发酵乳糖、产酸产气的需氧和兼性厌氧革兰氏阴性无芽孢杆菌。食品中大肠菌群的数量可用两种方式表示,即每克(毫升)食品中大肠菌群的最可能数或每克(毫升)样品中大肠菌群的菌落数。大肠菌群的卫生学意义包括:(1) 食品受到人与温血动物粪便污染的指示菌。(2) 作为肠道致病菌污染食品的指示菌。

三、真菌与真菌毒素对食品的污染及其预防

真菌是一类不含叶绿素,无根、茎、叶分化,具有细胞壁的真核细胞型微生物。真菌广泛分布于自然界并可作为食品中正常菌相的一部分,某些真菌被用来加工食品,但在特定情况下又可造成食品的腐败变质。真菌毒素主要是指真菌在其所污染的食品中产生的有毒的代谢产物。

(一)概述

1. 真菌产毒的特点 ① 真菌产毒只限于少数的产毒真菌,而产毒菌种中也只有一部分菌株产毒;② 同一产毒菌株的产毒能力有可变性和易变性;③ 产毒菌种产生真菌毒素不具有严格的专一性,即一种菌种或菌株可以产生几种不同的毒素,而同一真菌毒素也可由几种真菌产生;④ 产毒真菌产生毒素需要一定的条件,即真菌污染食品、食品的基本特性及环境。

2. 真菌产毒的条件 ① 基质:真菌在天然食品上比在人工合成的培养基上更易繁殖,但不同的真菌菌种易在不同的食品中繁殖,即各种食品中出现的真菌以一定的菌种为主,如玉米与花生中黄曲霉及其毒素检出率高,镰刀菌及其毒素主要污染小麦和玉米,青

霉及其毒素主要在大米中出现。② 水分：粮食水分为 17%～18%，是真菌繁殖产毒的最佳条件。当粮食 A_w 值小于 0.7 时，一般真菌均不能生长。③ 湿度：在不同的相对湿度中，易于繁殖的真菌不尽相同。例如相对湿度高于 90% 时，湿生性真菌（毛霉、酵母菌属）易繁殖；相对湿度在 80%～90% 时，中生性真菌（大部分曲霉、青霉、镰刀菌属）易繁殖；相对湿度低于 80% 时，干生性真菌（灰绿曲霉、局限青霉、白曲霉）易繁殖。一般在非密闭状态下，粮食中水分与环境相对湿度可逐渐达到平衡，在相对湿度为 70% 时，真菌即不能产毒。④ 温度：不同种类的真菌其最适温度不一样。大多数真菌繁殖最适宜的温度为 25～30 ℃，低于 0 ℃ 或高于 30 ℃ 时，产毒能力减弱或消失。但也有例外的情况，如梨孢镰刀菌、尖孢镰刀菌、拟枝孢镰刀菌和雪腐镰刀菌，适宜的产毒温度为 0 ℃ 或 -7～2 ℃；而毛霉、根霉、黑曲霉、烟曲霉繁殖的适宜温度为 25～40 ℃。⑤ 通风情况：大部分真菌繁殖和产毒需要有氧条件，但毛霉、庆绿曲霉是厌氧菌，并可耐受高浓度的 CO_2。

3. 真菌及其毒素污染的食品卫生学意义 食品被真菌污染后可引起食品的腐败变质，使食品食用价值降低，甚至完全不能食用，而且还可使食品原料的加工品质下降。真菌毒素污染食品可引起人畜中毒，包括急、慢性中毒，并可诱发肿瘤、造成胎儿畸形和引起体内遗传物质发生突变等。真菌毒素中毒有较为明显的地方性和季节性，甚至有些中毒可具有地方病的特征。

（二）黄曲霉毒素

黄曲霉毒素（aflatoxin，AF）是黄曲霉和寄生曲霉产生的一类代谢产物，在我国寄生曲霉罕见。黄曲霉毒素是一类结构相似的化合物，目前已分离鉴定出 20 余种，在粮油食品中以 AFB_1 污染最多见，由于 AF 具有极强的毒性和致癌性，因而受到重视。

1. 食品污染来源 AF 主要污染粮油及其制品，其中以玉米、花生和棉籽油最易受到污染，其次是稻谷、小麦、大麦、豆类等。在我国除粮油食品外，干果类食品（如胡桃、杏仁、榛子）、动物性食品（如乳及乳制品、肝、干咸鱼等）以及干辣椒都有 AF 污染的报道。大规模工业生产的发酵制品，如酱、酱油中一般无污染，但家庭自制发酵食品曾报告有 AF 产生。我国受黄曲霉毒素污染严重的地区是长江流域以及长江以南的广大高温高湿地区。

2. 毒性 AF 是一种剧毒物质，其毒性比氰化钾还高，其中以 AFB_1 毒性最大。一次性大量摄入 AF 可引起急性中毒；若低剂量反复摄入可发生慢性中毒，主要表现为生长障碍，肝脏出现亚急性或慢性损伤，肝功能降低，甚至肝硬化、肝癌等。国际癌症研究机构（IARC）将黄曲霉毒素 AFB_1 列为人类致癌物。AF 不仅可诱发肝癌，还可诱发胃腺癌、肾癌、直肠癌等部位的肿瘤。亚非国家流行病学调查结果发现，某些地区人群膳食中 AF 水平与原发性肝癌的发生率呈正相关。我国情况也类似，例如 20 世纪 90 年代，江苏启东市以玉米为主食，调查发现这些地区居民每人每日摄入的黄曲霉毒素越多，肝癌的发病率也越高。尽管有学者认为乙肝病毒感染是原发性肝癌的重要原因，但在原发性肝癌发病机制中，AF 接触水平比乙肝病毒的感染及流行更为重要。

3. 预防措施 ① 食物防霉：是预防食品被 AF 污染的最根本措施，包括防虫、防倒伏、排除霉变玉米棒、降低粮食水分含量至安全水分以下等防霉措施。选用和培育抗霉的粮豆新品种将是今后防霉工作的重要方面。② 去除毒素：常用的方法有酶法（微生物或其产生的酶及其制剂）、植物油加碱法、物理吸附法、紫外光照射等。③ 严格执行食品中 AF 的限量标准，如表 7-1。

表 7-1 常见食品的 AF 限量标准

食物品种	主要食品中 AF 限量标准/(μg/kg)
玉米、玉米油、花生、花生油	20(AFB$_1$)
玉米及花生制品(按原料折算)	20(AFB$_1$)
大米、其他食用油	10(AFB$_1$)
其他粮食、豆类、发酵食品	5(AFB$_1$)
特殊膳食用食品	0.5(AFB$_1$)
乳及乳制品,特殊膳食用食品	0.5(AFM$_1$)

（三）镰刀菌毒素

镰刀菌毒素是由镰刀菌产生的,主要污染粮谷类。FAO/WHO 的专家认为其与黄曲霉毒素一样是自然产生的最危险的食品污染物,按其化学结构可分为单端孢霉烯族化合物、玉米赤霉烯酮、丁烯酸内酯和伏马菌素等。

1. 单端孢霉烯族化合物 ① T-2 毒素:是三线镰刀菌和拟枝孢镰刀菌产生的代谢产物,为 A 型单端孢霉烯族化合物,是食物中毒性白细胞缺乏症的病原物质。② 二醋酸藨草镰刀菌烯醇:该毒素主要由藨草镰刀菌和木贼镰刀菌产生,为 A 型单端孢霉烯族化合物。其毒性与 T-2 毒素有相似之处,如损害动物骨髓等造血器官,引起白细胞持续减少。③ 雪腐镰刀菌烯醇与镰刀菌烯酮-X:这两者均为 B 型单端孢霉烯族化合物,可引起人的恶心、呕吐、头痛、疲倦等症状,也可引起小鼠体重下降、肌肉张力下降及腹泻等。④ 脱氧雪腐镰刀菌烯醇:该毒素也称致呕毒素,主要由禾谷镰刀菌、黄色镰刀菌及雪腐镰刀菌产生,是人类赤霉病麦中毒的主要病原物质,其毒作用主要是致呕吐。

2. 伏马菌素 伏马菌素主要由串珠镰刀菌产生,可分为伏马菌素 B$_1$(FB$_1$)和伏马菌素 B$_2$(FB$_2$)两类。食品中以 FB$_1$ 污染为主,主要污染玉米及其制品。目前已知伏马菌素主要的危害是神经毒性作用,可引起马的脑白质软化;此外伏马菌素还具有慢性肾脏毒性,可引起羊的肾脏病变;还可引起猪的肺水肿、大鼠肝中毒及狒狒心脏血栓等。动物实验表明,伏马菌素具有促癌及致癌作用,主要引起动物原发性肝癌。南非与中国某些食管癌高发区的玉米中该毒素污染较严重。

3. 玉米赤霉烯酮 又称 F-2 毒素,主要由镰刀菌属产生。该毒素具有类雌激素样作用,可表现出生殖系统毒性作用。玉米赤霉烯酮也有免疫毒性,对肿瘤发生也有一定影响,日益受到重视。该毒素主要污染玉米,其次是小麦、大麦、大米等粮食作物。

4. 丁烯酸内酯 丁烯酸内酯是由三线镰刀菌、雪腐镰刀菌、拟枝孢镰刀菌和梨孢镰刀菌产生,在自然界发现于牧草中,牛喂饲带毒素牧草可导致烂蹄病。在我国黑龙江和陕西大骨节病区的玉米中发现有丁烯酸内酯的存在。

四、食品的腐败变质

食品腐败变质是指食品在以微生物为主的各种因素作用下,其原有化学性质或物理性质发生变化,并导致其营养价值降低或失去的过程。例如粮食的霉变,蔬菜、水果的溃烂,肉、鱼、禽、蛋的腐臭,油脂的酸败等。

（一）食品腐败变质的原因和条件

食品腐败变质是微生物、食品本身和环境因素三者相互作用的结果。

1. 微生物 微生物是食品发生腐败变质的重要原因。在食品腐败变质过程中起重要作用的是细菌、酵母菌和真菌,但一般情况下细菌更占优势。

2. 食品本身 ①食品中的酶:食品所含酶类可引起食品组成成分的分解,加速食品的腐败变质。②食品的营养成分和水分:食品含有丰富的营养成分,是微生物的良好培养基。食品中 A_w 值越小,食品越不易腐败变质。③食品的理化性质:食品 pH 高低是制约微生物生长、影响食品腐败变质的重要因素之一;食品的渗透压与微生物的生命活动有一定的关系,低渗与高渗环境均可造成菌体死亡。④食物的状态:外观完好无损的食品,可抵御微生物的入侵;食品胶态体系的破坏、不饱和脂肪酸、色素、芳香物质等的变化均可引起食品色、香、味、形的改变。

3. 环境因素 食品所处环境的温度、湿度、氧气、阳光(紫外线)的照射等对食品的腐败变质均有直接作用,对食品的保藏有重要影响。

（二）食品腐败变质的化学过程

食品腐败变质的过程是在微生物、食品酶和环境因素作用下导致食品组成成分分解的过程。

1. 食品中蛋白质的分解 食物中的蛋白质在微生物的蛋白酶和肽链内切酶等作用下可分解形成氨基酸,氨基酸及其他含氮的低分子物质再通过脱羧基、脱氨基、脱硫作用,形成多种腐败产物。在细菌脱羧酶的作用下,酪氨酸、组氨酸、赖氨酸和鸟氨酸分别生成酪胺、组胺、尸胺及腐胺,后两者均具有恶臭气味;在微生物脱氨基酶的作用下氨基酸脱去氨基而生成氨,脱下的氨基与甲基构成一甲胺、二甲胺和三甲胺;色氨酸脱羧基后形成色胺,又可脱掉氨基形成甲基吲哚而具有粪臭味;含硫的氨基酸在脱硫酶作用下可脱掉硫产生具有恶臭味的硫化氢。

2. 食品中脂肪的酸败 脂肪酸败的化学过程复杂,但主要是经水解与氧化产生相应的分解产物。在脂肪分解的早期,酸败尚不明显,由于产生过氧化物和氧化物而使脂肪的过氧化物值上升;其后则由于形成各种脂肪酸而使油脂酸价升高;脂肪酸发生醛酸败与酮酸败,产生醛、酮等羰基化合物。这些羰基化合物能使酸败的油脂产生特殊的刺激性臭味,即所谓的"哈喇"气味。油脂酸败过程中,脂肪酸的分解可使其固有的碘价、凝固点、相对密度、折光率、皂化价等发生变化。

3. 碳水化合物的分解 含有较多碳水化合物的食品如粮食、蔬菜、水果和糖类及其制品发生腐败变质时,主要是碳水化合物在微生物或动植物组织中酶的作用下,经过产生双糖、单糖、有机酸、醇、醛等一系列变化,最后分解成二氧化碳和水。这个过程的主要变化是食品的酸度升高,并带有甜味、醇类气味等。

（三）食品腐败变质的鉴定指标

食品的腐败变质主要从感官、物理、化学和微生物四个方面进行鉴定。

1. 食品的感官鉴定 指通过视觉、嗅觉、触觉、味觉等人的感觉器官对食品的组织状态和外在的卫生质量进行鉴定。食品腐败初期产生腐败臭味,发生颜色的变化,出现组织变软、变黏等现象,可通过感官分辨出来。

2. 食品的物理鉴定 主要是根据蛋白质、脂肪分解时低分子物质增多的变化,测定食品浸出物量、浸出液电导度、折光率、冰点、黏度等指标。

3. 食品的化学鉴定 ① 挥发性盐基总氮:主要用于鱼、肉类蛋白腐败的鉴定。② 三甲胺:主要用于测定鱼、虾等水产品的新鲜程度。③ 组胺:当鱼肉中的组胺含量＞200 mg/100 g 时,就可引起人类过敏性食物中毒。④ K 值:主要适用于鉴定鱼类早期腐败。若 K≤20%,说明鱼体绝对新鲜;K≥40%,说明鱼体开始有腐败迹象。⑤ pH:一般食品中 pH 的变化是在腐败开始时略微降低,随后上升,因而多呈现"V"字形变动。⑥ 过氧化值和酸价:过氧化值是脂肪酸败最早期的指标,其次是酸价的上升。

4. 微生物鉴定 食品微生物学的常用检测指标为菌落总数和大肠菌群。

(四)食品腐败变质的卫生学意义与处理原则

食品腐败变质时,首先使感官性状发生改变,其次是食品营养成分分解,营养价值严重降低;再者,腐败变质食品必然是受到大量微生物的严重污染,这样就有可能存在致病菌和产毒真菌,可引起人体的不良反应,甚至中毒。

因此,对食品的腐败变质要及时准确鉴定,并严加控制。这类食品的处理必须以确保人体健康为原则,其次也要考虑具体情况。如单纯感官性状发生变化的食品可以加工处理,部分腐烂的水果蔬菜可拣选分类处理,轻度腐败的肉、鱼类,通过煮沸可以消除异常气味等,但明显发生腐败变质的食物应该坚决废弃。

五、食品腐败变质的预防措施

预防食品腐败变质对保证食品安全有重要意义。有效的保藏是预防食品发生腐败变质的重要措施。常见的食品保藏方法有以下几种:

(一)食品的低温保藏

1. 冷藏 冷藏温度一般设定在 −1~10 ℃范围内。病原菌和腐败菌大多为嗜温菌,大多数在 10 ℃以下难以生长繁殖。此时食品内酶的活性也大大降低,因此冷藏可延缓食品的变质。

2. 冷冻 指在 −18 ℃以下保藏。此温度下几乎所有的微生物不再繁殖。因此,冷冻食品可以较长期地保藏。

(二)食品的加热杀菌保藏

1. 常压杀菌 即加热温度控制在 100 ℃及以下,达到杀灭所有致病菌和繁殖型微生物的杀菌方式,常用于液态食物消毒。采用巴氏杀菌法的食品有牛乳、pH 值 4 以下的蔬菜和水果汁、啤酒、醋、葡萄酒等。以牛奶为例,低温长时巴氏杀菌法采用温度 63 ℃,30 分钟;高温短时巴氏杀菌法采用温度 72 ℃,15 秒。

2. 加压杀菌 通常的温度为 100~121 ℃(绝对压力 0.2MPa),常用于肉类制品、中酸性、低酸性罐头食品的杀菌,可杀灭繁殖型和芽孢型细菌。

3. 超高温瞬时杀菌 既可达到一定的杀菌要求,又能最大程度保持食品品质。热处理敏感的食品可考虑采用超高温瞬时杀菌法杀菌,即在封闭的系统中加热到 120 ℃以上,持续几秒钟后迅速冷却至室温的一种杀菌方法。采用超高温瞬时杀菌法进行灭菌,既能方便工艺条件,满足灭菌要求,又能减少对牛乳品质的损害。

4. 微波杀菌　微波杀菌保藏食品是近年来发展起来的一项新技术,具有快速、节能、对食品品质影响很小的特点,适用于多种食品的杀菌、灭菌及保鲜盒消毒,可延长货架期。

（三）食品的化学保藏

1. 盐腌法和糖渍法　通过提高渗透压,使得微生物菌体原生质脱水、收缩、凝固并与细胞膜分离,最终导致微生物死亡。一般盐腌浓度达 10%,糖渍食品糖含量达到 60%～65%,大多数细菌受到抑制,但不能杀灭微生物。糖渍食品还应在密封和防湿条件下保存,否则容易吸水,降低防腐作用。

2. 酸渍法　此法是通过提高氢离子浓度进行防腐。当食品的 pH 值小于 4.5 时,大多数微生物不能正常繁殖,各种蔬菜,如泡菜和酸菜等多用此法进行防腐。

3. 防腐剂保藏　常用于食品防腐的添加剂有防腐剂、抗氧化剂、被膜剂。另外,增稠剂、漂白剂、稳定剂、凝固剂等也可延长食品的保藏期。

（四）食品的干燥脱水保藏

食品干燥保藏是一种传统的保藏方法,其机制是降低食品水分至 15% 以下或 A_W 值在 0.00～0.60 之间,以抑制腐败微生物的生长,使食品在常温下长期保藏。食品干燥、脱水方法主要有日晒、阴干、喷雾干燥、减压蒸发、冷冻干燥等。

（五）食品辐照保藏

食品的辐照保藏主要用于食品杀菌、灭虫、抑制蔬菜发芽、延迟果实后熟,以延长食品保藏期。其优点为:①射线的穿透力较强,能够瞬间并均一到达内部,同时对包装材料及包装体积无特殊要求;②食品辐照称为冷加工,在辐照过程中仅有轻微的升温,可在不解开包装的情况下照射,可成批处理,加工效率高;③在恰当的照射剂量下,食品的感官性状及营养成分很少改变;④无非食品成分的残留。

科学知识链接

食品的微生物风险评估

微生物风险评估（microbial risk assessment,MRA）是指针对食品病原微生物因素暴露对人体健康产生的已知或潜在的不良后果进行识别、确认及定性和（或）定量研究,最终作出风险特征描述的过程。MRA 是食品安全风险评估的重要组成部分,特别是在保障食品安全和控制食源性疾病中有重要作用。欧美等发达国家对微生物定量风险评估的研究起步较早,已完成大部分常见食源性致病菌定量风险评估工作,制定并设计了多项较完善的食源性致病菌限量标准及食品安全检测系统。自 2002 年至今,联合国粮食及农业组织和世界卫生组织已发布了多个微生物定量风险评估的结果,开展了很多食源性致病菌的定量风险评估研究,例如牛肉和猪肉中非伤寒沙门氏菌的风险评估、海产品中致病性嗜盐弧菌和副溶血性弧菌的风险评估、生牛肉和牛肉产品中肠出血性大肠杆菌的风险评估等。欧洲食品安全局于 2010 年发布了屠宰猪和种猪中沙门氏菌及带壳鸡蛋中肠炎性沙门氏菌的定量风险评估报告,随后又于 2011 年完成了鸡肉中空肠弯曲杆菌定量风险评估,近年进行了即食食品中单核增生李斯特菌定量风险评估及加热失活模型的研究。在美国,美国农业部食品安全监管局正致力于研究将食源性病原体全基因组测序整合到鸡肉中沙门氏菌定量风险评估研究工作中。近年来,我国也开展了鸡肉和猪肉中沙门氏菌、鲜湿米粉中蜡样芽孢杆菌、生食三文鱼片及虾中副溶血性弧菌、市售凉拌菜中金黄色葡萄球菌等食源性致病菌初步定量风险评估研究。以上食品中微生物的风险评估研究对疾病预防和公众食品安全意识的提高有很好的指导作用,有助于完善国家和区域间的食源性疾病监测体系,从而保障食品安全。

思政知识链接

我国的食品安全现状——以社会主义核心价值观为价值引领,树立正确的食品安全观

"民以食为天,食以安为先",食品安全关系到我国的国计民生,对保障人民生命财产安全、构建和谐社会、实现中华民族伟大复兴的中国梦具有重要意义。食品安全问题例如食品掺杂、掺假、食品添加剂滥用等问题层出不穷,食源性疾病尤其食品中毒事件频发,对人们的生活及健康安全造成了严重影响,已引起大家的广泛关注。但自 2009 年食品安全法颁布实施以来,我国在法律法规、监管体系和标准规范的不断更新完善下,在食品安全监管方面已经取得了卓有成效的改变。随着社会经济的不断发展,食品安全必然得到进一步提升,人们对于我国食品安全的认可度将进一步提高,食品安全也将由单一的质量安全向营养健康的全面发展。互联网和区块链等技术的应用将进一步促进食品安全检测和监管技术的完善。食品安全工作是一个涉及面广、与群众切身利益关系最直接的社会系统工程,需要全社会的共同参与,以社会主义核心价值观为价值引领,帮助全民树立正确的食品安全观,凝聚全社会的力量,营造人人关心食品安全的氛围,共同把好食品安全关,实现食品安全社会共建、共治、共享。

第二节　食品的化学性污染及其预防

食品的化学性污染是指由各种有毒有害的有机和无机化学物质对食品造成的污染。食品的化学性污染途径复杂、多样,不易鉴别,污染物性质稳定、蓄积性强,易对健康造成多方面的危害,特别是致畸、致癌、致突变作用。

一、农药残留及其预防

由于使用农药而在食品、农产品和动物饲料中出现的任何特定物质称为农药残留,包括被认为具有毒理学意义的农药衍生物,如农药转化物、代谢物、反应产物及杂质等。

（一）农药残留的来源

动植物在生长期间或食品在加工和流通中均可受到农药的污染,导致食品中农药残留。农药残留的来源包括:(1) 对农作物的直接污染;(2) 农作物从污染的环境中吸收农药;(3) 对动物性食品的污染;(4) 通过食物链的生物富集作用污染;(5) 粮库内使用熏蒸剂使粮食受到污染；（6）食品在储存、加工、运输、销售过程中混装、混放受到容器及车船的污染等。

（二）食品中常见农药残留及其危害

农药残留是困扰我国多年的食品安全问题。食品中常见的残留农药包括有机磷农药、有机氯农药、氨基甲酸酯类农药、拟除虫菊酯类农药及生物农药等。其中，有机氯农药由于其具有高度的物理、化学、生物学稳定性，容易造成高残留，部分品种已禁用或严格限用；生物农药因其具有对人畜和非靶标生物安全性高、环境兼容性好、不易产生抗药性、可保护生物多样性等特点，将成为将来开发应用的重点。

1. 有机磷农药　此类农药是目前使用范围最广、使用量最大的农药，常用的有敌百虫、敌敌畏、乐果、马拉硫磷等。由于长期使用，害虫和杂草普遍对该类农药产生了抗药性，导致使用量越来越大，并且反复多次使用，使其成为污染最为严重的农药。此农药的化学性质较不稳定，易降解而失去毒性，故不易长期残留，在生物体的蓄积性也较低。有机磷属于神经毒剂，主要抑制生物体内胆碱酯酶活性，部分品种有迟发性神经毒作用。慢性中毒主要表现为神经系统、血液系统和视觉损伤。多数有机磷农药无明显的致突变、致癌、致畸作用，但敌百虫、敌敌畏联合使用可使小鼠精子畸形率、骨髓细胞微核率增加，有生殖毒性和致突变作用。

2. 氨基甲酸酯类农药　此类农药可用作杀虫剂（如西维因、涕灭威、混戊威、克百威、灭多威、残杀威等）或除草剂（如哌草丹、丁草特、野麦畏等）。这类农药的优点是高效，选择性较强，对温血动物、鱼类和人的毒性较低，易被土壤微生物分解，且不易在生物体内蓄积。但个别品种的毒性较大，如克百威、涕灭威等。其毒作用机制与有机磷农药类似，也是胆碱酯酶抑制剂，但其抑制作用具有可逆性，水解后酶的活性可不同程度恢复，故其毒性作用较有机磷农药小，且无迟发性神经毒性。有些品种如甲萘威的代谢产物可使染色体断裂，有致癌、致突变、致畸的可能。在弱酸条件下该类农药可与亚硝酸盐生成有致癌作用的亚硝胺。

3. 拟除虫菊酯类农药　此类农药是一类模拟除虫菊所含的天然除虫菊素的化学结构合成的仿生农药，主要用作杀虫剂和杀螨剂。该类农药具有高效、杀虫谱广、持效期长、毒性低、半衰期短、低残留、对人畜较安全的特点。其缺点是高抗性，即昆虫在较短时间内可对其产生抗药性而使其杀虫活性降低甚至完全丧失。不同的品种混配使用可延缓抗药性的产生。该类农药多为中等毒或低毒，急性中毒主要作用于神经系统，通过影响神经轴突的传导而导致肌肉痉挛等。因蓄积性及残留量低，慢性中毒较少见。有的品种对皮肤有刺激和致敏作用，引起感觉异常（麻木、瘙痒）和迟发性变态反应。个别品种大剂量使用时，有一定的致突变性和胚胎毒性。

（三）预防农药残留的措施

1. 加强农药管理　农药管理包括对农药登记注册、生产、经营以及使用等方面的管理。农药生产企业、向中国出口农药的企业、新农药研制者应当依照《农药管理条例》的规定申请农药登记，并进行登记试验。农药生产企业应当按照国务院农业主管部门的规定，向省、自治区、直辖市人民政府农业主管部门申请农药生产许可证。农药经营者应当按照国务院农业主管部门的规定向县级以上地方人民政府农业主管部门申请农药经营许可证。加强农药安全使用的宣传和使用管理。农药使用者应当严格按照农药标签标注的使用范围、使用方法和剂量、使用技术要求和注意事项使用农药,不得扩大使用范围、加大用药剂量或者改变使用方法,不得使用禁用的农药。

2. 严格执行残留限量标准 《食品安全国家标准 食品中农药最大残留限量》(GB 2763—2021)规定了 564 种农药在 376 种(类)食品中 10 092 项残留限量标准。农业、食品药品监督管理等相关部门应加强对农产品中农药的检测,禁止销售农药残留量超过标准的农产品。

3. 加强技术革新,调整农药的品种结构 禁用或限用高毒、高残留的农药,发展安全、高效的新品种,重点发展控制和调节有害生物的生长、发育和繁殖过程的生物农药,应特别重视选择性高、低毒、易降解、不易产生抗性的植物源农药的开发及应用。

4. 消除残留于食品中的农药 残留的农药可通过去壳、去皮、碾磨、浸泡、清洗、榨汁、发酵、灭菌、蒸煮、油炸等加工烹调过程破坏或部分去除。

5. 尽可能减少农药的使用 通过推广生物防治、物理防治、先进施药器械等措施,逐步减少农药使用量。

二、兽药残留及其预防

兽药残留指动物产品的任何可食部分所含兽药母体化合物或其代谢物,以及与兽药有关的杂质。

(一)食品中兽药残留的来源

兽药残留的来源包括家畜、家禽在预防、治疗疾病时滥用药物、使用违禁或淘汰的药物以及不按规定在饲料中添加药物或滥用饲料药物添加剂等。

1. 滥用药物 治疗和预防动物疾病时不按规定用药,如品种、剂型、剂量、部位不符合规定;非医疗目的长期用药,如在集约化饲养条件下为了降低仔猪的应激反应,长期使用镇静剂氯丙嗪;不遵守休药期的规定,甚至在屠宰前仍用药,或刚用过药的动物产的蛋、乳立即上市出售。

2. 使用违禁或淘汰的药物 在防治动物疾病时,使用禁用的氯霉素、氨苯砜、呋喃它酮、呋喃唑酮;为增加肉品的瘦肉率、减少脂肪含量而在动物饲料中加入违禁的盐酸克伦特罗;为使甲鱼和鳗鱼长得肥壮而在水中使用违禁的己烯雌酚;为防治鱼病而在水中使用违禁的孔雀石绿;用禁用的抗生素菌丝体及其残渣作为饲料添加剂饲养食用动物;使用国家明令淘汰的兽药。

3. 不按规定在饲料中添加药物或滥用饲料药物添加剂 如使用《饲料药物添加剂使用规范》及有关规定以外的饲料添加剂;在饲料中加入《饲料药物添加剂使用规范》允许使用的抗生素,但不按规定的用法与用量、注意事项使用。

(二)食品中兽药残留的危害

人体摄入含兽药残留的动物性食物后,残留物可在人体内蓄积而导致各种器官的病变,对人体产生损害。主要表现在以下几个方面:

1. 一般毒性 有些兽药的毒性较大,过量使用或者非法使用禁用品种可致急性中毒,如红霉素等大环内酯类可引起急性肝损伤,瘦肉精可引起人的心跳加快、心律失常、肌肉震颤、代谢紊乱等症状。

2. 过敏反应　某些抗菌药物(青霉素类、四环素类、磺胺类和呋喃类)可引起过敏反应,其中以青霉素类引起的过敏反应最为常见也最为严重。

3. 激素样作用和"三致"作用　甲睾酮、丙酸睾酮、苯丙酸诺龙等性激素可产生一系列激素样作用,引起儿童性早熟、女性男性化或男性女性化,并可诱发乳腺癌、卵巢癌。这些性激素在鲫鱼、鳗鱼等水产的养殖过程中常作为促生长剂使用。为促进畜禽生长而在饲料中使用喹乙醇,其潜在的危害是对人有致畸、致突变、致癌作用。雌激素类、硝基呋喃类、砷制剂等有致癌作用。

4. 破坏肠道菌群的平衡　人经常食用抗生素类残留量高的动物性食品,会产生耐药菌株,从而影响肠道菌群的平衡。肠内的敏感菌受到抑制或大量死亡,而某些耐药菌和条件致病菌大量繁殖,导致肠道感染、腹泻和维生素缺乏。

(三)食品中兽药残留的预防控制措施

为了减少兽药残留对人体健康的影响,必须采取综合的措施,而建立和完善与兽药有关的法律法规体系是预防控制其危害的根本措施。

1. 加强管理　包括兽药的注册、生产、经营及使用管理。兽药的注册机构为国务院兽医行政管理部门。兽药生产企业应向省级兽医行政管理部门提出申请,取得兽药生产许可证。经营兽药的企业应当取得兽药经营许可证。加强兽药安全使用的宣传和使用管理。兽药使用应当遵守兽药安全使用规定。有休药期规定的兽药用于食用动物时,饲养者应当向购买者或者屠宰者提供准确、真实的用药记录;购买者或者屠宰者应当确保动物及其产品在用药期、休药期内不被用于食品消费。

2. 执行残留限量标准　农业农村部制定并修订了《动物性食品中兽药最高残留限量》。农业、食品药品监督管理等相关部门应加强对农产品中兽药的检测,禁止销售农药兽药残留量超过标准的农产品。

3. 加强监督检测工作　肉品检验部门、饲料监督检查部门以及技术监督部门应该加强动物饲料和动物性食品中药物残留的检测,建立并完善分析系统,以保证动物性食品的安全性,提高食品质量,减少因消费动物性食品引起健康损害的风险。

4. 选择合适的消除方法　通过选择合适的烹调加工、冷藏等方法减少食品中残留的兽药。WHO估计,肉制品经加热烹调后,其中残留的四环素类可从 5～10 mg/kg 降至 1 mg/kg;经煮沸 30 分钟后,残留的氯霉素至少有 85% 失去活性。

5. 尽可能减少兽药的使用　通过推广良好的养殖规范、改善动物饲养的环境卫生条件、改善营养等措施减少兽药的使用。

三、有毒金属污染及其预防

食品中常见的重金属污染有铅、镉、汞、砷等。这些有毒金属通过食物进入人体后有很强的蓄积性,排出缓慢,而且在较低摄入量的情况下对人体即可产生明显的毒性作用。如铅、镉、汞等均能够与肝、肾中含巯基的酶结合,使酶的活性减低或丧失,产生不同的毒性,它们对人体造成的危害以慢性中毒和远期效应(致癌、致畸、致突变作用)为主。

（一）有毒金属污染食品的途径

1. 自然环境的高本底含量 由于不同地区环境中元素分布的不均一性,某些地区金属元素的本底值高于其他地区,这些地区生产的食用动植物中有毒金属元素含量较高。如在我国北方和贵州的有些地区,砷的本底水平高于其他地区。

2. 农药、食品添加剂的使用 有些农药含有重金属,如有机汞、有机砷类农药的施用;因工艺需要加入含有重金属的食品添加剂等。

3. 工业"三废"的排放 工业"三废"(废水、废气、废渣)排放对环境造成的污染,对食品可造成直接或间接的污染。有毒金属即使在环境中的浓度很低,也可通过食物链富集,在食品及人体内达到很高的浓度,如鱼、虾等水产品中,汞和镉等有毒金属的含量可能高达其生存环境浓度的数百甚至数千倍。

4. 食品加工、储存、运输和销售过程中的污染 食品加工、储存、运输和销售过程中使用或接触金属设备、管道、容器等含有的重金属可污染食品。

（二）有毒金属污染食品的毒作用特点

有毒金属污染食品的毒作用特点包括以下几个方面:

1. 蓄积性强 有毒金属进入人体后排出缓慢,生物半衰期较长,易在体内蓄积。

2. 毒作用与机体酶活性有关 许多有毒金属可与机体酶蛋白的活性基团,如巯基、羧基、氨基、羟基等结合,使酶活性受到抑制甚至丧失,从而发挥毒作用。特别是巯基,与许多有毒金属有很强的亲和力。

3. 毒性与存在形式有关 以有机形式存在的金属及水溶性较大的金属盐类,通常毒性较大。如有机汞毒性大于无机汞,溶于水的有毒金属化合物如氯化镉、硝酸镉的毒性大于难溶于水的硫化镉、碳酸镉。

4. 食物链的生物富集作用 经过食物链的生物富集作用,有毒金属可在某些生物体内或人体内达到较高的浓度。

5. 食物中某些营养素影响有毒金属的毒性 ① 膳食营养成分可拮抗有毒金属的毒性,如膳食蛋白质可与有毒金属结合,延缓其在肠道的吸收。② 某些有毒金属元素间可产生协同作用。如砷和镉可协同抑制巯基酶的活性而增加其毒性作用;汞和铅可加重对神经系统的损害。

（三）预防有毒金属污染的措施

1. 消除污染源 严格监管工业生产中"三废"的排放;开展土壤和水源治理,源头控制;农田灌溉用水和渔业养殖用水应符合国家相关规定;合理使用农药;严格控制有毒金属和有毒金属化合物的使用;控制食品生产加工过程有毒金属的污染;限制油漆等的镉含量等;推广使用无铅汽油等。

2. 制定允许限量标准 制定各类食品中有毒金属的限量标准,并加强经常性监督检测工作。

3. 加强污染食品的处理 处理原则是在确保适用人群安全性的基础上,尽可能减少损失。处理方法包括:剔除污染部分,使用特殊理化或食品加工方法,破坏或去除污染物;限制性地暂时食用;稀释;改作他用;销毁。

4. 加强管理 妥善保管有毒有害金属及其化合物,防止误食误用以及意外或人为污染食品。

（四）常见有毒金属对食品的污染

汞及其化合物可通过"三废"排放等污染环境，进而污染食物。甲基汞中毒会导致神经系统损害、致畸作用和胚胎毒性。20 世纪 50 年代日本发生的典型公害病——水俣病，就是由于含汞工业废水严重污染了水俣湾，当地居民长期大量食用该水域捕获的鱼类而引起的甲基汞中毒的典型事件。我国 20 世纪 70 年代在松花江流域也曾发生过因江水被含汞工业废水污染而致鱼体甲基汞含量明显增加，沿岸渔民长期食用被甲基汞污染的鱼类引起的慢性甲基汞中毒事件。

镉污染主要见于工业含镉"三废"的排放。水产品、动物性食品（尤其是肾脏）含镉量通常高于植物性食品。镉中毒主要损害肾脏、骨骼和消化系统。20 世纪 60 年代发生在日本的镉污染大米引起的公害"痛痛病"（骨痛病），就是由于环境镉污染通过食物链引起的人体慢性镉中毒。此外，镉干扰膳食中铁的吸收和加速红细胞破坏，可引起贫血。研究表明镉及镉化合物对动物和人体有一定的致畸、致突变和致癌作用。国际癌症研究机构（IARC）将镉定为Ⅰ级致癌物。

铅污染主要来源于含铅废水废渣的排放、微生物的作用、含铅汽油、含铅农药、含铅的食品接触容器和材料以及含铅的食品添加剂或加工助剂等。铅主要损害造血系统、神经系统和肾脏。常见的症状和体征为贫血、神经衰弱、失眠、食欲缺乏等，严重者可致铅中毒性脑病。慢性铅中毒还可导致凝血时间延长，并可损害免疫系统。儿童对铅较成人更敏感，过量铅摄入可影响其生长发育，导致智力低下。

砷污染可见于含砷工业废水的排放、含砷农药的使用、食品加工过程中使用被砷污染的原料、化学物和添加剂以及被砷污染的食品接触材料及制品等。急性砷中毒主要由于三氧化二砷（砒霜）引起，主要表现是胃肠炎症状，严重者可致中枢神经系统麻痹而死亡。慢性中毒主要表现为神经衰弱症候群，皮肤色素异常（白斑或黑皮症），手掌和足底皮肤过度角化。日本曾发生的"森永奶粉中毒事件"，是因为奶粉生产中使用了含大量砷盐的磷酸氢二钠作为稳定剂而引起的。已证实多种砷化物具有致突变性和致畸性。流行病学调查发现，无机砷化合物与人类皮肤癌和肺癌的发生有关，被国际癌症研究机构（IARC）定为Ⅰ级致癌物。

四、N-亚硝基化合物污染及其预防

N-亚硝基化合物包括 N-亚硝胺和 N-亚硝酰胺两大类。

（一）食物的污染来源

环境和食品中的 N-亚硝基化合物系由亚硝酸盐和胺类在一定条件下合成的，其前体物包括硝酸盐、亚硝酸盐及胺类。

1. 植物性食物中的硝酸盐和亚硝酸盐 蔬菜中亚硝酸盐含量通常远远低于硝酸盐含量，但是蔬菜的保存和处理过程对硝酸盐和亚硝酸盐含量有很大影响，即硝酸盐在硝酸盐还原菌的作用下可形成亚硝酸盐。因此，在蔬菜的腌制过程中，亚硝酸盐含量明显增高，不新鲜的蔬菜中亚硝酸盐含量亦可明显增高。

2. 动物性食物中的硝酸盐和亚硝酸盐 硝酸盐和亚硝酸盐在食品生产中作为食品防腐剂和护色剂使用。用硝酸盐腌制鱼、肉等动物性食品是一种古老和传统的方法,其作用机制是通过细菌将硝酸盐还原为亚硝酸盐,而亚硝酸盐能抑制许多腐败菌和致病菌的生长,从而达到防腐的目的。此外,亚硝酸分解产生的 NO 可与肌红蛋白结合,形成亚硝基肌红蛋白而具有特有的红色,从而改善此类食品的感官性状。虽然使用亚硝酸盐作为食品添加剂可产生 N-亚硝基化合物(肉类分解可产生胺类物质),但目前尚无更好的替代品,故仍允许限量使用。

3. 环境和食品中的胺类 作为食品天然成分的蛋白质、氨基酸和磷脂,都可以是胺和酰胺的前体物,肉、鱼等动物性食品在其腌制、烘烤等加工处理过程中,尤其是在油煎、油炸等烹调过程中,可产生较多的胺类化合物。许多胺类也是药物、农药和一些化工产品的原料。在胺类化合物中,以仲胺合成 N-亚硝基化合物的能力最强。在粮食、鱼、肉和某些蔬菜中仲胺含量较高,如海鱼中仲胺的含量多在 100 mg/kg 以上,且其含量随其新鲜程度、加工过程和储藏条件的不同而有很大差异,晒干、烟熏、装罐等加工过程均可致仲胺含量明显增加。

4. 食品中的 N-亚硝基化合物 肉、鱼等动物性食品中含有丰富的胺类化合物,在弱酸性或酸性的环境中,能与亚硝酸盐反应生成亚硝胺。但由于加工方法不同,各类鱼、肉制品中亚硝胺的含量可有较大差异。某些乳制品(如干奶酪、奶粉等)含有微量的挥发性亚硝胺。在传统的啤酒生产过程中会产生微量的二甲基亚硝胺。但近年由于生产工艺的改进,在多数大型企业生产的啤酒中已很难检测出亚硝胺类化合物。

5. 机体合成的 N-亚硝基化合物 除食品中所含有的 N-亚硝基化合物外,人体也能内源性合成一定量的 N-亚硝基化合物。这是由于人体在 pH<3 的酸性环境中合成亚硝胺的反应较强,而且胃中存在亚硝酸盐和具有催化作用的氯离子和硫氰酸根离子,有利于胃内 N-亚硝基化合物的合成。

(二)毒性

N-亚硝胺相对稳定,进入人体后,需要经多功能氧化酶(肝微粒体细胞色素 P450)的代谢活化生成烷基偶氮羟基化物才具有致突变性、致癌性,为间接致癌物。而 N-亚硝酰胺类不稳定,能够在作用部位直接降解成重氮化合物,与 DNA 结合发挥其直接致突变和致癌作用,为直接致癌物。

1. 急性毒性 各种 N-亚硝基化合物的急性毒性有较大差异,对于对称性烷基亚硝胺而言,其碳链越长,急性毒性越低。肝脏是主要的靶器官,另外还有骨髓与淋巴系统的损伤。

2. 致癌作用 目前缺少 N-亚硝基化合物对人类直接致癌的资料,但已证实其为强的动物致癌物,其致癌作用的特点是:① 具有器官特异性:不同的 N-亚硝基化合物有不同的致癌靶器官,如对称性亚硝胺主要诱发肝癌,不对称亚硝胺主要诱发食管癌。② 多种途径摄入均可诱发肿瘤:呼吸道吸入、消化道摄入、皮下肌肉注射甚至皮肤接触 N-亚硝基化合物均可诱发肿瘤。③ 不同接触剂量均有致癌作用:反复多次给药,或一次大剂量给药都能诱发肿瘤,且有明显的剂量-效应关系。许多国家和地区的流行病学调查研究表明,人类的某些癌症可能与接触 N-亚硝基化合物有关。例如智利胃癌高发可能与大量使用亚硝酸盐肥料造成土壤中硝酸盐与亚硝酸盐过高有关,日本人的胃癌高发可能与其爱吃咸鱼和咸菜有关,我国河南省林州市等地的食管癌高发区居民膳食亚硝胺暴露水平高于低发区。

3. 致畸作用 N-亚硝酰胺对动物有一定的致畸性。如甲基(或乙基)亚硝基脲可诱发胎鼠的脑、眼、肋骨和脊柱等畸形,并存在剂量-效应关系,但亚硝胺的致畸作用很弱。

4. 致突变作用 多数N-亚硝酰胺具有直接致突变性,能引起细菌、真菌、果蝇和哺乳类动物细胞发生突变。亚硝胺则需经哺乳动物微粒体混合功能氧化酶系统代谢活化后才有致突变性。另有研究表明,N-亚硝基化合物的致突变性强弱与其致癌性强弱无明显相关性。

(三)预防措施

1. 阻断亚硝基化反应 维生素C、维生素E、植物化学物如酚类、黄酮类化合物等有较强的阻断亚硝基化反应的作用。另外,注意口腔卫生以阻止唾液中的微生物将人体摄入的硝酸盐还原为亚硝酸盐,从而减少体内N-亚硝基化合物的合成。

2. 防止食物被微生物污染 保持食品新鲜和防止微生物污染应是重要的预防措施。

3. 使用钼肥 使用钼肥有利于降低蔬菜中硝酸盐和亚硝酸盐含量。例如白萝卜和大白菜使用钼肥后,亚硝酸盐含量平均下降 26.5%。

4. 改进食品加工工艺 通过控制食品加工中硝酸盐或亚硝酸盐的用量,以减少亚硝胺的合成。改进食品加工工艺,尽可能使用亚硝酸盐的替代品。例如加工香肠加入维生素C可减少香肠中亚硝胺的含量。

5. 严格执行食品中允许量标准并加强监测 我国现行的食品安全国家标准(GB 2762—2017)中N-亚硝胺限量为:水产制品(水产品罐头除外)中N-二甲基亚硝胺≤4 $\mu g/kg$;肉制品(肉类罐头除外)中N-二甲基亚硝胺≤3 $\mu g/kg$。应加强对食品中N-亚硝基化合物含量的监测,避免食用N-亚硝基化合物含量超标的食物。

五、多环芳烃化合物污染及其预防

多环芳烃化合物是一类具有较强致癌作用的化合物,种类繁多,其中以苯并(a)芘[benzo(a)pyrene,B(a)P]最为重要,对其研究也较充分,故以其为代表重点阐述。

(一)食物的污染来源

多环芳烃主要由各种有机物如煤、柴油、汽油、木材、脂肪及香烟等的不完全燃烧产生。食品中多环芳烃和B(a)P的来源广泛,由于食品种类、生产加工、烹调方法的差异以及距离污染源的远近等因素的不同,食品中B(a)P的含量相差很大,其中含量较多者主要是烘烤和熏制食品。

1. 食品在烘烤或熏制时直接受到污染 烘烤和熏制时,食品与燃料产物直接接触,可受到B(a)P的污染。

2. 食品成分在烹调加工时发生的高温裂解或热聚 烹调时如果温度较高,使有机物分解,经环化、聚合而成B(a)P。这是食品中多环芳烃的主要来源。

3. 植物性食品可经环境介质吸收 B(a)P 植物性食物可从土壤、水和大气中吸收污染的 B(a)P。

4. 加工过程的污染 食品加工中受机油和食品包装材料等的污染,在柏油路上晒粮食使粮食受到污染。

5. 污染的水可使水产品受到污染 B(a)P 可通过食物链进行浓缩,水生食物链有较强的浓缩能力,如海鱼含 B(a)P 较海水高出许多倍。

6. 饲料对动物性食品的污染 当用含 B(a)P 污染的饲料饲喂动物时,其生产的肉、蛋、乳中也会含有这类物质,并随着污染的程度而升高。

7. 植物和微生物的合成 如烟草和胡萝卜可合成微量的多环芳烃。

(二)毒性

1. 致癌性 大量研究资料表明,B(a)P 对多种动物有确定的致癌性。长期饲喂含 B(a)P 的饲料不仅可诱发胃肿瘤,还可诱发肺肿瘤及白血病。此外,B(a)P 还可致大鼠、地鼠、豚鼠、兔、鸭及猴等动物的多种肿瘤,并可经胎盘使子代发生肿瘤,可致胚胎死亡,或导致仔鼠免疫功能下降。流行病学研究表明,食品中 B(a)P 含量与胃癌等多种肿瘤的发生有一定关系。如在匈牙利西部一个胃癌高发地区的调查表明,该地区居民经常食用家庭自制的含 B(a)P 较高的熏肉是胃癌发生的主要危险因素之一。

2. 致突变 B(a)P 是间接致突变物,需要代谢活化酶(S9)的代谢活化。在致突变试验(Ames 试验)及其他致畸实验中均呈阳性反应。此外,在人组织培养试验中也发现 B(a)P 有组织和细胞毒性作用,可导致上皮分化不良、细胞损伤、柱状上皮细胞变形等症状。

(三)预防措施

1. 防止污染 ①加强环境治理,减少环境 B(a)P 对食品的污染;②熏制、烘烤食品及烘干粮食等加工过程应避免使食品直接接触炭火或直接接触烟,使用熏烟洗净器或冷熏液;③不在柏油路上晾晒粮食和油料种子,以防沥青中 B(a)P 的污染。

2. 去毒 用活性炭吸附法可去除食品中的一部分 B(a)P。

3. 严格执行食品中限量标准 我国现行的食品安全国家标准(GB 2762—2017)中 B(a)P 的限量标准为:烧烤和熏制的动物性食品以及稻谷、小麦、大麦中的 B(a)P 含量应≤5 μg/kg,食用植物油中 B(a)P 含量应≤10 μg/kg。

六、食品接触材料及其制品的污染及其预防

食品接触材料及其制品是指在正常使用条件下,各种已经或预期可能与食品接触或成分可能转移到食品中的材料及其制品。注重食品接触材料及其制品的卫生质量,严格管理食品用工具及设备的卫生,对食品的安全卫生有着重要的意义。

(一)常用塑料及其制品的安全

塑料是一种高分子材料,可制作食具、食品容器、生产管道、输送带、包装材料及生产设备的零部件等。食品接触用塑料常见的有聚乙烯、聚丙烯、聚苯乙烯、聚氯乙烯、聚碳酸酯、三聚氰胺甲醛塑料、聚酰胺等。食品接触用塑料和制品的卫生问题包括以下几个方面:

1. 含有的低分子化合物 包括游离单体、低聚合度化合物、低分子降解产物,易向食品中迁移,可能对人体有一定的毒性作用。

2. 含有的添加剂在一定的使用条件下向食品中迁移　例如用聚氯乙烯(PVC)生产保鲜膜必须加入大量的增塑剂,如果 PVC 保鲜膜和熟食表面的油脂接触或者放进微波炉里加热,其增塑剂成分就会析出,并随食物进入人体,对人体造成致癌作用,特别是造成内分泌、激素的紊乱。

3. 印刷油墨和黏合剂中存在有毒化学物质　油墨由颜料、黏合剂和添加剂构成,颜料中的铅、镉、汞等有毒金属和苯及多环芳烃类,制作复合包装材料使用的黏合剂含有的添加剂及分解产物,可向食品中迁移。

4. 使用不符合《食品接触材料及制品用添加剂使用标准》的物质　如为了降低成本,在塑料的生产过程中大量添加工业级的石蜡、碳酸钙、滑石粉及回收废塑料等作为填充料;用标准规定的品种以外的苯、甲苯、二甲苯等有机溶剂稀释油墨。

5. 微生物和微尘杂质污染　塑料的强度和阻隔性差,且带静电,易吸附微生物和微尘杂质,对食品造成污染;未经严格消毒和长期积压的一次性塑料制品微生物学指标易超标。

6. 含氯塑料的污染　含氯塑料在加热和作为垃圾焚烧时会产生二恶英。

（二）金属、玻璃食具的安全

金属用作包装材料的主要有镀锡薄钢板(马口铁)、铝板或铝箔,用作食品容器的主要有不锈钢、铝、铜等,用作工具、设备的多为不锈钢,用作食具的除不锈钢和铝外,还有铜、锡、银等制品。回收铝中的杂质和金属难以控制,故不允许制作食具。金属制品的主要安全卫生问题是有害金属如铅、砷、镉、铬等的迁移。玻璃制品的原料为二氧化硅,毒性较小,但应注意原料的纯度。高档玻璃器皿中常加入铅化合物,这是较为突出的卫生问题,应加强管理。

（三）食品包装用纸的安全

食品包装用纸的主要安全卫生问题是霉菌等生物污染和纸中的化学残留物。为防止包装用纸对食品的污染,应采取如下措施:生产加工包装用纸的各种原料必须是无毒、无害的,不得使用回收的废纸做原料,不得添加荧光增白剂;食品包装纸涂蜡必须是食品级石蜡,以防多环芳烃的污染;用于印刷食品包装材料的油墨和颜料必须符合食品卫生要求,涂彩层不得与食品直接接触。

（四）食品用橡胶制品的安全

橡胶分为天然橡胶和合成橡胶两类。天然橡胶一般无毒害,而合成橡胶中的有害成分来源可能是其单体物质,如丁腈橡胶中的丙烯氰,更多的则是各种助剂和添加剂。食品用橡胶制品生产中使用的各种助剂,必须符合我国食品容器、包装材料用助剂的有关质量与卫生标准,严禁使用再生胶。

食品用橡胶制品主要有橡胶奶嘴、瓶盖垫片或垫圈、高压锅垫圈、食品输送管带等。橡胶奶嘴的安全卫生直接影响婴儿的健康,而食品用橡胶制品可能接触酒精饮料、含油的食品或高压水蒸气而溶出有害物质。

（五）陶瓷和搪瓷制品的安全

陶瓷和搪瓷制品多作为食品容器,其安全卫生问题主要是釉料中重金属铅、镉、锑等的溶出。当使用搪瓷或陶瓷容器长期盛装酸性食品(如醋、果汁等)和酒时,铅、镉等有害物质易溶出而迁移入食品中,甚至引起中毒。

七、其他

（一）杂环胺类化合物污染及其预防

20 世纪 70 年代，日本学者首次从烤鱼和烤肉中分离出具有强致突变性和致癌性的杂环胺类（Heterocyclic Amines，HCAs）化合物，至今已从烹调的食品中分离鉴定出了近 20 种杂环胺类化合物。

蛋白质含量丰富的鱼、肉类食品在高温条件下容易产生杂环胺类化合物，其污染水平主要受食品的烹调方式、烹调温度和烹调时间的影响。加热温度越高、时间越长、水分含量越低，产生的杂环胺越多。美拉德反应可促进杂环胺的形成。正常烹调食品中也含有一定量的杂环胺，主要来自烹调的鱼和肉。

改变不良的烹调方式和饮食习惯、增加蔬菜水果的摄入量、加强食物中杂环胺含量监测可有效预防杂环胺的污染。

（二）丙烯酰胺污染及其预防

丙烯酰胺（Acrylamide，AM）是一种有机化合物，是食品加工过程中产生的化学性污染物。FAO 和 WHO 联合食品添加剂联合专家委员会（JECFA）对食品中的丙烯酰胺进行了系统的风险评估，认为食物是人类丙烯酰胺的主要来源。丙烯酰胺因其具有生物毒性如神经毒性、生殖毒性、遗传毒性、免疫毒性及潜在致癌性等引起世界各国的广泛关注。

油炸和焙烤的淀粉类食品是膳食中 AM 的主要来源。食品中的 AM 主要由天门冬酰胺与还原糖（葡萄糖、果糖、麦芽糖等）在高温下发生美拉德反应生成，两者单独存在时即使加热也不产生 AM。食品的种类、加工方式、温度、时间和水分、pH 均会影响食品中丙烯酰胺的形成。温度是影响丙烯酰胺形成最重要的因素，丙烯酰胺的生成随温度升高表现为先升后降的特点。在相同温度下，丙烯酰胺含量随油炸时间的延长而增加。食品的含水量也是丙烯酰胺形成的重要因素，如用水煮时，食品中丙烯酰胺的水平相当低。但在烘烤、油炸食品的最后阶段，由于水分减少、表面温度升高，丙烯酰胺的生成量就更多。但咖啡例外，在焙烤后期丙烯酰胺的生成量反而下降。食品的 pH 为中性时最利于丙烯酰胺的产生。

采用合理的烹调方法、改变食品的加工工艺和条件（如用酵母菌发酵降低原料中的天门冬酰胺和还原糖，降低食品的 pH 可抑制 AM 产生）、加强膳食中 AM 的监测可有效预防 AM 的污染。

科学知识链接

美拉德反应

美拉德反应亦称非酶棕色化反应，是广泛存在于食品工业的一种非酶褐变，是羰基化合物（还原糖类）和氨基化合物（氨基酸和蛋白质）间的反应，经过复杂的历程最终生成棕色甚至是黑色的大分子物质类黑精或称拟黑素，故又称羰氨反应。除产生类黑精外，美拉德反应还会生成还原酮、醛和杂环化合物，这些物质是食品色泽和风味的主要来源。因此,美拉德反应成为食品研究的热点,是现代食品工业密不可分的一项技术,在食品烘焙、咖啡加工、肉类加工、香精生产、制酒酿造等领域广泛应用。但是,美拉德反应也会带来一些有害的副产品,如丙烯酰胺。丙烯酰胺是世界卫生组织下属的国际癌症研究机构认定的 2A 类致癌物,具有一定的毒性和致癌性。因此,不管烧烤和煎炸食物有多美味,也不能贪多。

第三节　食品的物理性污染及其预防

物理性污染物根据污染物的性质,可分为放射性污染物和杂物两类。食品的放射性污染可能对机体产生免疫毒性、生殖毒性甚至致畸、致癌、致突变等;食品的杂物污染并不直接威胁消费者健康,但却严重影响了食品应有的感官性状和营养价值。

一、食品的放射性污染及其预防

食品中的放射性污染物分为天然放射性污染物和人工放射性污染物。一般情况下,食品中的天然放射性污染物比较常见,在一些天然放射性高本底地区种植和生产的食品中,会检测到高含量的天然放射性物质。人工辐射源来自人类医药卫生、工农业生产、国防、能源等方面的放射性废物排放,可引起某一地区某一时段放射性污染物超标。

（一）食品的放射性污染来源

1. 环境天然放射性本底　环境天然放射性本底是指自然界本身固有的、未受人类活动影响的电离辐射水平,它主要来源于宇宙线和环境中的放射性核素。环境放射性本底的另一来源是建材、煤灰、肥料和日用消费品等。

2. 食品中的天然放射性核素　由于生物体与其所生存的外环境之间固有的物质交换过程,在绝大多数动、植物性食品中都含有不同量的天然放射性物质,亦即食品的天然放射性本底。食品中的天然放射性核素主要是 ^{40}K 和少量的 ^{226}Ra、^{210}Po（钋）以及天然钍和天然铀等。

3. 环境中人为的放射性核素污染及其向食品中的转移　（1）核爆炸:原子弹和氢弹爆炸时可产生大量的放射性物质,尤其是空中核爆炸对环境可造成严重的放射性核素污染。（2）核废物的排放:核工业生产中的采矿、冶炼、燃料精制、浓缩、反应堆组件生产和核燃料再处理等过程均可通过三废排放等途径污染环境,进而污染食品。（3）意外事故:意外事故造成的放射性核素泄漏主要引起局部性污染,可导致食品中含有很高的放射性。如 1986 年苏联切尔诺贝利核电站事故和 2011 年日本福岛核电站事故。

（二）放射性污染与人体健康

食品的放射性污染对人体的危害主要是由于摄入污染食品后,放射性物质对人体内各种组织、器官和细胞产生的低剂量长期内照射效应,主要表现为对免疫系统、生殖系统的损伤和致癌、致畸、致突变作用。

（三）控制食品放射性污染的措施

预防食品放射性污染的主要措施分为两方面:一方面防止食品受到放射性物质的污

染,即加强对放射性污染源的卫生防护和经常性的卫生监督管理;另一方面定期进行食品卫生监测,严格执行国家卫生标准,加强对食品中放射性污染的监督,使食品中放射性核素的量控制在允许范围之内。

二、食品的杂物污染及其预防

食品杂物污染存在偶然性,杂物污染物纷繁复杂,以至于食品安全标准无法囊括全部杂物污染物,从而给食品杂物污染的预防及卫生管理带来诸多困难。

(一)食品的杂物污染来源

1. 食品在生产时的污染　如生产车间密闭性不好,外环境中的杂物进入食品;粮食收割时混入草籽;动物在宰杀时血污、毛发及粪便对畜肉的污染;食品加工过程中设备的陈旧或故障引起加工管道中金属颗粒或碎屑对食品的污染。

2. 食品在储存过程中的污染　如苍蝇、昆虫的尸体和鼠、雀的毛发、粪便等对食品的污染。

3. 食品在运输过程中的污染　如运输车辆、装运工具、不清洁铺垫物和遮盖物对食品的污染。

4. 意外污染　如戒指、头发及饰物、指甲、烟头、废纸、携带个人物品和杂物的污染及卫生清洁等用品的污染。

5. 食品的掺杂掺假　掺杂掺假是一种人为故意向食品中加入杂物的过程。掺杂掺假所涉及的食品种类繁杂,掺杂污染物众多,如粮食中掺入的沙石,肉中注入的水,奶粉中掺入大量的糖,牛奶中加入的米汤、牛尿、糖和盐等。近年来发生多起食品掺杂掺假引发的食品安全问题,严重危害人体健康,监管部门须重视并加强监督管理。

(二)食品杂物污染的预防

1. 加强监督管理　加强食品生产、储存、运输、销售过程的监督和管理,执行食品良好生产规范(GMP),把住产品的质量关。

2. 改进加工工艺　例如筛选、磁选和风选去石,清除有毒的杂草籽及泥沙石灰等异物,定期清洗专用池、槽,防尘、防蝇、防鼠、防虫,尽量采用食品小包装。

3. 严格执行食品安全法律法规及其他相关规定　如现行的《食品安全国家标准　粮食》(GB 2715—2016)规定,曼陀罗籽及其他有毒植物的种子在豆类中≤1粒/kg;《食品安全国家标准　生乳》(GB 19301—2010)规定,杂质度应≤4.0 mg/kg等。根据我国食品安全法律法规的要求,加强食品"从农田到餐桌"的质量和安全的监督管理。

思政知识链接

悟"人与自然和谐共生"——将人类命运共同体理念融入大学生担当意识

2011年3月,日本福岛第一核电站发生爆炸,放射性物质泄漏。核辐射产生的放射性物质可通过呼吸道、皮肤伤口及消化道吸收进入体内,引起内辐射,辐射可穿透一定距离被机体吸收,使人员受到外照射伤害。内外照射形成放射病的症状,如疲劳、头昏、失眠、皮肤发红、溃疡、出血、脱发、白血病、呕吐、腹泻等。有时还会增加癌症、畸变、遗传性病变发生率，影响几代人的健康。核技术的掌握和核试验的进行是人类"战胜"自然的里程碑，然而人类终将为自己的行为付出代价。2021 年 4 月 13 日，日本政府正式决定将福岛第一核电站上百万吨核污染水排入大海，多国对此表示质疑和反对。对待自然问题，恩格斯指出："我们不要过分陶醉于我们人类对自然的胜利。对于每一次这样的胜利，自然界都会对我们进行着报复"。人类与环境相互制约又相互依存、相互适应，从而构成了生命对环境既相互适应又相互矛盾的对立统一体。当今世界进入新的动荡变革期，人类和平发展进步的潮流不可阻挡。人类只有一个地球，一个世界，2012 年 11 月中共十八大明确提出要倡导"人类命运共同体意识"。人类命运共同体理念是习近平新时代中国特色社会主义思想的重要组成部分，将人类命运共同体理念融入大学生思想政治教育是"坚持用习近平新时代中国特色社会主义思想教育人"的必然要求和重要举措。习近平总书记指出："构建人类命运共同体是一个美好的目标，也是一个需要一代又一代人接力跑才能实现的目标"。因此，坚持"人与自然和谐共生"，将人类命运共同体理念融入大学生担当意识是思想政治教育回应时代需要的应然之举，具有重要的理论价值和现实意义。

（吴云凤　毋瑞朋）

第八章　食品添加剂及其管理

食品添加剂促进了食品工业的发展,是现代食品工业的灵魂。食品工业的迅猛发展也使食品添加剂成为加工食品不可缺少的基料。因此,没有食品添加剂就没有现代的食品工业。合理使用食品添加剂有助于食品品种的多样化,可改善食品的质量和色香味,对食品的防腐、保鲜、提高营养价值,对新产品的开发及保证食品加工工艺的顺利进行等方面都起着十分重要的作用。滥用食品添加剂可能导致健康损害风险。因此,正确认识和合理使用食品添加剂,有助于最大限度地保证食品安全,保障消费者健康。

第一节　食品添加剂概述

世界各国对食品添加剂的理解不同,因此其定义和范畴也不同。食品添加剂包括单一品种的食品添加剂和复配型食品添加剂,不能影响食品的特性,不含污染物,并不以改善食品营养为目的,可作为辅助成分直接或间接成为食品成分。

一、食品添加剂的定义

根据《食品安全国家标准　食品添加剂使用标准》(GB 2760—2014)的规定:"食品添加剂是指为改善食品品质和色、香、味以及为防腐、保鲜和加工工艺的需要而加入食品中的人工合成或者天然物质。食品用香料、胶基糖果中基础剂物质、食品工业用加工助剂也包括在内。"

根据《食品安全国家标准　复配食品添加剂通则》(GB 26687—2011)规定,复配食品添加剂是指为了改善食品品质、便于食品加工,将两种或两种以上单一品种的食品添加剂,添加或不添加辅料,经物理方法混匀而成的食品添加剂。

二、食品添加剂的分类

随着现代食品工业的崛起,世界各国使用的食品添加剂品种也越来越多。据统计,目前世界各国使用的食品添加剂种类已有 2 万余种,其中直接使用的 3 000 余种。我国2014 年 12 月公布的《食品安全国家标准　食品添加剂使用标准》(GB 2760—2014)中允许使用的食品添加剂共有 2336 种,其中允许使用的天然和合成香料有 1 870 种。

（一）按照来源分类

1. 天然食品添加剂　指来自动、植物组织或微生物的代谢产物及一些矿物质,用干燥、粉碎、提取、纯化等方法而制得的物质。天然食品添加剂的品种少、价格较高。

2. 人工合成食品添加剂　指通过化学手段使元素或化合物经过氧化、还原、缩合、聚合、成盐等反应而得到的物质,其中包括天然等同色素、天然等同香料等。化学合成食品添加剂品种齐全、价格低、使用量少,但是毒性通常大于天然食品添加剂,特别是其成分不纯或用量过大时,容易对机体造成损害。

（二）按照功能用途分类

各国对食品添加剂的分类不同。美国将食品添加剂分成 16 大类,日本分成 30 大类,我国的《食品安全国家标准　食品添加剂使用标准》(GB 2760—2014)将其分为 22 个功能类别,见表 8-1。

表 8-1　食品添加剂功能类别与代码(GB 2760—2014)

名称	代码	名称	代码	名称	代码	名称	代码
酸度调节剂	01	胶基糖果中基础剂物质	07	面粉处理剂	13	增稠剂	19
抗结剂	02	着色剂	08	被膜剂	14	食品用香料	20
消泡剂	03	护色剂	09	水分保持剂	15	食品工业用加工助剂	21
抗氧化剂	04	乳化剂	10	防腐剂	16	其他	22
漂白剂	05	酶制剂	11	稳定和凝固剂	17		
膨松剂	06	增味剂	12	甜味剂	18		

（三）按照安全性评估的结果分类

为了维护各国消费者的利益,确保国际贸易的公正性,FAO/WHO 设立的食品添加剂联合专家委员会(JECFA)对食品添加剂的安全性进行评估,根据评估结果,建议将食品添加剂分为以下四类管理:

1. 第一类为 GRAS 物质　即一般认为是安全的物质,可以按照正常需要使用,不需建立每日容许摄入量(ADI)。

2. 第二类为 A 类　分为 A1 和 A2 两类。A1 类为经过 JECFA 安全性评价,毒理学性质已经清楚,可以使用并已制定出正式 ADI 值者;A2 类为目前毒理学资料不够完善,制订暂时 ADI 值者。

3. 第三类为 B 类　即毒理学资料不足,未建立 ADI 值者,又分为 B1 和 B2 两类。B1 类是 JECFA 曾经进行过安全性评价,因毒理学资料不足未制定 ADI 者;B2 类是 JECFA 尚未进行过安全性评价者。

4. 第四类为 C 类　即原则上禁止使用的食品添加剂,又分为 C1 和 C2 两类。C1 类是认为在食品中使用不安全的,C2 类只限于在某些食品中作特殊用途使用。

三、食品添加剂的使用要求

食品添加剂使用的基本要求包括:① 不应对人体产生任何健康危害;② 不应掩盖食品腐败变质;③ 不应掩盖食品本身或加工过程中的质量缺陷或以掺杂、掺假、伪造为目的;④ 不应降低食品本身的营养价值;⑤ 在达到预期效果的前提下尽可能降低在食品中的使用量。

四、我国食品添加剂的安全管理

我国从 20 世纪 50 年代开始对食品添加剂实行管理,1973 年成立食品添加剂卫生标准科研协作组,开始全面研究食品添加剂的有关问题。《中华人民共和国食品安全法》及《中华人民共和国食品安全法实施条例》规定,食品添加剂监管部门包括国家卫生健康委员会、国家市场监督管理总局、国家发展和改革委员会及工业和信息化部。卫健委负责食品添加剂的安全性评估和新品种许可,制定食品添加剂的使用标准、产品标准等食品安全国家标准。国家市场监督管理总局负责食品添加剂生产加工、流通、餐饮环节以及食品企业使用监管。发改委及工信部门负责食品添加剂行业管理、制定生产政策和指导生产企业诚信体系建设,各部门监管职责明确,协调配合,共同保障食品添加剂规范使用和食品安全。

为适应国内需求和国际发展的需要,我国不断对原有的法律、法规和标准等进行适时的调整。现阶段我国食品添加剂监管的法律、法规和标准主要有:《中华人民共和国食品安全法》《中华人民共和国食品安全法实施条例》《工业产品生产许可证管理条例》《食品添加剂新品种管理办法》和《食品添加剂生产监督管理规定》《食品安全国家标准　食品添加剂使用标准》《食品安全国家标准　食品营养强化剂使用标准》《食品安全国家标准 食品安全性毒理学评价程序》等,这为细化和实施食品添加剂的生产许可制度,明确落实生产、使用单位及监管部门的职责提供了重要的法律保障。

思政知识链接

食品添加剂滥用的论述——树立科学的辩证思维,培养社会责任感和诚信意识

党的十九大报告明确提出实施食品安全战略,让人民吃得放心。这是党中央着眼党和国家事业全局,对食品安全工作作出的重大部署,是决胜全面建成小康社会、全面建设社会主义现代化国家的重大任务。但是,我国食品安全工作仍面临不少困难和挑战,形势依然复杂严峻。例如不良生产厂家无视国家的有关规定,在食品中非法添加或者超量使用食品添加剂,导致一些食品安全事件的发生,致使人们对食品添加剂"闻添色变""一票否决"。

所谓由食品添加剂造成的食品安全问题,其实并非食品添加剂的合法使用引起的,而是源于食品添加剂的滥用。食品添加剂滥用主要是在食品生产、经营、使用过程中向食品中违规添加或过度添加添加剂对消费者的生命健康造成损害的危险行为。

目前,我国食品添加剂的滥用问题主要体现在超范围和超限量使用上。据全国各地食品安全风险监测结果显示,着色剂(如柠檬黄、日落红、胭脂红、亮蓝等)、漂白剂(如二氧化硫、硫黄)、防腐剂(如苯甲酸、山梨酸)、膨松剂(如硫酸铝钾、硫酸铝铵)以及甜味剂(糖精钠、甜蜜素)等几类常用食品添加剂的滥用情况较为突出。这类事件的发生及对于食品添加剂的误解,都与人们对于食品添加剂的了解不足有关。

为了促进食品添加剂的良性应用,我们应当具有自觉维护社会公众安全健康的社会担当,树立科学的辩证思维,用发展的眼光理性看待食品添加剂问题,理论联系实践,培养社会责任感和诚信意识,为将来从事食品安全监管工作打下基础。

第二节　各类食品添加剂

我国食品添加剂按功能用途共分为 22 个功能类别,本节主要介绍几种常用的食品添加剂,其使用范围及最大使用量必须符合《食品安全国家标准 食品添加剂使用标准》(GB 2760—2014)的要求。

一、酸度调节剂

酸度调节剂是指用以维持或改变食品酸碱度的物质,是增强食品中酸味和调节 pH 或具有缓冲作用的酸、碱、盐类物质的总称,可改善食品的感官性状,增加食欲,并具有防腐和促进体内钙、磷消化吸收的作用。在食品加工过程中,酸度调节剂可以单独使用,亦可掺配使用。

酸度调节剂可分为有机酸和无机酸两类。有机酸主要存在天然食物中,如柠檬酸、酒石酸、乳酸和苹果酸等,应用广泛。无机酸主要是磷酸,由于其风味不如有机酸好,故应用较少。

二、抗氧化剂

抗氧化剂是指能防止或延缓油脂或食品成分氧化分解、变质,提高食品稳定性的物质,可以延长食品的贮存期、货架期。食品中因含有大量脂肪(特别是多不饱和脂肪酸),容易氧化酸败,因此,常使用抗氧化剂来延缓或防止油脂及富含脂肪食品的氧化酸败。

抗氧化剂根据其溶解特点可分为水溶性(如异抗坏血酸及其钠盐、植酸等)和脂溶性(如丁基羟基茴香醚、二丁基羟基甲苯、没食子酸丙酯、茶多酚等)两类。我国常用的抗氧化剂主要有丁基羟基茴香醚、二丁基羟基甲苯、没食子酸丙酯、抗坏血酸类等。其中,丁基羟基茴香醚、二丁基羟基甲苯可并用,并均可与增效剂如柠檬酸等同时使用,通过协同作用增加其抗氧化效果。没食子酸丙酯对植物油有良好的稳定性,且对猪油的抗氧化作用比丁基羟基茴香醚和二丁基羟基甲苯两者均强。未来需要加大对天然抗氧化剂的开发利用,如茶多酚的抗氧化效果较好,其抗氧化能力强于维生素 C、维生素 E 及合成抗氧化剂,对人体无害,并具有多种保健功效。

三、漂白剂

漂白剂是通过氧化或还原作用破坏、抑制食品氧化酶活性和食品的发色因素,使食品褐变色素褪色或免于褐变,同时还具有一定的防腐作用。

漂白剂有氧化型和还原型两种类型。目前,我国允许使用的漂白剂主要为还原型漂白剂,如二氧化硫、焦亚硫酸钠/钾、亚硫酸钠、亚硫酸氢钠、低亚硫酸钠以及硫黄等,其主要通过产生二氧化硫并利用其还原作用而使食品漂白。

二氧化硫遇水形成亚硫酸,通过抑制氧化酶参与的酶褐变、糖氨反应的非酶褐色变及细菌、真菌、酵母菌等微生物的生长而发挥作用,故二氧化硫既是漂白剂又是防腐剂。我国某些食品如烘炒食品、银耳、干黄花菜、蜜饯食品等二氧化硫残留量超标严重,常见的药食同源食品如百合、芡实、枸杞子、龙眼肉、菊花等也存在二氧化硫残留超标现象。

我国规定亚硫酸盐主要用于蜜饯、干果等食品和处理、保藏水果原料及其半成品,但应严格控制二氧化硫的残留量。亚硫酸盐不适用于肉类、谷物、乳制品及坚果类食品,因其会掩盖以上食品的腐败气味并破坏其中的维生素 B_1。由于亚硫酸盐可导致过敏反应,其使用在美国受到严格的限制。

四、着色剂

着色剂是赋予食品色泽和改善食品色泽的物质,又称为色素。按其来源和性质可分为食用合成色素和食用天然色素两类。

合成色素性质稳定、着色力强、可任意调色、成本低廉、使用方便,因此在食品加工过程中广泛使用。但合成色素中的铅、铜、砷、苯胺、苯酚、乙醚、硫酸盐和氯化物等物质存在安全隐患,即具有一般毒性、致泻性及致癌性等。我国允许使用的合成色素有苋菜红、胭脂红、柠檬黄、日落黄、靛蓝以及它们各自的铝色淀和β-胡萝卜素、番茄红素等。

食用天然色素大多来自天然可食资源,主要由植物组织提取,也包括来自动物和微生物的一些色素,品种甚多。但天然色素存在难溶、着色不均、难以任意调色及对光、热、pH稳定性差和成本高等缺点。目前,国际上已开发出的天然色素达 100 多种,而我国允许使用的有紫胶红、胭脂虫红、甜菜红、姜黄、辣椒红、焦糖色、高粱红、红曲红等 50 余种。

五、护色剂

护色剂又称发色剂,是指食品加工工艺中为了使蔬果制品、肉制品、奶制品等呈现良好色泽而添加的物质。我国允许使用的护色剂有硝酸钠(钾)、亚硝酸钠(钾)、葡萄糖酸亚铁、D-异抗坏血酸及其钠盐这 7 种。常用的护色剂是(亚)硝酸盐。

亚硝酸盐在食品添加剂中是急性毒性较强的物质之一。在肉制品加工过程中,血红蛋白、肌红蛋白被氧化后形成鲜艳的颜色,其作用机制如下:硝酸盐在硝酸盐还原菌作用下变成亚硝酸盐;亚硝酸盐与肌肉中的乳酸作用,产生游离的亚硝酸;亚硝酸不稳定,特别是在加热时,将分解产生一氧化氮,一氧化氮与肌红蛋白结合,最后形成对热稳定的亚硝基肌红蛋白。亚硝基肌红蛋白是一种红色化合物,故使肉制品保持稳定的鲜艳红色。硝酸盐、亚硝酸盐在肉制品中除了护色作用外,对抑制肉毒杆菌的增殖也有一定的作用。亚硝酸盐与食盐并用可使抑菌作用增强。亚硝酸盐对提高腌肉的风味有一定作用。在使用护色剂的同时,还常加入一些促进护色的还原性物质,这些物质称护色助剂。常用的护色助剂有抗坏血酸、抗坏血酸钠、烟酰胺等。鉴于(亚)硝酸盐可能存在致癌性,欧共体建议不得将其用于儿童食品。我国也规定了(亚)硝酸钠(钾)的使用范围及最大使用量。

六、增味剂

增味剂又称鲜味剂,是指可补充或增强食品原有风味的物质。增味剂可能本身并没有鲜味,但却能增加食物的天然鲜味。增味剂按其化学性质的不同可分为氨基酸系列和核苷酸系列。前者如谷氨酸钠又名味精,是一种常用的鲜味剂,主要用于调味,可在各类食品中按生产需要适量使用;后者如 5′-肌苷酸二钠和 5′-鸟苷酸二钠,不但独有一种鲜味,而且其增强风味的能力也较强,一般不单独使用,可与氨基酸系列混合使用。

七、防腐剂

防腐剂是指能够防止由微生物引起的食品腐败变质、延长食品储藏期的物质。按照物质的性质可分为酸型、酯型、生物型和无机盐防腐剂等。我国允许使用的防腐剂主要有酸性防腐剂(苯甲酸及其钠盐、山梨酸及其钾盐)、生物型防腐剂(乳酸链球菌素)和酯型防腐剂(对羟基苯甲酸酯类及其钠盐)。

苯甲酸的毒性较低,但近年来有报道过量食用可导致过敏反应、痉挛、尿失禁等,故其应用受到限制。日本、新加坡等进口食品限制其使用量,甚至部分禁用。

山梨酸是目前国际上公认较好的防腐剂,可用于婴幼儿、老人、肝脏功能较弱等特殊人群食品的防腐。

乳酸链球菌素对厌氧的芽孢杆菌及嗜热脂肪芽孢杆菌、单核增生李斯特菌、金黄色葡萄球菌等有很强的抑菌作用,但使用后不会引起菌群失调,也不会出现耐药性,因此是一种高效、无毒的天然食品防腐剂。

对羟基苯甲酸酯类及其钠盐,包括对羟基苯甲酸甲酯钠、对羟基苯甲酸乙酯及其钠盐是苯甲酸的衍生物,总体的抗菌作用比苯甲酸和山梨酸强,其抗菌效果不像酸性防腐剂那样易受 pH 变化的影响,在 pH 为 4～8 时都有较好的抗菌效果。另外,该类防腐剂在水中的溶解度小,但对羟基苯甲酸乙酯和对羟基苯甲酸丙酯复配使用可提高溶解度,并有协同效应。该类防腐剂代谢途径与苯甲酸基本相同,不在体内蓄积,故毒性很低,有时也用于代替酸性防腐剂。

有些食品添加剂如漂白剂亚硫酸盐、护色剂亚硝酸盐也具有防腐的作用。大多数防腐剂是人工合成的,超限量、超范围使用将对人体健康产生危害,因此,我国严格规定了其在适用食品中的最大使用量。

八、甜味剂

甜味剂是指赋予食品甜味的物质,是世界各地使用最多的一类食品添加剂。甜味剂种类较多,按其来源可分为天然甜味剂和人工合成甜味剂;按其营养价值分为营养性甜味剂和非营养性甜味剂。营养性甜味剂包括各种糖类和糖醇类,如果糖、山梨糖醇、木糖醇;非营养性甜味剂包括糖精钠、甜蜜素、安赛蜜等。

肥胖、糖尿病和龋齿等人群高发病都被认为与饮食习惯及膳食结构尤其是与蔗糖摄入过多有密切关系。因此,安全性高、无热量或极低热量、非营养性高倍甜味剂将成为各国科学家研究的热点领域。目前我国批准使用的高倍甜味剂主要有甜蜜素、糖精钠、阿斯巴甜、安赛蜜、三氯蔗糖、甜菊糖苷、甘草系列、罗汉果甜苷等。

科学知识链接

食品用合成香料——香兰素

食品用香料包括天然香料和合成香料,一般配制成食用香精后用于食品的加香,部分也可直接用于食品加香。

香兰素是人类合成的第一种香料,通常包括甲基香兰素和乙基香兰素,是食品中重要的香味添加剂,常用于冰激凌、饮料、糖果、饼干等。食用香兰素含量过多的食品可能会对肝、肾、脾等脏器产生副作用,同时香兰素含量过多会影响食品的口感,导致头晕、恶心等不适症状。因此,食品中香兰素的含量是评价食品安全的一个重要指标。《食品安全国家标准 食品添加剂使用标准》(GB 2760—2014)中明确规定,较大婴儿和幼儿配方食品中可以使用香兰素、乙基香兰素和香荚兰豆浸膏(提取物),最大使用量分别为 5 mg/100 mL、5 mg/100 mL 和按照生产需要适量使用,其中 100 mL 以即食食品计,生产企业应按照冲调比例折算成配方食品中的使用量;婴幼儿谷类辅助食品中可以使用香兰素,最大使用量为 7 mg/100 g,其中 100 g 以即食食品计,生产企业应按照冲调比例折算成谷类食品中的使用量;凡使用范围涵盖 0 至 6 个月婴幼儿配方食品不得添加任何食品用香料。

然而,不法商贩为了达到以次充好、以假乱真的目的,在食品中违法添加此类物质。"香精奶粉""香精油"等事件引起了社会的广泛关注。因此,加强对食品标签、食品营养标签的管理,加强对食品添加剂生产经营、使用的监督管理,引导消费者合理选择食品,既是维护消费者权益,保障行业健康发展的有效手段,也是实现食品安全科学管理的需求。

(吴云凤)

第九章　食品卫生及其管理

食品在生产、运输、储存、销售等环节中可能受到生物性、化学性及物理性有毒、有害物质的污染,威胁人体健康。由于各类食品本身的理化性质以及所处环境的不同,它们存在的卫生问题既有共同点,又有不同之处。

第一节　粮豆、蔬菜、水果的卫生及管理

一、粮豆的卫生及管理

粮豆及其制品是我国居民的主食,导致其质量变化的主要因素有温度、水分、氧气、地理位置、仓库结构等,此外还有微生物、农药、有害物质、仓储害虫等。

(一)粮豆的主要卫生问题

1. 真菌及其毒素的污染　当环境温度增高、湿度较大时,真菌易在粮豆中生长繁殖,可能产生真菌毒素。

2. 农药残留　粮豆中农药的残留来自:①防治病虫害和除草时直接施用农药;②通过水、空气、土壤等途径从污染的环境中吸收;③在储存、运输及销售过程中由于防护不当受到污染等。

3. 其他有害化学物质的污染　粮豆中其他有害化学物质的污染来源有:①用未经处理或处理不彻底的工业废水和生活污水灌溉农田、菜地;②某些地区自然环境中本底含量过高;③加工过程或食品接触材料及制品造成的污染。

4. 仓储害虫　当仓库温度在18～21 ℃、相对湿度在65%以上时,害虫易在粮豆上孵化虫卵、生长繁殖,使粮豆发生变质、失去或降低食用价值;当仓库温度在10 ℃以下时,害虫活动减少。

5. 其他问题

(1)自然陈化　粮豆类在储存过程中,由于自身酶的作用,营养素发生分解,从而导致其风味和品质发生改变。

(2)有毒植物种子的污染　在收割时容易混入毒麦、麦仙翁籽、槐籽、曼陀罗等植物种子。这些种子含有有毒成分,误食后对机体可产生一定的毒性。

(3)无机夹杂物的污染　污染谷类的无机夹杂物主要包括泥土、砂石和金属等,可对牙齿和胃肠道组织造成一定损害。

(4)掺杂掺假　如新米中掺入霉变米、陈米,米粉和粉丝中加入有毒的荧光增白剂、滑石粉、吊白块等。

(二)粮豆的卫生管理

1. 粮的安全水分及真菌毒素限量　粮豆水分含量过高时,真菌、仓虫易生长繁殖,

使粮豆发生霉变,应将粮豆水分含量控制在安全水分以下。粮谷的安全水分为12%～14%,豆类为10%～13%。此外,还应控制粮豆储藏环境的温度和湿度。一般来说,相对湿度在65%～70%可以有效地抑制真菌、细菌和仓储害虫的生长繁殖。同时应定期监测粮豆中真菌毒素的污染水平,以确保其产品质量。

2. 安全仓储的卫生要求 粮豆具有季节生产、全年供应的特点,其卫生管理要求包括:

(1) 加强粮豆入库前的质量检查,优质粮粒应颗粒完整,大小均匀,无异味,无霉变,无虫蛀,无杂质等,各项理化指标应符合食品安全国家标准。

(2) 仓库建筑应坚固、不漏、不潮,能防鼠、防雀。

(3) 保持粮库的清洁卫生,定期清扫、消毒。

(4) 控制仓库内温度、湿度,按时通风、翻仓、晾晒,降低粮温,掌握顺应气象条件的门窗启闭规律。

(5) 监测粮豆温度和水分含量的变化,同时注意气味、色泽变化及虫害情况。发现问题立即采取措施。

3. 运输销售过程的卫生要求 运粮应有清洁卫生的专用车以防止意外污染。包装袋使用的原材料应符合卫生要求。销售单位应按要求设置各种经营房舍,搞好环境卫生。

4. 控制农药残留 采取的措施包括:①根据农药毒性和在人体内的蓄积性,确定农药的最高用药量、合适的施药方式、最多使用次数和安全间隔期;②大力提倡农作物病虫害的综合防治,开发利用高效、低毒、低残留的新型农药;③对一些持久性农药如六六六等制定食品中再残留限量。

5. 防止无机有害物质及有毒种子的污染 主要措施有:

(1) 水在灌溉前应先经无害化处理,使水质符合农田灌溉水质相关标准要求,并根据作物品种掌握灌溉时期及灌溉量。

(2) 定期检测农田污染程度及农作物的有毒重金属残留量,防止污水中有毒重金属等有毒物质对粮豆的污染。

(3) 粮豆生产过程中使用的工具、器械、容器、材料等应严格控制其卫生质量。尽量减少有毒种子污染;在粮豆加工过程中使用过筛等设备有效去除有毒种子和无机夹杂物;制定粮豆中各种有毒种子的限量标准并进行监督。

(三) 粮豆制品的卫生管理

(1) 粮豆制品含水分高,营养成分丰富,若有微生物污染,易引起腐败变质。应严格控制粮豆制品的水分含量。

(2) 生产加工过程应满足良好生产规范(GMP)和危害分析及关键控制点(HACCP)的要求,以保证粮食的卫生安全。

(3) 储存粮食的场地环境卫生应符合食品经营过程卫生规范相关法规要求。在销售和贮藏时最好采用冷藏车运输、小包装销售,注意防尘、防蝇、防晒。不得与其他食品混放,以免造成交叉污染。

(4) 粮豆制品感官上的变化能灵敏地反映出产品的新鲜度。严禁出售变质的粮豆制品。

二、蔬菜、水果的卫生及管理

我国蔬菜、水果的生产基地主要集中在城镇郊区,栽培过程中容易受到工业废水、生活污水、农药等有毒、有害物质污染。

（一）蔬菜、水果的主要卫生问题

1. 细菌及寄生虫污染　蔬菜、水果在栽培过程中因施用人畜粪便和用生活污水灌溉被肠道致病菌和寄生虫卵污染的情况较为严重。水生植物,如红菱、茭白、荸荠等有可能污染姜片虫囊蚴,生吃可导致姜片虫病。

2. 有害化学物质的污染

（1）农药污染　蔬菜和水果最严重的污染问题是农药残留。

（2）工业废水污染　工业废水中含有许多有害物质,如镉、铅、汞等。

（3）其他污染　如土壤长期过量施用氮肥,硝酸盐和亚硝酸盐含量增加。

（二）蔬菜、水果的卫生管理

1. 防止肠道致病菌及寄生虫卵的污染

（1）人畜粪便应经无害化处理后再施用。

（2）水果和蔬菜在生食前应清洗干净或消毒。

（3）蔬菜、水果在运输、销售时推行清洗干净后小包装上市。

2. 施用农药的卫生要求

（1）高毒农药不准用于蔬菜、水果,如甲胺磷、对硫磷等。

（2）选用高效、低毒、低残留农药,并根据农药的毒性和残效期来确定对作物使用的次数、剂量和安全间隔期。

（3）制定和执行农药在蔬菜和水果中最大残留量限量标准。

（4）慎重使用激素类农药。

3. 工业废水灌溉的卫生要求　水质符合农田灌溉用水水质相关标准要求。

4. 储藏的卫生要求　储藏条件应根据蔬菜、水果的种类和品种特点而定。一般保存蔬菜、水果的适宜温度在10 ℃左右。蔬菜、水果大量上市时可用冷藏或速冻的方法。保鲜剂可延长蔬菜、水果的储藏期限并提高保藏效果,但会造成污染,应合理使用。^{60}Co—γ射线辐射法能延长其保藏期,效果比较理想,但应符合相关辐照新鲜水果、蔬菜类卫生标准的要求。

科学知识链接

常见有毒植物种子

往往在田间收割粮食时容易混入有毒植物种子,如毒麦、麦仙翁籽、毛果洋茉莉籽、槐籽、苍耳、曼陀罗等。麦仙翁常生于农田和草地,其全株特别是种子有毒,种子中含有有毒的皂苷,有溶血作用。麦仙翁在5～6月份出苗,花期在6～8月份,种子在8～9月份成熟。麦仙翁花色鲜艳,极易识别。麦仙翁可危害小麦、玉米、大豆等农作物,一旦麦仙翁籽混入农作物中,会对人体健康造成损害。曼陀罗常生于旱地、路旁、林缘、草地等,其中含有的主要有毒成分是生物碱,尤其是果实和种子毒性最大,毒性作用是使中枢神经先兴奋后抑制,阻断乙酰胆碱反应。毒麦的籽实比小麦早熟,熟后随颖片脱落。毒麦籽瘦细、坚硬、无光泽、呈灰褐色。毒麦籽实中含有毒麦碱,人误食可能中毒,可能引起头晕、昏迷、恶心、呕吐、痉挛等症状。槐籽是野生豆科植物果实,摄入过多可引起急性毒性,中毒症状主要为头昏、头痛、无力和呕吐,有时出现痉挛。苍耳子是菊科草本植物苍耳的果实,其味辛、苦,有毒,苍耳引起毒性的重要化学成分是苍术苷和羟基苍术苷,摄入过多可损害肝等脏器,其致肝毒性可能与脂质过氧化损伤、胆汁淤积等有关。毛果洋茉莉籽含有洋茉莉碱,中毒症状主要为胸骨下部和上腹部疼痛,后续可能出现肝肿大和腹水等。

第二节　畜、禽、鱼类食品的卫生及管理

畜、禽及鱼类食品是生活常用食品,由于其含水分、蛋白质、脂类较多,不论生熟均容易受病原微生物和寄生虫污染,若保存不当也容易腐败变质。

一、畜肉的卫生及管理

畜肉食品包括牲畜的肌肉、内脏及其制品,能供给人体所必需的蛋白质和多种营养素,且吸收好,饱腹作用强,故食用价值高。但肉品易受致病菌和寄生虫的污染,易于腐败变质,导致人体发生食物中毒、肠道传染病和寄生虫病。

(一)肉类的主要卫生问题

1. 腐败变质　牲畜屠宰时肉呈中性或弱碱性(pH 7.0~7.4),宰后畜肉从新鲜到腐败变质要经僵直、后熟、自溶和腐败四个过程。

(1)僵直　刚宰杀的畜肉中糖原和含磷有机化合物在组织酶的作用下分解为乳酸和游离磷酸,使肉的酸度增加(pH 5.4~6.7)。肌凝蛋白开始凝固,导致肌纤维硬化出现僵直,此时食用时味道较差。此时的肉品一般不宜直接用作烹饪原料。

(2)后熟　僵直后,肉内糖原继续分解为乳酸,使 pH 进一步下降,肌肉结缔组织变软并具有一定的弹性,此时肉松软多汁、滋味鲜美。此外,肌肉中形成的乳酸具有一定的杀菌作用。僵直和后熟阶段的畜肉为新鲜肉。

(3)自溶　宰杀后的畜肉若在常温下存放,使畜肉原有体温维持较长时间,则其组织酶在无菌条件下仍可继续活动,分解蛋白质、脂肪而使畜肉发生自溶。为防止肉尸发生自溶,宰后的肉尸应及时降温或冷藏。

(4)腐败　自溶为细菌的入侵、繁殖创造了条件,细菌的酶使蛋白质、含氮物质分解,使肉的 pH 上升,该过程即为腐败过程。

2. 人畜共患传染病　常见的人畜共患传染病主要有炭疽、鼻疽、口蹄疫、猪水疱病、猪瘟、猪丹毒、猪出血性败血症、结核病和布鲁氏菌病等。

3. 人畜共患寄生虫病

（1）囊虫病　囊虫病病原体在牛体内为无钩绦虫，猪体内为有钩绦虫，家禽为绦虫中间宿主。幼虫在猪和牛的肌肉组织内形成囊尾蚴。猪囊尾蚴在半透明水泡状囊中，肉眼看为白色，绿豆大小。包囊一端为乳白色不透明的头节，这种肉俗称"米猪肉"或"痘猪肉"。

（2）旋毛虫病　由旋毛虫引起，猪、狗等易感。人患旋毛虫病与嗜生食或半生食肉类习惯有关。

（3）其他　蛔虫、姜片虫、猪弓形虫病等也是人畜共患寄生虫病。

4. 原因不明死畜肉　死畜肉是指因外伤、中毒或生病而引起急性死亡的牲畜肉。毒死的畜肉对人体会产生危害。

5. 兽药残留　为防治牲畜疫病及提高畜产品的生产效率，经常会使用各种药物，如抗生素、抗寄生虫药、生长促进剂、雌激素等。这些药品残留过量会危害食用者健康。

（二）肉类的卫生管理

1. 屠宰场所的卫生要求

（1）场所环境　厂区应远离受污染的水体，并应避开产生有害气体、烟雾、粉尘等污染源的工业企业或其他产生污染源的地区或场所；厂区应设有废弃物、垃圾暂存或处理设施，废弃物应及时清除或处理。

（2）厂房和车间布局　厂区应划分为生产区和非生产区；活畜禽、废弃物运送与成品出厂不得共用一个大门，场内不得共用一个通道；车间清洁区与非清洁区应严格分开。

（3）清洁消毒设施　在车间入口处、卫生间及车间内适当的地点应设有适宜温度的洗手设施及消毒、干手设施；洗手设施应采用非手动式开关；应设有与生产能力相适应并与车间相接的更衣室、卫生间、淋浴间。

（4）设备和器具　接触肉品和废弃物的设备、器具和容器，应使用无毒、无味、不吸水、耐腐蚀、不易变形、不易脱落、可反复清洗与消毒的材料制作。

（5）仓储设施　储存库内应保持清洁、整齐、通风，有防霉、防鼠、防虫设施。屠宰场所的通风、照明和废弃物存放与无害化处理设施等也应符合相关规定。

2. 原料的卫生要求

（1）原料的基本卫生要求　牲畜容易受致病菌和寄生虫污染而发生腐败变质，导致人体发生食物中毒、肠道传染病和寄生虫病，因此，严格的兽医卫生检验是肉品卫生质量的保证。

（2）病害动物和病害动物产品的处理　对病害动物和病害动物产品应采用无害化处理办法达到消除病害因素、保障人畜健康安全的目的。无害化处理是指用物理、化学等方法处理病死动物尸体及相关动物产品，消灭其所携带的病原体，消除动物尸体危害的过程，包括焚烧、掩埋、化制和发酵等。

加强贯彻肉品卫生检验制度，未经检验的肉品不准上市，畜肉须加盖兽医卫生检验合格印戳才允许销售。加强市场管理，防止贩卖病畜肉。对消费者进行卫生宣教，改变生食或半生食肉类的饮食习惯，烹调时防止交叉污染，加热要彻底。

3. 屠宰过程的卫生要求

（1）宰前检查　在畜禽屠宰前，综合判定畜禽是否健康和适合人类食用，对畜禽群体和个体进行检查。

（2）宰后检查　在畜禽屠宰后，综合判定畜禽是否健康和适合人类食用，对其头、躯干、内脏和其他部分进行检查。经宰后检验发现动物疫病时，应按照相关规定进行处理。

（3）人员要求　从事肉类加工相关操作人员，应经体检合格，取得所在区域医疗机构出具的健康证后方可上岗。凡患有影响食品卫生的疾病者，应调离食品生产岗位。企业应配备相应数量的检疫检验人员。屠宰加工及检验等相关人员应经过专业培训并经考核合格后方可上岗。

4. 运输销售的卫生要求　运输新鲜肉和冻肉应有密闭冷藏车，车上有防尘、防蝇、防晒设施，鲜肉应挂放，冻肉应堆放。合格肉与病畜肉、鲜肉与熟肉不得同车运输，肉尸和内脏不得混放。卸车时应有铺垫。熟肉制品必须盒装，专车运输，包装盒不能落地。每次运输后车辆、工具必须洗刷消毒。肉类零售店应有防蝇、防尘设备，刀、砧板要专用，当天售不完的肉应冷藏保存，次日重新彻底加热后再销售。

为了加强生猪屠宰管理，国家对生猪实行定点屠宰、集中检疫、统一纳税、分散经营的制度。未经定点，任何单位和个人不得屠宰生猪，但农村地区个人自宰自食者除外。

5. 产品追溯与召回管理　应建立完善的可追溯体系。当发现出厂产品不合格或有潜在质量安全风险时，应及时、完全地召回不合格批次的产品，并报告官方兽医。

（三）肉制品的卫生及管理

肉制品品种繁多，包括腌腊肉制品、酱卤肉制品、熏烧焙烤肉制品、干肉制品、油炸肉制品、肠类肉制品、火腿肉制品、调制肉制品及其他类肉制品。

（1）在制作熏肉、火腿、香肠及腊肉时，应注意降低多环芳烃的污染。

（2）加工腌肉或香肠时应严格限制硝酸盐或亚硝酸盐使用量。

（3）肉制品加工时，应保证原料肉的卫生质量，必须符合国家相关规定，防止滥用添加剂。

二、禽肉、蛋类食品的卫生及管理

（一）禽肉的卫生及管理

禽肉有两类微生物污染：一类为病原微生物，如沙门氏菌、金黄色葡萄球菌和其他致病菌；另一类为假单胞菌等非致病性微生物，能在低温下生长繁殖。因此，必须加强禽肉的卫生检验并做好下列工作：

1. 合理宰杀　宰前 24 小时禁食、充分喂水以清洗肠道。禽类的宰杀过程类似牲畜，为吊挂、放血、浸烫（50～54 ℃或 56～65 ℃）、拔毛、通过排泄腔取出全部内脏，尽量减少污染。

2. 加强卫生检验　宰前发现病禽应及时隔离、急宰，宰后检验发现的病禽肉尸应根据情况作无害化处理。

3. 宰后冷冻保存　宰后禽肉在 -25～-30 ℃、相对湿度为 80%～90% 的条件下冷藏，可保存半年。

（二）蛋类的卫生及管理

鲜蛋的主要卫生问题是致病性微生物（沙门氏菌、金黄色葡萄球菌）和引起腐败变质的微生物污染。污染途径有：

1. 产蛋前污染 禽类(特别是水禽)感染传染病后,病原微生物通过血液进入卵巢卵黄部,使蛋黄带有致病菌。

2. 产蛋后污染 微生物通过蛋壳气孔进入蛋内并迅速生长繁殖。腐败变质的蛋不得食用,应予销毁。鲜蛋应贮存在 $1\sim5$ ℃、相对湿度 87%$\sim$97% 的条件下,一般可保存 $4\sim5$ 个月。

蛋类制品包括液蛋制品、干蛋制品、冰蛋制品和再制蛋(皮蛋、咸蛋和糟蛋等),制作蛋制品不得使用腐败变质的蛋。制作皮蛋时应注意铅的含量,可采用加锌工艺法取代传统工艺,以降低皮蛋内铅含量。

三、鱼类食品的卫生及管理

由于环境的污染,鱼类动物生长水域污染,鱼类动物体内含有较多的重金属、农药、病原微生物及寄生虫等。

(一)鱼类的卫生问题

1. 重金属污染 鱼类对重金属如汞、镉、铅等有较强的耐受性,能在体内蓄积重金属。

2. 农药污染 农田施用农药、农药厂排放的废水污染使生活在污染水域的鱼不可避免地摄入农药并在体内蓄积。

3. 病原微生物的污染 由于人畜粪便及生活污水的污染,鱼类及其他水产品受到病原微生物的污染。

4. 寄生虫感染 在我国常见的鱼类寄生虫有华支睾吸虫、肺吸虫等。华支睾吸虫的囊蚴寄生在淡水鱼体内,肺吸虫的囊蚴常寄生在蟹体内,当生食或烹调加工的温度和时间没有达到杀死感染性幼虫的条件时,可使人感染这类寄生虫病。

5. 腐败变质 鱼类营养丰富,水分含量高,污染的微生物多,且酶的活性高,与肉类相比,更易发生腐败变质。

(二)鱼类食品的卫生管理

1. 养殖环境的卫生要求 ① 加强水域环境管理,有效控制工业废水、生活污水和化学农药等污染水体;② 保持合理的养殖密度,以维持鱼类健康;③ 定期监测养殖水体的生态环境。

2. 保鲜的卫生要求 有效的保鲜措施是低温、盐腌、防止微生物污染和减少鱼体损伤。

3. 运输销售过程的卫生要求 生产运输渔船(车)应经常冲洗,保持清洁卫生,减少污染。外运供销的鱼类及水产品应达到规定的鲜度,尽量冷冻调运,用冷藏车船装运。供销各环节均应建立质量验收制度。

4. 鱼类制品的卫生要求 制备咸鱼的原料应为良质鱼。盐腌场所和咸鱼体内不得含有干酪蝇和鲣节甲虫幼虫。制作鱼松的原料鱼质量必须得到保证。

思政知识链接

深海鱼的营养价值和卫生学问题——用矛盾对立统一的思想分析问题

深海鱼可为人体提供必需的多种营养成分,尤其是 DHA 和 EPA 等多不饱和脂肪酸,但是部分深海鱼中甲基汞等污染物含量也较高。因此,少吃深海鱼可以降低甲基汞危害的风险和少吃深海鱼可能导致营养益处的损失之间如何权衡?对这类风险和收益矛盾较为突出的食物进行风险—收益评估具有重要意义。使用该方法可得出孕妇等特殊人群是否推荐食用深海鱼类,以及食用量和食用品种的建议。含汞废水污染水体后可致鱼体甲基汞含量明显增加,并可通过食物链的生物富集作用在某些鱼体内达到很高的含量。长期食用被甲基汞污染的鱼类引起慢性甲基汞中毒,甲基汞可导致脑和神经系统损伤。食用受甲基汞污染鱼类的孕妇的胎儿受到的影响最为严重,表现为中枢神经系统的受损。对于育龄期女性,建议不要食用剑鱼、马头鱼、鲨鱼等汞含量较高的鱼,可选择食用汞含量较低的鱼类。建议对金枪鱼罐头的消费也要限量,尤其是儿童的鱼类消费应该遵循与孕龄期女性同样的指导原则。由于鱼类中重金属含量受环境污染较大,所以应该认识到环境污染治理对食品安全的重要意义,提高全社会环保意识和食品安全意识。同时应深刻理解"绿水青山就是金山银山"的科学理念,建立科学生态观,树立历史责任感,践行生态文明建设。

第三节 乳及乳制品的卫生及管理

乳及乳制品的营养价值高,在优化膳食构成方面具有不可替代的作用,是我国居民尤其是处于生长发育期的婴幼儿、儿童的最理想食品。

一、生乳的卫生问题

所谓生乳是指从符合国家有关要求的健康乳畜的乳房中挤出的无任何成分改变的常乳。

(一) 乳类的微生物污染

按污染途径可将乳的微生物污染分为一次污染和二次污染。一次污染是指乳在挤出之前受到了微生物污染。当乳畜患乳腺炎和传染病时,乳汁很容易被病原菌污染。二次污染是指在挤乳过程或乳被挤出后被污染,这些微生物主要来源于乳畜体表、环境、容器、加工设备、挤乳员的手和蝇类等。乳及乳制品中微生物主要包括腐败菌(如乳酸菌)、致病性微生物(如沙门氏菌、口蹄疫病毒、金黄色葡萄球菌等)和真菌。

(二) 乳类的化学性污染

乳类中残留的有毒、有害物质主要是有害金属、农药、放射性物质和其他有害物质,以及抗生素、驱虫药和激素等兽药。

SHI WU YU JIAN KANG

（三）乳类的掺伪

掺伪是指人为地、有目的地向食品中加入一些非固有成分的行为。除掺水以外，在牛乳中还掺入许多其他物质，如盐、明矾、石灰水等电解质，有的是为了增加比重，有的是为中和乳的酸度以掩盖变质现象。还有向乳制品中掺入三聚氰胺等非电解质。

二、乳类的卫生管理

（一）乳类的卫生管理

1. 乳畜的卫生要求　为了防止致病菌对乳的污染，预防人畜共患传染病的传播，对乳畜应定期进行预防接种及检疫，对检出的病畜必须做到隔离饲养，防止动物疫情扩散。

2. 挤乳的卫生要求　挤乳的操作是否规范直接影响到乳的卫生质量。挤乳前应做好充分准备工作，保持乳畜清洁和挤乳环境的卫生，防止微生物的污染。挤乳的容器、用具应严格执行卫生要求。挤乳人员应穿戴好清洁的工作服，洗手至肘部。挤乳时注意每次开始挤出的第一、二把乳应废弃，以防乳头部细菌污染乳汁。此外，产犊前 15 天的胎乳、产犊后 7 天的初乳、应用抗生素期间和休药期间的乳汁及患乳腺炎的乳汁等应废弃，不应用作生乳。

3. 病畜乳的处理原则　乳中的致病菌主要是人畜共患传染病的病原体，对各种病畜乳必须给予相应的卫生学处理。如口蹄疫病畜乳要禁止食用并就地进行严格消毒处理后废弃。乳腺炎病畜乳应在消毒后废弃。乳畜患炭疽病、沙门氏菌病等，其所产乳均严禁供食用，应予消毒后废弃。

4. 乳类储存、运输的卫生要求　从健康乳畜的乳房中挤出的乳不得与病畜乳混合存放。挤出后的生乳应在 2 小时内降温至 0～4 ℃。为保证质量和新鲜度，应在尽可能短的时间内将生乳运送到收奶站或乳品加工厂。

5. 乳品加工厂的卫生要求　乳品加工厂的厂房设计与设施的卫生应符合《食品安全国家标准 乳制品良好生产规范》(GB 12693—2010)的要求。生产用水应符合《生活饮用水卫生标准》(GB 5749—2006)的规定。

6. 乳品从业人员的卫生要求　从业人员应保持良好的个人卫生，遵守有关卫生制度，定期健康检查，取得健康合格证后方可上岗。传染病及皮肤病病人应及时调离工作岗位。

（二）乳类的消毒与灭菌

1. 巴氏消毒法　巴氏消毒法即利用较低的温度来杀死致病菌，却又能保持乳中营养成分和风味基本不变的消毒法。由于该法不能有效地杀灭芽孢菌，所以巴氏消毒乳的保质期很短，需要冷藏保存。这种常用方法又分为：

（1）低温长时巴氏消毒法　将乳加热到 62～65 ℃保持 30 分钟，可杀死各种生长型致病菌。

（2）高温短时巴氏消毒法　72～75 ℃加热 15～16 秒，或 80～85 ℃加热 10～15 秒。该法杀菌时间更短，工作效率更高。

2. 超高温灭菌法　将乳于 130～150 ℃加热 0.5～3 秒。采用该法和无菌包装生产的灭菌乳可以在常温下保存数月。

3. 煮沸消毒法　将乳直接加热煮沸,保持 10 分钟。

4. 蒸汽消毒法　将瓶装生乳置蒸汽箱或蒸笼中,加热至蒸汽上升后维持 10 分钟,此时乳温可达 85 ℃。

三、乳制品的卫生管理

乳制品是指以牛乳或其他动物乳为主要原料并经过正规工业化加工而生产出来的产品。各类乳制品及所用原料乳、食品添加剂、食品营养强化剂等均应符合相应的食品安全国家标准,不得掺杂、掺假。另外,产品包装必须严密完整,食品标签所载信息要齐全、真实、准确,符合相应的食品安全法律法规,严禁伪造和假冒。

（一）液态乳制品

1. 巴氏杀菌乳　其感官要求是:呈乳白色或微黄色,具有乳固有的香味,无异味,为均匀一致的液体,无凝块、无沉淀、无正常视力可见异物。理化指标、污染物、真菌毒素和微生物限量等应符合《食品安全国家标准 巴氏杀菌乳》(GB 19645—2010)的要求。

2. 灭菌乳　包括超高温灭菌乳和保持灭菌乳,感官要求和理化指标要求与巴氏杀菌乳相同,微生物应符合商业无菌的要求。其他理化指标、污染物、真菌毒素限量等应符合《食品安全国家标准　灭菌乳》(GB 25190—2010)的要求。

3. 调制乳　其感官要求是:呈应有的色泽和香味,无异味,为均匀一致的液体,无凝块、可有与配方相符的辅料的沉淀物、无正常视力可见异物。理化指标、其他污染物、真菌毒素和微生物限量等应符合《食品安全国家标准　调制乳》(GB 25191—2010)的要求。

4. 发酵乳　其感官要求是呈乳白色或微黄色,具有特有的滋味、气味,组织细腻、均匀,允许有少量乳清析出。理化指标、污染物、真菌毒素和微生物限量等应符合《食品安全国家标准 发酵乳》(GB 19302—2010)的要求。

（二）粉状乳制品

1. 乳粉　根据加工原料和加工工艺的不同,乳粉可分为全脂乳粉、脱脂乳粉、速溶乳粉、配方乳粉、加糖乳粉、调制乳粉等。乳粉的感官要求是:呈均匀一致的乳黄色,具有纯正的乳香味,组织状态为干燥均匀的粉末。理化指标、污染物、真菌毒素和微生物限量等应符合相关标准的要求,当有苦味、腐败味、霉味、化学药品和石油等气味时禁止食用。

2. 乳清粉和乳清蛋白粉　乳清粉是以乳清为原料,经干燥制成的粉末状,分为脱盐和非脱盐乳清粉。乳清蛋白粉是以乳清为原料,经分离、浓缩、干燥等工艺制成的蛋白质含量不低于 25％的粉末状产品。感官要求是:具有均匀一致的色泽,特有的滋味、气味,无异味,组织状态为干燥均匀的粉末状、无结块、无正常视力可见杂质。

（三）其他乳制品

1. 炼乳　其感官要求是:呈均匀一致的乳白色或乳黄色,有乳和(或)辅料应有的色泽,具有乳和(或)辅料应有的滋味和气味,如加糖甜味纯正,组织细腻,质地均匀,黏度适中。其他理化指标、污染物、真菌毒素和微生物限量等应符合相关标准的要求。

2. 奶油　其感官要求是:呈均匀一致的乳白色、乳黄色或相应辅料应有的色泽,具有稀奶油、奶油、无水奶油或相应辅料应有的滋味和气味,无异味,组织状态均匀一致,允许有相应辅料的沉淀物,无正常视力可见异物。

3. 干酪　其感官要求是:具有正常的色泽、特有的滋味和气味,组织细腻,质地均匀,具有应有的硬度。

科学知识链接

常温奶和超高温瞬时灭菌技术(UHT)

常温奶一般采用超高温瞬时灭菌技术(UHT)生产加工,并灌装入无菌包装内,可达到商业无菌的要求。UHT基本原理是利用热交换器,使食品迅速升温,在130～150 ℃保持很短时间加热杀菌后,又迅速冷却,从而杀灭微生物。因为微生物对高温的敏感性远远大于多数食品成分对高温的敏感性,故超高温短时杀菌,能在很短时间内有效地杀死微生物,并较好地保持食品应有的品质。因此,超高温瞬间灭菌在杀灭微生物的同时,能够最大限度地保护牛奶的营养和口味。常温奶通常采用无菌复合纸包装,无须冷藏和防腐剂就可使牛奶在常温下具有较长的货架期和保质期。

第四节　冷冻饮品的卫生及管理

冷冻饮品是以饮用水、食糖、乳、乳制品、果蔬制品、豆类、食用油脂等其中的几种为主要原料,添加或不添加其他辅料、食品添加剂、食品营养强化剂,经配料、巴氏杀菌或灭菌、凝冻或冷冻等工艺制成的固态或半固态食品。

一、冷冻饮品的分类

冷冻饮品按照原料、工艺及产品性状分为冰激凌、雪糕、冰棍、雪泥、甜味冰和食用冰等。

二、冷冻饮品生产的卫生要求

（一）原辅材料

1. 原料用水　一般采用自来水、井水、矿泉水（或泉水）等原水,均含有一定量的无机物、有机物和微生物。因此,冷冻饮品的原料用水须经沉淀、过滤、消毒,达到《生活饮用水卫生标准》(GB 5749—2006)的要求。

2. 其他原辅材料以及各种食品添加剂等　均必须符合国家相关的标准或规定。

（二）食品接触材料及制品

冷冻饮品所用的食品接触材料应无毒无害,具有一定的稳定性（耐酸、耐碱、耐高温和耐老化）,同时还应具有防潮、防晒、防震、耐压、防紫外线穿透等性能。

（三）生产过程

冷冻饮品微生物污染是冷冻饮品在生产过程中的主要卫生问题，其原因是原料中的乳、蛋和果品常含有大量微生物。因此，原料配制后的杀菌与冷却是保证产品安全质量的关键环节。68~73 ℃加热 30 分钟或 85 ℃加热 15 分钟，能杀灭原辅料中几乎所有的繁殖型细菌，包括致病菌（混合料应该适当提高加热温度或延长加热时间）。杀菌后应迅速冷却，至少要在 4 小时内将温度降至 20 ℃以下，以避免残存的或熬料后重复污染的微生物在冷却过程中有繁殖的机会。冰激凌原料在杀菌后常采用循环水和热交换器进行冷却。冰棍、雪糕普遍采用热料直接灌模，以冰水冷却后立即冷冻成型，这样可以保证产品的卫生质量。

冷冻饮品生产过程中所使用设备、管道、模具，其材质应符合国家的有关标准，防止铅等重金属对冷饮食品的污染。在冷水熔冻脱膜时，应避免模具的模边、模底上的冷冻液污染冰体。包装间应于班前、班后对空气进行消毒，从事产品包装的操作人员应注意个人卫生，成品出厂前应做到批批检验。

（四）包装、储存和运输

产品包装应严密、整齐、无破损。产品标签应符合相应标准的规定。产品应储存在干燥、通风良好的场所，不得与有毒、有害、有异味、易挥发、易腐蚀的物品同处储存。运输产品时应避免日晒、雨淋。不得野蛮装卸，损坏产品。不得与有毒、有害、有异味或影响产品质量的物品混装运输。

（五）出厂前检验

冷冻饮品生产企业应有与生产能力相适应的卫生质量检验室，做到成品批批检验，确保合格产品出厂。

（六）追溯与撤回

冷冻饮品生产企业应建立产品的可追溯系统，确保从原辅料到成品的标志清楚，具有可追溯性，实现从原辅料验收到产品出库、从产品出库到直接销售的全过程追溯。

三、冷冻饮品和饮料的卫生管理

我国已颁布了《食品安全国家标准 冷冻饮品和制作料》（GB 2759—2015）等相关的标准，为冷冻饮品的监督管理及生产企业的自身管理提供了充分的依据。

科学知识链接

冷冻饮品卫生与消费安全

夏季市场上冰激凌、雪糕等各色各样的冷冻饮品吸引着消费者，但是冷冻饮品应因人而异，合理选择。如脾胃虚寒者、婴幼儿、老年人、孕产妇等人群不宜食用冷冻饮品。糖尿病患者、胃肠道疾病患者、高血压患者、冠心病患者等也不宜食用冷冻饮品。一般人群也不宜一次大量食用冷冻饮品，在饭前和剧烈运动后也不宜食用冷冻饮品。另外，冷冻饮品要注意冷链运输和储运，避免冷冻饮品暴露在较高温度下，引起微生物超标安全问题。冷冻饮品还需加强质量监管，防范食品添加剂超量使用等质量问题。自制冷冻饮品尤其要注意卫生安全。

第五节　饮料酒的卫生及管理

饮料酒是指酒精度在 0.5％vol 以上的酒精饮料，包括各类发酵酒、蒸馏酒和配制酒。酒精度低于 0.5％vol 的无醇啤酒亦属于饮料酒。

一、饮料酒的生产特点及分类

酒的主要成分是乙醇。基本生产原理是将原料中的糖类在酶的催化作用下，首先发酵分解为寡糖和单糖，然后在一定温度下，由乙醇发酵菌种作用转化为乙醇，此过程称酿造，不需氧也可以进行。

发酵只能使酒精度数达到 15％左右（啤酒只有 3％～5％），要提高酒精度数需要通过蒸馏。

（一）发酵酒

发酵酒是以粮谷、水果、乳类等为主要原料，经发酵或部分发酵酿制而成的饮料酒。根据原料和具体工艺的不同，分为啤酒、葡萄酒、果酒和黄酒等。

1. 啤酒　以麦芽、水为主要原料，加啤酒花（包括酒花制品），经酵母发酵酿制而成的，含有二氧化碳的、起泡的、低酒精度的发酵酒。按灭菌（除菌）处理方式可分为熟啤酒、生啤酒和鲜啤酒。

2. 葡萄酒　以鲜葡萄或葡萄汁为原料，经全部或部分发酵酿制而成的，含有一定酒精度的发酵酒。按含糖量可分为干葡萄酒、半干葡萄酒、半甜葡萄酒和甜葡萄酒。

3. 果酒　以新鲜水果或果汁为原料，经全部或部分发酵酿制而成的发酵酒。果酒通常按原料水果名称命名。

4. 黄酒　以稻米、黍米等为主要原料，加曲、酵母等糖化发酵剂酿制而成的发酵酒。

（二）蒸馏酒

蒸馏酒是以粮谷、薯类、水果、乳类等为主要原料，经发酵、蒸馏、勾兑而成的饮料酒。

1. 白酒　以粮谷为主要原料，用大曲、小曲或麸曲及酒母等作为糖化发酵剂，经蒸煮、糖化、发酵、蒸馏而制成。按生产工艺可分为固态法白酒、液态法白酒和固液法白酒；按香型又可分为浓香型、清香型、米香型、酱香型白酒等。

2. 其他蒸馏酒　如白兰地、威士忌、伏特加、朗姆酒、杜松子酒、蒸馏型奶酒等。

（三）配制酒

配制酒又称露酒，是以发酵酒、蒸馏酒或食用酒精为酒基，加入可食用或药食两用的辅料或食品添加剂，进行调配、混合或再加工制成的已改变了其原酒基风格的饮料酒。

二、饮料酒的卫生问题

（一）蒸馏与配制酒

1. 甲醇 酒中甲醇主要来自制酒原辅料（薯干、马铃薯、水果等）中的果胶。甲醇具有剧烈的神经毒性，在体内代谢可生成毒性更强的甲醛和甲酸。甲醇主要侵害视神经，导致视网膜受损、视神经萎缩、视力减退或双目失明。

2. 杂醇油 杂醇油是碳链长于乙醇的多种高级醇的统称，以异戊醇为主。高级醇的毒性和麻醉力与碳链的长短有关，碳链越长则毒性越强。饮用杂醇油含量高的酒常使饮用者头痛及醉酒。

3. 醛类 醛类包括甲醛、乙醛、糠醛和丁醛等。醛类的毒性大于醇类。在蒸馏过程中采用低温排醛，就可以去除大部分醛类。

4. 氰化物 以木薯或果核为原料制酒时，原料中的氰苷经水解后产生氢氰酸。由于氢氰酸分子量低，具有挥发性，因此能够随水蒸气一起进入酒中。

5. 铅 酒中的铅主要来源于蒸馏器、冷凝导管和储酒容器。总酸含量高的酒铅含量往往也高。铅在人体内的蓄积性很强，由于饮酒而引起的急性铅中毒比较少见，但长期饮用含铅高的白酒可致慢性中毒。

6. 锰 使用高锰酸钾－活性炭进行脱臭除杂处理时，若使用方法不当或不经过复蒸，可使酒中残留较高的锰。

（二）发酵酒

1. 展青霉素 水果及其制品容易受到展青霉素的污染。在果酒生产过程中，若原料水果没有进行认真的筛选并剔出腐烂、生霉、变质、变味的果实，展青霉素就容易转移到成品酒中。

2. 二氧化硫 在果酒和葡萄酒生产过程中，加入适量的二氧化硫，不仅对酒的澄清、净化和发酵具有良好的作用，还可以起到促进色素类物质的溶解以及杀菌、增酸、抗氧化和护色等作用。正常情况下，二氧化硫在发酵过程中会自动消失。但若使用量超标准或发酵时间过短，就会造成二氧化硫残留。

3. 微生物污染 发酵酒微生物污染的原因很多，除了乙醇含量低外，从原料到成品的整个生产过程中均可能受微生物污染。

4. 其他 如在啤酒生产中，甲醛可作为稳定剂用于消除沉淀物。

三、饮料酒生产的卫生要求

（一）原辅材料

酿酒用的原料、原辅料均应具有正常的色泽和良好的感官性状，无霉变、无异味、无腐烂。粮食类原料及各种辅料应符合相应的标准；食品添加剂的品种和使用剂量必须符合《食品安全国家标准 食品添加剂使用标准》（GB 2760—2014）的规定。用于调兑果酒的酒精必须是符合国家标准二级以上酒精指标的食用酒精。不得使用工业酒精和医用酒精作为配制酒的原料。生产用水的水质必须符合《生活饮用水卫生标准》(GB 5749—2006)的规定。

（二）食品接触材料及制品

饮料酒的食品接触材料及制品必须符合国家的有关规定,所用容器必须经检验合格后方可使用,严禁使用被有毒物质或异味污染过的回收旧瓶。灌装前的容器必须彻底清洗、消毒,清洗后的容器不得呈碱性,应无异味、无杂物、无油垢。容器的性能应能经受正常生产和储运过程中的机械冲击和化学腐蚀。

（三）生产过程

1. 白酒 制曲、蒸煮、发酵、蒸馏等工艺是影响白酒质量的关键环节。为防止菌种退化、变异和污染,应定期进行筛选和纯化。清蒸是减少酒中甲醇含量的重要工艺环节,在以木薯、果核为原料时,清蒸还可使氰苷类物质提前分解挥散。白酒在蒸馏过程中,采用"截头去尾"工艺,恰当地选择中段酒,可大大减少成品中甲醇和杂醇油的含量。对使用高锰酸钾处理的白酒,要复蒸后才能使用。

2. 发酵酒 啤酒生产过程主要包括制备麦芽汁、前发酵、后发酵、过滤等工艺环节。为防止发酵过程中杂菌污染,酵母培养室、发酵室以及设备、工具、管道、地面等应保持清洁,并定期消毒。啤酒过滤所使用的滤材、滤器应彻底清洗消毒,保持无菌。

果酒的生产过程中,用于盛装原料的容器应清洁干燥,不准使用铁制容器或装过有毒物质、有异臭的容器。葡萄原料应在采摘后 24 小时内加工完毕,以防挤压破碎、杂菌污染而影响酒的质量。

（四）包装标识、运输和储存

饮料酒成品标识必须符合《食品安全国家标准 预包装食品标签通则》(GB 7718—2011)和《食品安全国家标准 蒸馏酒及其配制酒》(GB 2757—2012)的相关规定。运输工具应清洁干燥,装卸时应轻拿轻放,严禁与有腐蚀性、有毒的物品一起混运。成品仓库应干燥、通风良好,库内不得堆放杂物。

（五）卫生与质量检验

饮料酒生产企业必须设有与生产能力相适应的卫生、质量检验室,配备经专业培训、考核合格的检验人员。

（六）产品追溯与撤回

饮料酒生产企业应该建立产品追溯系统及产品撤回程序,明确规定产品撤回的方法、范围等。

四、饮料酒的卫生管理

《中华人民共和国食品安全法》明确规定了各职能部门对食品生产、食品流通、餐饮服务活动实施监督管理的职责和权限。在饮料酒的卫生管理方面,我国已颁布了蒸馏酒、发酵酒及其配制酒生产卫生规范及相关的卫生标准,为饮料酒的监督管理及生产企业的自身管理提供了充分的依据。

科学知识链接

酒类卫生与消费安全

塑化剂是塑料制品中使用的添加剂,使用塑料制品作为白酒容器时,塑化剂可能从塑料中迁移到酒中。塑化剂会影响人的内分泌功能,且具有生殖毒性,因此塑料材料制品不适用于白酒容器。金属材料制品作为白酒容器时可能存在重金属迁移到酒中的问题。近年来时有发生过量饮酒或醉酒损害身体健康的事件,尤其是酒驾、醉驾等行为严重威胁交通安全。饮酒可能会诱发胰腺炎,损害消化系统,而过量饮酒或醉酒可能诱发心肌梗死、脑卒中、脑出血等心血管疾病意外事件。酒精通过肝脏代谢,患有脂肪肝、肝炎等肝病患者应节制饮酒,最好戒酒,尤其是肝硬化患者需戒酒。另外,肾病患者、对酒精过敏者、胃肠道疾病患者、高血压患者、心血管疾病患者、孕妇或乳母、青少年儿童等人群应该远离酒类。还需注意酒与药物的相互作用,尤其服药期间应注意所服用药物与酒相互作用对身体健康的影响,保障患者用药安全。

第六节 食用油脂的卫生及管理

食用油脂根据来源和特性分为食用植物油、食用动物油脂和食用油脂制品。绝大多数植物油在常温下呈液体状态,习惯称为油。多数动物油脂在常温下呈固体或半固体状态,习惯称为脂。食用油脂制品主要有调和油、氢化植物油(俗称植物奶油)等。

食用油脂在生产、加工、储存、运输、销售过程中的各个环节,均有可能受到某些有毒、有害物质的污染,以致其卫生质量降低,损害食用者健康。

一、食用油脂的生产特点

食用油脂生产所需的各种原辅料和溶剂的质量直接影响油脂的质量,因此必须符合相关卫生要求。食用油脂的生产工艺因原料不同而有很大差异。

(一)食用油脂的制取

1. 动物油脂 常用湿法熬炼和干法熬炼法制取动物油脂(奶油除外)。鱼油生产通常采用混榨工艺,从蒸煮、压榨后制得的压榨液中分离出鱼油。

2. 植物油脂 制取植物油可采用压榨法、浸出法、超临界流体萃取法、水溶剂法和酶解法等。从油料中分离出的初级油脂产品称为毛油,其中含有较多杂质,色泽较深且浑浊,须加以精炼,不宜直接食用。

(二)食用油脂的精炼

油脂精炼是指清除植物油中所含固体杂质、游离脂肪酸、磷脂、胶质、蜡、色素、异味的一系列工序。

1. 脱胶 毛油中胶溶性杂质主要有磷脂、蛋白质、糖类、黏液质等。常用水化法脱胶。

2. 脱酸 毛油中含有一定量的游离脂肪酸,使油脂呈现刺激性的苦味和皂味等气味,还会导致油脂的水解酸败。常用碱炼法脱酸。

3. 脱色 各种油脂都带有不同的颜色,这是由于毛油含有有机色素(如胡萝卜素等)、有机降解物(如蛋白质、糖类、磷脂等水解产物)及色原体。常用吸附法脱色。

4. 脱臭 各种油脂中都存在着不同程度的气味,统称为臭味。常用蒸馏法去除臭味。

5. 脱蜡 毛油中均含有主要成分为高级脂肪醇的蜡质,使油脂的透明度下降,影响其外观和品质,并降低食用后的消化吸收率。一般采用低温结晶法除去蜡质。

（三）油脂的深加工

采用精炼、氢化、酯交换、分提、混合等加工方式,可以把动、植物油脂的单品或混合物制作成固态、半固态或流动状的具有某种性能的食用油脂制品。

1. 氢化植物油 在金属催化剂的作用下,将氢加到甘油三酯不饱和脂肪酸的双键上而制得的产品称为氢化植物油,适用于加工制作人造奶油、起酥油、代可可脂等。

2. 调和油 根据使用目的的需要,将两种或两种以上的精炼植物油按比例调配而制成的油,称为调和油。

二、食用油脂的主要卫生问题

食用植物油多为深浅不一的黄色或棕色,具有很高的透明度、固有的滋味与气味,无异味。食用动物油脂多为白色或微黄色,组织细腻,呈软膏状态,熔化后呈微黄色、澄清透明,具有其固有的滋味与气味,无异味。

（一）油脂酸败

油脂和含油脂高的食品在不当条件下存放过久会呈现出变色、变味等不良感官性状,这种现象称为油脂酸败。酸败的油脂所散发出的不良气味俗称哈喇味。

1. 油脂酸败的原因 导致油脂酸败的因素包括两个方面,一是油脂纯度不高,如含有较多水分和杂质;二是存储不当,如接触空气中的氧、日光、高温等。在油脂酸败过程中,酶解和自动氧化反应往往同时发生,但以后者为主。

2. 评价油脂酸败状况的卫生学指标

（1）酸价　酸价(AV)是指中和 1 g 油脂中游离脂肪酸所需氢氧化钾(KOH)的毫克数。油脂酸败时游离脂肪酸增加,酸价随之增高。

（2）过氧化值　过氧化值(POV)是指油脂中不饱和脂肪酸被氧化形成过氧化物的量,以 100g 被测油脂使碘化钾析出碘的克数表示。POV 是一个反映油脂酸败早期状态的指标。

（3）羰基价　羰基价(CGV)是指油脂酸败时产生的含有醛基和酮基的脂肪酸或甘油酯及其聚合物的总量。羰基价通常是以被测油脂经处理后在 440 nm 下相当 1 g(或 100 mg)油样的吸光度表示,或以相当 1kg 油样中羰基的毫克当量(mEq)数表示。

（4）丙二醛　丙二醛(MDA)是油脂氧化的最终产物,通常用来反映动物油脂酸败的程度。一般用硫代巴比妥酸(TBA)法测定,以 TBA 值表示丙二醛的浓度。

3. 防止油脂酸败的措施 油脂酸败会不同程度地降低油脂的营养价值和可食用性，酸败产物还可对人体健康造成损害。因此，要采取相应措施来防止油脂的酸败。

（1）保证油脂的纯度 采用任何制油方法生产的毛油均需经过精炼，以去除动、植物残渣等成分。水分可促进微生物繁殖和酶的活动，我国现行植物油质量标准规定，油脂含水量应≤0.20%。

（2）防止油脂自动氧化 自动氧化是导致油脂酸败的主要机制，氧、紫外线、金属离子在其中起着重要的催化作用。因此，在油脂加工过程中应避免金属离子污染，储存时应做到密封断氧、低温和避光。

（3）应用抗氧化剂 合理应用抗氧化剂是防止油脂酸败的重要措施。常用的人工合成抗氧化剂有丁基羟基茴香醚、二丁基羟基甲苯和没食子酸丙酯。不同抗氧化剂混合使用或与柠檬酸混合使用均具有协同作用。维生素 E 是天然存在于植物油中的抗氧化剂，在生产油脂制品时，可根据需要添加一定量的维生素 E。

（二）食用油脂污染和天然存在的有害物质

1. 油脂污染物

（1）黄曲霉毒素 油脂中最常见的真菌毒素是黄曲霉毒素。在各类油料种子中，花生最容易受到污染，其次为棉籽和油菜籽。碱炼法和吸附法均为有效的去毒方法。

（2）苯并[a]芘 油脂在生产和使用过程中，可受到多环芳烃类化合物的污染，其主要源自油料种子的污染、油脂加工过程中受到的污染以及使用过程中油脂的热聚。油脂中的苯并[a]芘可通过活性炭吸附、脱色处理等精炼工艺而降低。

（3）有害元素 油脂中的砷、铅主要源自油料和运输、生产过程中使用不符合食品卫生要求的工具及设备等造成的污染。

（4）农药残留 食用油脂中各种农药残留限量应符合《食品安全国家标准 食品中农药最大残留限量》（GB 2763—2016）的要求。

（5）微生物 在食物油脂中，我国仅在《食品安全国家标准 食用油脂制品》（GB 15196—2015）中对微生物指标提出了要求，规定大肠菌群≤10 CFU/g，真菌≤50 CFU/g。

2. 油脂中的天然有害物质

（1）棉酚 棉酚有游离型和结合型之分。具有毒性作用的游离棉酚是一种原浆毒，一次性大量食用或长期少量食用含有较高游离棉酚的棉籽油可引起亚急性或慢性中毒，主要对生殖系统、神经系统和心、肝、肾等实质脏器功能产生严重损害。

（2）芥子油苷 芥子油苷普遍存在于十字花科植物中，油菜籽中含量较多。芥子油苷在植物组织中葡萄糖硫苷酶的作用下可水解为硫氰酸酯、异硫氰酸盐和腈。硫氰化物具有致甲状腺肿作用。腈的毒性很强，能抑制动物生长发育或致死。但这些硫化合物大多为挥发性物质，在加热过程中可因挥发而被去除。

（3）芥酸 FAO/WHO 已建议，食用菜籽油中芥酸不得超过 5%。欧盟限制不能超过 5%，美国限制其含量不能超过 2%。我国的菜籽油国家标准（GB 1536—2004）规定，一般菜籽油芥酸含量为 3.0%～60.0%，低芥酸菜籽油芥酸含量应≤3.0%。

（4）反式脂肪酸 反式脂肪酸在氢化（或部分氢化）植物油及其制品中含量较高。反式脂肪酸含量较高的食物主要有涂抹奶油的蛋糕、饼干、炸薯条、冰激凌等。

三、食用油脂生产的卫生要求

（一）原辅材料

生产食用油脂的动植物原料、所用溶剂、食品添加剂和生产用水都必须符合国家标准和有关规定。动物油脂原料应清洗干净，去除脂肪组织以外的肌肉、淋巴结等附着物；油料作物种子要清除各种杂质和破碎粒屑等。

（二）生产过程

生产食用油脂的车间一般不宜加工非食用油脂。用浸出法生产食用植物油的设备、管道必须密封良好，严防溶剂跑、冒、滴、漏。生产过程应防止润滑油和矿物油对食用油脂的污染。

（三）成品检验及包装

油脂成品经严格检验达到国家有关质量、卫生或安全标准后才能进行包装。食用油脂的标签、销售包装和标识应符合国家标准的规定。由转基因原料加工制成的油脂应符合国家有关规定，应当在产品标签上明确标示。

（四）储存、运输及销售

油脂产品应储存在阴凉、干燥、通风良好的场所，食用植物油储油容器的内壁和阀不得使用铜质材料，大容量包装应尽可能充入氮气或二氧化碳气体，储存成品油的专用容器应定期清洗，保持清洁。储存、运输、装卸时要避免日晒、雨淋，防止有毒有害物质的污染。

（五）产品追溯与撤回

油脂生产企业应该建立产品追溯系统及产品撤回程序，明确规定产品撤回的方法、范围等。

科学知识链接

芥酸及其对食用油脂安全的影响

芥酸是一种二十二碳单不饱和脂肪酸，普通菜籽油中含量约为 20%～55%。动物实验表明，芥酸可促使脂肪在多种动物心肌中聚积，导致心肌的单核细胞浸润和纤维化、心肌坏死，并损害肝、肾等器官。此外，芥酸还可导致动物生长发育障碍和生殖功能下降。但有关芥酸对人体的毒性作用还缺乏直接证据。FAO/WHO 已建议，食用菜籽油中芥酸不得超过 5%。许多国家对食用油中的芥酸含量作出严格限制，比如欧盟限制不能超过 5%，美国限制其含量不能超过 2%。未经处理的菜籽油中芥酸含量高达40%。我国已培育出芥酸含量低、饼粕硫苷含量低的"双低"油菜，用这种油菜籽可制取"双低"菜籽油，且在不断优化品种，大力推广种植。我国的菜籽油国家标准（GB 1536—2004）规定，一般菜籽油芥酸含量为 3.0%～60.0%，低芥酸菜籽油芥酸含量应≤3.0%。

第七节 罐头食品的卫生及管理

罐头食品系指将符合要求的原料经加工处理、装罐、密封、加热杀菌等工序加工而成的商业无菌的罐装食品。

一、罐头食品的分类

根据《罐头食品分类》(GB/T 10784—2006),罐头食品可分为八大类:① 畜肉类罐头;② 禽类罐头;③ 水产动物类罐头;④ 水果类罐头;⑤ 蔬菜类罐头;⑥ 干果和坚果类罐头;⑦ 谷类和豆类罐头;⑧ 其他类罐头(汤类罐头、调味料罐头、混合类罐头、婴幼儿辅食罐头)。

二、罐头食品生产的卫生要求

(一)食品接触材料及制品

罐头食品的食品接触材料及制品包括金属罐、玻璃罐和复合塑料薄膜袋等。用于生产罐头食品的容器材质、内涂料、接缝补涂料及密封胶应符合相关标准的要求和规定。

1. 金属罐 主要材质为镀锡薄钢板(马口铁)、镀铬薄钢板(无锡钢板)和铝合金薄板。为了提高金属罐的耐腐蚀性,应在罐内壁涂上涂料。常用的有环氧酚醛树脂、酚醛树脂及聚烯类树脂等。加工后形成的涂膜应符合国家相关的标准,即涂膜致密、遮盖性好,具有良好的耐腐蚀性,并且无毒、无害、无臭和无味,有良好的稳定性和附着性。

2. 玻璃罐 顶盖部分的密封面、垫圈等材料应为食品工业专用材料。由于填充剂氧化锌可引起过敏反应,其用量不得超过干胶的 3%。

3. 复合塑料薄膜 是软罐头的包装材料,由三层不同材质的薄膜经黏合而成,即外层的聚酯薄膜、中层的铝箔和内层的改性聚乙烯或聚丙烯。软罐头易受外力影响而损坏,因此在加工、储存、运输、销售等过程中要加以注意。

(二)原辅材料

罐头食品的所有原料及辅料均应符合国家相应的标准和有关规定。畜禽肉类原料必须经严格检疫,不得使用病畜、禽肉作为原料;原料应严格修整,去除毛污、血污、淋巴结、粗大血管等,以减少微生物的污染。使用冷冻水产品作为原料时,应缓慢解冻,以避免营养成分的流失。果蔬原料加工前应剔除虫蛀、霉烂、锈斑和机械损伤的原料,并经分选、洗涤、去皮、修整、热烫、漂洗等预处理。食品添加剂的使用种类和剂量应符合《食品安全国家标准食品 添加剂使用标准》(GB 2760—2014)的要求,加工用水应符合《生活饮用水卫生标准》(GB 5749—2006)的规定。

(三)加工过程

主要包括装罐、排气、密封、杀菌、冷却等生产环节,是直接影响罐头食品品质和卫生质量的关键环节。

1. 装罐、排气和密封 经预处理的原料或半成品应迅速装罐,以减少微生物污染和繁殖的机会。灌装固体物料时要有适当顶隙(6~8 mm),以免在杀菌或冷却过程中出现鼓盖、胀裂或罐体凹陷。

2. 杀菌和冷却 罐头食品经过适度热杀菌后,不含有致病性微生物,也不含有在通常温度下能在其中繁殖的非致病性微生物,这种状态称为商业无菌。商业无菌同时还可以破坏食品中的酶类,达到长期储存的目的。

(四)产品检验

应按照国家规定的检验方法抽样,进行感官、理化和微生物等方面的检验。凡不符合标准的产品一律不得出厂。

1. 感官检查 包括容器和内容物的检查。容器的密封应完好,无泄漏、无胖听;容器外表无锈蚀,内壁涂料无脱落;内容物具有该品种罐头食品应有的色泽、气味、滋味、形态。由于罐头内微生物活动或化学作用产生气体,形成正压,使一端或两端外凸,这种现象称为胖听。按原因可将胖听分为:

(1)化学性胖听 主要由于金属罐受酸性内容物腐蚀产生大量氢气,叩击呈鼓音,穿洞有气体逸出,但无腐败气味,一般不宜食用。

(2)生物性胖听 是杀菌不彻底残留微生物或罐头有裂缝,微生物从外界进入,在其中生长繁殖产气所造成的。此类胖听常为两端凸起,保温试验胖听增大,叩击有明显鼓音,穿洞有腐败味气体逸出,应禁止食用。

(3)物理性胖听 装罐过满或罐内真空度过低等物理因素也可引起胀罐,一般叩击呈实音、穿洞无气体逸出,可食用。

2. 理化检验 检验指标包括组胺和米酵菌酸,前者仅适用于鲐鱼、鲹鱼、沙丁鱼罐头,后者仅适用于银耳罐头,检验结果应符合我国《食品安全国家标准 罐头食品》(GB 7098—2015)的要求。

3. 微生物检验 按照《食品安全国家标准 食品微生物学检验 商业无菌检验》(GB 4789.26—2013)规定的方法进行检验。平酸腐败是罐头食品常见的一种腐败变质,表现为罐头内容物酸度增加,而外观完全正常。此种腐败变质由可分解碳水化合物产酸不产气的平酸菌引起。平酸腐败的罐头应销毁,禁止食用。

4. 其他 污染物限量、真菌毒素限量以及食品添加剂和食品强化剂的使用,均应符合相应的食品安全标准的规定。

三、罐头食品的卫生管理

《中华人民共和国食品安全法》明确规定了各职能部门对食品生产、食品流通、餐饮服务活动实施监督管理的职责和权限。在罐头的卫生管理方面,我国已颁布了《食品安全国家标准 罐头食品生产卫生规范》(GB 8950—2016)、《罐头食品企业良好操作规范》(GB/T 20938—2007)、《食品安全管理体系 罐头食品生产企业要求》(GB/T 27303—2008)及相关的卫生或安全标准,为罐头的监督管理及生产企业的自身管理提供了充分的依据。

科学知识链接

罐头食品卫生和消费安全

罐头食品一般具有较长的保质期，且开盖即可食用。罐头食品具有种类繁多、口味多样、食用方便和保质期长等特点，因此罐头食品是人们经常食用的一类食品。罐头食品质量要从原料、杀菌、密封、包装等环节加强管理。如出现杀菌不足情况，可能造成罐头内容物腐败变质。罐头经杀菌后可在常温下长期保存，因此对密封性要求严格。另外，罐头产品还应加强食品添加剂的管理，避免食品添加剂超量和/或超范围使用。购买或者食用罐头食品前，应检查罐头包装外观是否完整且没有外观变形、锈蚀等情况；还应检查罐头内容物的色泽、气味、滋味和汤汁等有无异常。罐头食品储存时不宜放置在温度较高的区域和湿度较大的地方。环境温度过高，不利于罐头的长期保存；而环境湿度过高，易使罐头发生锈蚀造成破损。

第八节　保健食品的卫生及管理

保健食品是指声称具有特定保健功能或者以补充维生素、矿物质为目的的食品，即适于特定人群食用，具有调节机体功能，不以治疗疾病为目的，并且对人体不产生任何急性、亚急性或者慢性危害的食品。保健食品在国外亦有"健康食品""功能食品"等称谓。

《中华人民共和国食品安全法》第七十四条明确规定，国家对保健食品等特殊食品实行严格监督管理。保健食品声称保健功能，应当具有科学依据，不得对人体产生急性、亚急性或者慢性危害。有关监督管理部门应当依法履职，承担责任。为了加强保健食品的监督与管理，规范保健食品的生产经营及注册行为，保证保健食品质量，相关部门还颁布了《保健食品注册与备案管理办法》、《食品生产许可管理办法》、《食品安全国家标准　保健食品》（GB 16740—2014）、《保健食品良好生产规范》（GB 17405—1998）等一系列的标准、法规。随着监管制度体系的逐渐完善，我国保健食品产业目前已逐渐步入规范发展阶段。

一、注册与备案

我国保健食品的管理模式已由原来的单一注册制调整为注册和备案相结合的管理模式。保健食品的注册与备案及其监督管理应当遵循科学、公开、公正、便民、高效的原则。

保健食品注册，是指市场监督管理部门根据注册申请人申请，依照法定程序、条件和要求，对申请注册的保健食品的安全性、保健功能和质量可控性等相关申请材料进行系统评价和审评，并决定是否准予其注册的审批过程。保健食品备案，是指保健食品生产企业依照法定程序、条件和要求，将表明产品安全性、保健功能和质量可控性的材料提交市场监督管理部门进行存档、公开、备查的过程。

国家市场监督管理总局负责保健食品注册管理，以及首次进口的属于补充维生素、矿物质等营养物质的保健食品备案管理，并指导监督省、自治区、直辖市市场监督管理部门承担的保健食品注册与备案相关工作。省、自治区、直辖市市场监督管理部门负责本行政区域内保健食品备案管理,并配合国家市场监督管理总局开展保健食品注册现场核查等工作。市、县级市场监督管理部门负责本行政区域内注册和备案保健食品的监督管理,承担上级市场监督管理部门委托的其他工作。

国家市场监督管理总局行政受理机构负责受理保健食品注册和接收相关进口保健食品备案材料。省、自治区、直辖市市场监督管理部门负责接收相关保健食品备案材料。国家市场监督管理总局保健食品审评机构负责组织保健食品审评,管理审评专家,并依法承担相关保健食品备案工作。国家市场监督管理总局审核查验机构负责保健食品注册现场核查工作。

生产和进口下列产品应当申请保健食品注册:

1. 使用保健食品原料目录以外原料的保健食品。

2. 首次进口的保健食品(属于补充维生素、矿物质等营养物质的保健食品除外)。首次进口的保健食品,是指非同一国家、同一企业、同一配方申请中国境内上市销售的保健食品。产品声称的保健功能应当已经列入保健食品功能目录。保健食品原料目录和允许保健食品声称的保健功能目录,由国务院食品药品监督管理部门会同国务院卫生行政部门、国家中医药管理部门制定、调整并公布。

生产和进口下列保健食品应当依法备案:

1. 使用的原料已经列入保健食品原料目录的保健食品。

2. 首次进口的属于补充维生素、矿物质等营养物质的保健食品。

首次进口的属于补充维生素、矿物质等营养物质的保健食品,其营养物质应当是列入保健食品原料目录的物质。

二、生产经营

我国《食品生产许可管理办法》规定,保健食品的生产许可,由省、自治区、直辖市市场监督管理部门负责。保健食品生产工艺有原料提取、纯化等前处理工序的,需要具备与生产的品种、数量相适应的原料前处理设备或者设施。申请保健食品的生产许可,还应当提交与所生产食品相适应的生产质量管理体系文件以及相关注册和备案文件。保健食品生产企业应当按照注册或者备案的产品配方、生产工艺等技术要求组织生产。生产保健食品的企业,应当按照良好生产规范的要求建立与所生产食品相适应的生产质量管理体系,定期对该体系的运行情况进行自查,保证其有效运行,并向所在地县级人民政府相关主管监督管理部门提交自查报告。进口的保健食品应当是出口国(地区)主管部门准许上市销售的产品。

三、标签、说明书及广告宣传

申请保健食品注册或者备案的,产品标签、说明书样稿应当包括产品名称、原料、辅料、功效成分或者标志性成分及含量、适宜人群、不适宜人群、保健功能、食用量及食用方法、规格、贮藏方法、保质期、注意事项等内容及相关制定依据和说明等。保健食品的标签、说明书主要内容不得涉及疾病预防、治疗功能,并声明"本品不能代替药物"。保健食品的功能和成分应当与标签、说明书一致。保健食品的标签、说明书内容应当真实,与注册或者备案的内容一致。为了加强对保健食品的监督管理,国家相关主管部门明确规定了中国保健食品的专用标志。保健食品的广告内容应当真实合法,不得含有虚假内容,不得涉及疾病预防、治疗功能。广告内容应当经生产企业所在地省、自治区、直辖市人民政府相关主管监督管理部门审查批准,取得保健食品广告批准文件。

为指导保健食品警示用语标注,使消费者更易于区分保健食品与普通食品、药品,引导消费者理性消费,国家市场监督管理总局组织编制了《保健食品标注警示用语指南》。根据《中华人民共和国食品安全法》及《保健食品注册与备案管理办法》等规定,国家市场监督管理总局制定了《保健食品命名指南(2019 年版)》。

四、监督管理

按照我国《食品安全法》《食品生产经营监督检查管理办法》《保健食品注册与备案管理办法》《保健食品良好生产规范》等相关规定,市场监督管理部门对食品生产经营者执行食品安全法律、法规、规章和食品安全标准等情况实施监督检查。

思政知识链接

保健食品广告宣传——诚信精神、职业道德教育

随着人们对医疗保健的重视,健康食品相关产业取得了巨大发展。老年人、亚健康人群等的健康需求日益增加,为保健食品的发展提供了强大动力。保健食品适用于一定的特定人群,具有调节机体功能作用,但不以治疗疾病为目的。目前保健食品广告存在一些夸大功效、疗效等违法行为,尤其是近年来网络或者直播广告宣传等途径增多,部分保健食品广告夸大保健功能,可能会误导消费者。因此,具有诚信精神是保健食品产业健康稳定发展的基本要求。保健食品行业应该做到诚实守信和严格自律,杜绝虚假宣传。相关行政部门要加大市场监管,打击各类违法违规生产行为以及虚假、夸大宣传产品功效的行为。另外,还需要对消费者进行保健食品相关知识科普教育,提高消费者自我保护意识。保健食品消费存在的常见问题包括:认为保健食品是药物,可治疗疾病;认为保健食品可替代食品;长期过量食用保健食品;认为某些夸大宣传的普通食品是保健食品等等。

第九节　转基因食品的卫生及管理

近年来,转基因生物和转基因食品一直备受关注,特别是转基因农作物的大面积种植、转基因食品的大量生产及其国际贸易,引起了世界各国的高度重视。转基因食品的卫生问题在许多方面有别于其他传统类别的食品。

一、转基因食品的主要卫生问题

（一）转基因技术与转基因食品

转基因技术又称基因工程技术、DNA 重组技术，是按照人们的意愿和设计方案，将某一生物（供体）细胞的基因分离出来或人工合成新的基因，在体外进行酶切和连接并插入载体分子，使遗传物质基因重新组合，然后导入自身细胞或另一种生物（受体）细胞中进行复制和表达的实验手段。利用转基因技术可以有目的地实现动物、植物和微生物等物种之间的 DNA 重组和转移，使现有物种的性状在短时间内趋于完善，或为其创造出新的生物特性。

转基因食品（GMF）系指以利用转基因技术使基因组构成发生改变的生物直接生产的食品或为原料加工制成的食品。许多转基因作物已被大面积种植并实现商品化，主要有大豆、玉米、油菜、木瓜等。转基因食品分为三大类：① 转基因动植物、微生物产品，如转基因大豆、转基因玉米；② 转基因动植物、微生物直接加工品，如由转基因大豆制取的豆油；③ 以转基因动植物、微生物或以其直接加工品为原料生产的食品和食品添加剂，如用转基因大豆油加工的食品。

（二）转基因食品的卫生学问题

转基因食品可能对环境及人体健康造成危害。主要在以下几个方面：

1. 转基因食品对环境的影响　转基因农作物可能打破原有的自然环境生态系统；转基因植物可能演变成农田杂草，甚至引发超级杂草的出现；也可能由于转基因农作物造成的基因的漂移，导致基因污染；还可能对自然环境中各类昆虫的生存产生影响。

2. 转基因食品可能引起人体过敏反应　转基因植物引入了外源性目的基因后，导入基因的来源、序列及表达的氨基酸可能与传统食物不同，会产生新的蛋白质，使部分个体可能很难或无法适应而诱发过敏症。

3. 使细菌产生耐药性　转基因植物常用抗生素抗性基因作为标志基因，抗生素标记基因可能使感染人类的细菌产生抗药性，还可能影响人体肠道菌群微生态环境。

4. 转基因食品营养成分的改变　转基因食品中的外源性基因可能会改变食物的成分，转基因食品和传统食品在营养成分上也可能会存在差异。

5. 转基因食品的毒性作用　转基因食品中可能产生毒蛋白等有毒物质，或者使食品中原有的毒素含量增加，产生毒性作用。

二、转基因食品的卫生管理

对转基因食品实施卫生管理，实际上主要是在这类食品的源头进行安全性管控。早在 1993 年，经济合作与发展组织首次提出了转基因食品的评价原则——"实质等同"原则，即对转基因食品的主要营养成分、主要抗营养物质、毒性物质和过敏性成分等物质的种类及含量进行分析测定，并与同类传统食品做比较，如果两者之间无差异，则认为两者具有实质等同性，不存在安全性问题。如果不具有实质等同性，需逐条进行安全性评价。

任何一种转基因食品在上市之前,都由研究人员进行了包括"实质等同"对比在内的大量科学试验,每个国家也都制定了法律法规予以监督和管理。

目前国际上对转基因食品管理的两种模式:以产品为基础的管理模式,以美国、加拿大为代表,持认同态度;以技术为基础的管理模式,以欧盟为代表,持怀疑态度。欧盟对转基因食品管理较为严格,采用谨慎的监管原则,支持转基因食品风险的预防原则,认为转基因食品对人体健康的影响令人担忧,认为如果不能保证转基因食品的安全性或者如果没有证据表明转基因食品是安全的,那么它就可能是不安全的,就应该加以限制,欧盟对转基因食品实行强制标识,认为转基因技术本身具有潜在的危险性,与转基因技术相关的活动都应该进行管理。美国对转基因食品管理较为宽松,认为如果还没有证明转基因食品存在安全问题,那么它可能就是安全的,就可以不加限制。美国认为转基因食品与非转基因食品没有本质区别,具有实质等同性的转基因食品允许自愿标识,管理重点是转基因食品,而不是转基因技术,对转基因食品风险评价采用的是实质等同性原则。

(一)转基因食品管理的法律法规

我国十分重视转基因食品的卫生管理,早在 20 世纪 90 年代,我国政府有关部门就已颁布了相关法律法规,用于指导我国的基因工程研究和开发工作,促进农业生物基因工程的研究及应用,加强安全管理,以防止遗传工程及其产品对人类健康、人类赖以生存的环境和农业生态平衡可能造成的危害。

国务院 2001 年颁布了《农业转基因生物安全管理条例》,并于 2011 年进行修订,要求从事农业转基因生物的研究、试验、生产、加工、经营和进口、出口活动者,都必须遵守该条例规定的农业转基因生物的安全评价制度、标识管理制度、生产许可制度、经营许可制度和进口安全审批制度等。为落实这一条例,2016 年农业农村部修订了《农业转基因生物安全评价管理办法》,要求对用于农业生产或者农产品加工的植物、动物、微生物三大类农业转基因生物及其产品,要以科学为依据,以个案审查为原则,开展其对人类、动植物、微生物和生态环境构成的危险或者潜在风险的安全评价工作。

对于进口的农业转基因生物,农业农村部要求根据 2002 年《农业转基因生物进口安全管理办法》的规定,按照用于研究和试验的、用于生产的以及用作加工原料的三种用途实行管理。2004 年国家质量监督检验检疫总局发布了《进出境转基因产品检验检疫管理办法》,要求对进境转基因动植物及其产品、微生物及其产品和食品实行申报制度。

任何从事农业转基因生物加工的单位和个人,都必须依据农业农村部 2006 年发布的《农业转基因生物加工审批办法》所规定的程序,取得加工所在地省级人民政府农业行政主管部门颁发的农业转基因生物加工许可证,并具备规定的生产设备和设施条件以及安全管理制度。

针对涉及农业转基因生物的实验室条件和检验方法等,农业农村部发布了《农业转基因生物安全管理通用要求实验室》等 10 项标准,自 2016 年 10 月 1 日起实施。这 10 项标准分为以下三类:① 农业转基因生物安全管理通用要求;② 转基因生物及其产品食用安全检测标准;③ 转基因动物及其产品成分检测方法。

为了加强对农业转基因生物的标识管理,规范农业转基因生物的销售行为,引导农业转基因生物的生产和消费,保护消费者的知情权,根据《农业转基因生物安全管理条例》的有关规定,农业农村部制定了《农业转基因生物安全标识管理办法》,其中明确规定,国家对农业转基因生物实行标识制度,对 5 大类 17 种转基因作物必须进行标示。对那些难以在原有包装、标签上标注农业转基因生物标识和难以用包装物或标签对农业转基因生物进行标识的产品,也都提出了具体的要求和标注方式。

（二）转基因食品的安全性评价

对转基因食品的安全性进行正确的评估和科学的管理,是生物技术发展的必然趋势。依据《农业转基因生物安全管理条例》和《农业转基因生物安全评价管理办法》,我国对农业转基因生物的安全评价以科学为依据,以个案审查为原则,实行分级分阶段管理,按照其对人类、动植物、微生物和生态环境的危险程度,分为 Ⅰ（尚不存在危险）、Ⅱ（具有低度危险）、Ⅲ（具有中度危险）、Ⅳ（具有高度危险）四个等级。转基因生物在试验研究的基础上需要完成中间试验、环境释放、生产性试验三个阶段的试验,才可以申请农业转基因生物安全证书。《农业转基因生物安全评价指南》规定了对转基因植物、转基因动物和动物用转基因微生物进行安全性评价的内容。

1. 转基因植物的安全评价 评价内容包括:① 分子特征:从基因、转录和翻译水平考察外源插入序列的整合与表达情况;② 遗传稳定性:包括目的基因整合的稳定性、目的基因表达的稳定性、目标性状表现的稳定性;③ 环境安全:包括生存竞争能力、基因漂移的环境影响、功能效率评价、有害生物抗性转基因植物对非靶标生物的影响、对生态系统群落结构和有害生物地位演化的影响、靶标生物的抗性风险;④ 食用安全:按照个案分析的原则,评价转基因植物与非转基因植物的相对安全性,包括新表达物质的毒理学评价、致敏性评价、关键成分分析、全食品安全性评价、营养学评价、生产加工对安全性影响的评价、按个案分析的原则需要进行的其他安全性评价。

2. 转基因动物的安全评价 评价内容包括:① 分子特征;② 遗传稳定性;③ 转基因动物的健康状况;④ 功能效率评价;⑤ 环境适应性;⑥ 转基因动物逃逸（释放）及其对环境的影响;⑦ 食用安全。

3. 动物用转基因微生物的安全评价 评价内容包括:① 分子特征;② 遗传稳定性;③ 转基因微生物的生物学特性;④ 转基因微生物对动物的安全性;⑤ 转基因微生物对人类的安全性;⑥ 转基因微生物对生态环境的安全性。

思政知识链接

转基因技术的利与弊——用辩证思维和发展的观点分析问题

转基因技术作为一种新型生物技术,已经在包括转基因食品在内的农业领域获得了广泛应用。比如抗虫棉是把苏云金芽孢杆菌中的杀虫蛋白基因转入棉花中,害虫吞食棉花后中毒而死亡,从而起到抗虫作用。抗虫棉对人体无害,转基因技术的应用既降低了虫害,又减少了农药的使用,有利于环境污染的控制。随着转基因技术在食品领域的深入研究和应用,转基因食品种类越来越多,其销售额也不断升高。转基因食品具有抗虫、增产等优势,使转基因食品得到快速发展,但是其安全风险也受到关注,包括过敏反应、毒性作用和抗药性等。目前我国在转基因食品安全性评价方面建立了比较完善的安全评价管理方法。随着全球人口增长和人们对健康需求和环保意识的增强,转基因等新技术不断取得发展和完善,应采用辩证思维和发展的观点看待转基因技术,用科学严谨的态度认识转基因技术的应用和安全质量管理,开展转基因技术应用研究应遵循相关法律法规,树立法治精神,要用矛盾的对立统一规律和辩证发展观点辨析转基因技术的利和弊,树立科学发展观。

（杨立刚　毋瑞朋）

第十章　食物中毒及其预防

食物中毒不仅严重危及人们身心健康,而且还会造成巨大的经济损失,已成为当今社会普遍关注的热点问题。近年来,政府监管部门、食品经营企业、食品安全研究人员及广大人民群众对食物中毒给予了高度关注和重视。但每年食物中毒等食品安全事件仍发生较多,食物中毒人数及死亡人数仍处高位。本章将介绍常见的各类食物中毒基本知识及其预防措施。不断加强食物中毒知识的宣传教育工作,倡导良好的饮食卫生习惯,尽最大可能减少食物中毒事件的发生,全力保障人民群众生命健康。

第一节　食源性疾病与食物中毒

一、食源性疾病、食物中毒的定义

食物中毒是指摄入了含有生物性、化学性有毒、有害物质的食品,或把有毒、有害物质当作食品摄入后出现的非传染性(不属于传染病)急性、亚急性疾病。《中华人民共和国食品安全法》对食源性疾病的定义为"食品中致病因素进入人体引起的感染性、中毒性等疾病,包括食物中毒"。由此可见,食源性疾病包含的内容更为广泛。

在我国出现的各类食品安全问题中,食物中毒仍然是最普遍、最主要的危害。但需注意的是常见的一些情况并不属于食物中毒,如因暴饮暴食引起的急性胃肠炎、食源性肠道传染病(如伤寒、霍乱等)和人体寄生虫病(如旋毛虫病、猪囊虫病等)、特异型体质引起的过敏性变态反应以及一次大量或长期少量摄入某些有毒、有害物质而引起的以慢性毒害为主要特征(致癌、致畸、致突变)的疾病。

二、食物中毒的分类

按致病因子来源不同,可将食物中毒分成以下五类。

（一）细菌性食物中毒

细菌性食物中毒是指因食用了受致病菌或(和)细菌毒素污染的食物导致的中毒,常见的包括沙门氏菌食物中毒、副溶血性弧菌食物中毒、金黄色葡萄球菌肠毒素食物中毒、肉毒梭菌食物中毒、大肠埃希氏菌食物中毒等。

（二）真菌及其毒素食物中毒

真菌性食物中毒是指食用被产毒真菌及其毒素污染的食物而引起的急性疾病,如赤霉病麦、霉变甘蔗等中毒。往往因真菌生长繁殖及产生毒素需要合适的温度、湿度,所以该类型中毒存在较为明显的季节性和地区性,如霉变甘蔗常见于初春的北方。另外,真菌毒素耐热且稳定性较高，一般的加热处理方法不能破坏毒素，更容易导致该类型食物中毒的发生。

（三）有毒植物性食物中毒

有毒植物性食物中毒是指摄入有毒植物性食品或摄入因加工、烹调、储存不当而形成或者没有去除某些有毒成分的植物性食物而引起的中毒，如毒蘑菇、苦杏仁等中毒。此类食物中毒往往季节性、地区性比较明显，且发病率高，病死率因植物种类而异。多数没有特效疗法，对一些能引起死亡的严重中毒，通过催吐等急救手段尽早排出毒物，对患者的预后非常重要。最常见的植物性食物中毒为苦杏仁中毒、四季豆中毒、毒蘑菇中毒、发芽马铃薯中毒、木薯中毒、银杏果中毒等。引起植物性食物中毒的原因可归为以下三种，可针对性采取不同的预防措施。

（1）误食天然含有有毒成分的植物或其加工制品，如桐油。

（2）食用了在加工过程中未能被破坏或去除有毒成分的植物，如四季豆、苦杏仁等。

（3）食用了在一定条件下产生大量有毒成分的植物性食品，如发芽马铃薯等。

（四）有毒动物性食物中毒

有毒动物性食物中毒是指食入有毒动物性食品而引起的食物中毒，如食入河豚、有毒贝类等中毒。该中毒发病率较高，病死率因动物种类的不同而异，存在一定的地区性。近年来我国发生的动物性食物中毒主要是河豚中毒，其次是贝类中毒。引起动物性食物中毒的原因主要有以下两种：

（1）将天然含有有毒成分的动物或动物的某一部分当作食品，误食引起中毒反应，如河豚、猪甲状腺等。

（2）食用了在一定条件下产生或蓄积了大量有毒成分的动物性食品，如贝类等。

（五）化学性食物中毒

化学性食物中毒是指食入含有或污染化学性毒物的食品而引起的食物中毒，如亚硝酸盐、农药、甲醇等中毒。化学性食物中毒发生率较高，且病情与中毒化学物剂量有明显的关系，一般发病的地区性、季节性不明显，但死亡率均较高。引起化学性食物中毒的主要原因包括：

（1）误食了被有毒、有害化学物质污染的食品，如被农药、灭鼠药污染的食品。

（2）被误认是食品、食品添加剂、营养强化剂的有毒有害的化学物质，如工业酒精、亚硝酸盐等。

（3）食用了因添加非食品级的或伪造的或禁止使用的食品添加剂、营养强化剂的食品，以及超量使用食品添加剂而导致的食物中毒，如面粉及豆制品中违规使用"吊白块"进行增白、水发产品中加入甲醛进行防腐等。

（4）食用了含禁用的兽药、农药或兽药、农药残留严重超标的食品，如瘦肉精中毒等。

三、食物中毒的发病特点

虽然食物中毒发生的原因各不相同，但总体发病情况具有如下共同特点：

1. 潜伏期短，呈暴发性　通常进食有毒食物后 24~48 小时内发病，来势凶猛，短时间内可能会有较多健康人同时发病,发病曲线呈突然上升又突然下降的趋势。

2. 病人有相似的临床症状　最常见的临床症状为恶心、呕吐、腹痛及腹泻等胃肠道表现,也有以神经症状表现为主的,一般病程较短。

3. 中毒必定与特定食物有关　患者在相近的时间范围内都食用过同样的某些食物,中毒范围与中毒食品的分布区域相一致。凡进食该种食品的人大都发病,未食用者不发病。

4. 人与人之间不具有传染性　由于中毒都是因为食物而引起,一般人与人之间不存在直接或间接传染。

5. 部分食物中毒具有明显的季节性、地区性　食物中毒发生的季节性往往与食物中毒的种类有关,细菌性食物中毒表现最为突出。因为细菌生长和繁殖跟温度、湿度有密切关系,因此该类中毒主要发生在夏、秋季节,但化学性食物中毒全年均可发生。食物中毒与致病因素分布的区域、地理环境有关,因此绝大多数食物中毒的发生有明显的地区性,如我国东南沿海地区因水产品丰富,常见河豚中毒和副溶血性弧菌食物中毒;肉毒梭菌毒素中毒多数发生在新疆地区;霉变甘蔗和酵米面食物中毒则多发生在北方地区。

科学知识链接

食物真的相克?

随着生活水平的提高,人们越来越注重食品安全,"食物相克"的说法也因此而备受关注。"食物相克"源于中医食疗理论和一些民间经验,最为经典的有菠菜和豆腐不能一起吃、西红柿和螃蟹一起吃会中毒等。早在 1935 年,我国著名营养学家郑集教授就证明"食物相克"是一个错误的观点。至于有人吃了"相克"食物的确出现了不舒服的现象,可能原因为食用者可能存在过敏体质,或者是食物不干净、存放时间过长等,而并非食物相克。目前仍有不少商家以经济利益为出发点,在书刊中宣传大量食物相克的相关资讯,无任何科学理论依据。2010 年,兰州大学联合中国营养学会开展了相关研究,发现所选"相克食物"经动物实验和人群试食,均未发现不良反应或中毒征象。随着公众对于食物营养的知识需求不断提升,需要政府及各部门通力协作,大力宣传《中国居民膳食指南》,积极倡导健康膳食模式和合理营养,进一步提高我国各类人群的健康水平。

第二节　细菌性食物中毒

细菌性食物中毒是我国最常见的一类食物中毒。1999～2015 年全国食物中毒监测情况分析报告显示,微生物因素引起食物中毒人数一直是最多的,占总中毒人数的58%～72%。2018 年,中毒事件数和中毒人数仍以细菌性食物中毒为主,主要由沙门氏菌、副溶血性弧菌、致泻性大肠埃希氏菌、金黄色葡萄球菌及其肠毒素等引起,中毒事件数和中毒人数分别占该类别事件的 71% 和 77%。因此,细菌性食物中毒可作为食物中毒的预防重点。

一、细菌性食物中毒的主要原因

细菌性食物中毒发生的原因复杂多变,主要包括以下方面:

1. 致病菌污染 食品在生产、加工、包装、运输、储存、销售等环节中受到致病菌的污染,如生熟交叉污染、加工作业人员带菌者等。

2. 致病菌大量生长繁殖并产生毒素 被致病菌污染的食物在适当的条件下,如存放温度较高、食物含水量高、pH 值及营养条件适宜,可导致致病菌的大量繁殖进而产生毒素。

3. 致病菌未被杀灭或食品再污染 被污染的食物在食用前未经加热或加热时间、温度不够等原因造成食物未烧熟煮透,则不能将致病菌杀灭;或煮熟后的食品受到加工工具、食品从业人员中带菌者的再次污染。

二、细菌性食物中毒类型

细菌性食物中毒按照致病因子侵入方式可分为以下类型:

1. 感染型 病原菌随食物进入肠道,在肠道内继续生长繁殖,侵袭附着于肠黏膜或侵入黏膜及黏膜下层,引起肠黏膜充血、白细胞浸润、水肿、渗出等炎症性病理变化。有些病原菌进入机体后可被免疫细胞杀灭,菌体裂解,释放出内毒素,从而刺激体温调节中枢而引起体温升高,所以感染型中毒患者常伴有发热症状。常见的有沙门氏菌和大肠埃希氏菌食物中毒等。

2. 毒素型 致病菌在食品中产生毒素,毒素进入肠道后改变细胞的分泌功能,并抑制对钠离子和水的吸收,从而导致腹泻。毒素型中毒患者少有发热症状,如金黄色葡萄球菌毒素、肉毒梭状芽孢杆菌毒素中毒等。

3. 混合型 由某些致病菌及其产生的毒素二者协同作用引起。某些病原菌进入肠道后,除引起黏膜的炎性反应外,还可以产生毒素引起恶心、呕吐、腹痛、腹泻等急性胃肠道症状,如副溶血性弧菌引起的食物中毒等。

三、细菌性食物中毒的流行病学特点

1. 发病率高,病死率各异 细菌性食物中毒总体发病率较高,特别是抵抗力较弱的患者、老人、儿童等人群中毒后症状较重,病死率因致病菌的不同而有较大的差异。常见的细菌性食物中毒,如沙门氏菌、副溶血弧菌、变形杆菌、葡萄球菌食物中毒等病程短、恢复快、预后良好、病死率低;而肉毒梭菌、李斯特菌、小肠结肠炎耶尔森菌、椰毒假单胞菌食物中毒的病死率较高,且病程长,病情危重,恢复较慢。

2. 发病季节性明显 细菌性食物中毒全年皆可发生,但夏、秋季高发,以 5～10 月较多,尤其 7～9 月份为中毒人数和死亡人数的高峰期。这是由于一方面夏、秋季气温高,适合微生物生长繁殖;另一方面,此时人体肠道的防御功能降低,易感性增强。

3. 动物性食物为主要中毒食物 中毒食物以畜肉类及其制品居首位,其次为禽肉、鱼、乳、蛋类及其制品。植物性食物,如剩饭、米糕、米粉易引起金黄色葡萄球菌、蜡样芽孢杆菌等食物中毒,家庭自制的发酵食品常引起肉毒梭菌食物中毒。

四、细菌性食物中毒的应急处理措施

1. 中毒事件报告　发生食品安全事故的单位、收治患者的医疗机构应当立即向所在地、县级市场监督管理部门和地、县级卫生健康行政部门报告。报告时需详细说明发生食物中毒事故的单位、地址、时间、中毒人数、可疑食物等有关内容。市场监督管理部门接到发生食物中毒或疑似食物中毒事故的报告后,应当根据发生食物中毒或疑似食物中毒的中毒人数和死亡人数,按照食品安全应急预案的规定决定是否向本级人民政府和上级人民政府市场监督管理部门进一步报告。

2. 现场调查处理　市场监督管理部门应当会同卫生健康行政部门及时成立调查组进行处理。市场监督管理部门和卫生健康行政部门所属的疾病预防控制中心应密切配合,迅速组织人员赶赴现场,立即开展流行病学调查和事故责任调查,尽快查明原因,及时采取控制措施,努力遏制中毒范围的进一步扩大。

3. 病人急救处理

(1) 急救处理　迅速进行催吐、洗胃、清肠以排出毒物。

(2) 对症治疗　对症治疗腹痛、腹泻,纠正酸中毒和电解质紊乱,抢救呼吸衰竭。

(3) 特殊治疗　细菌性食物中毒一般无须应用抗生素,可以通过对症疗法治愈。对症状较重、考虑为感染型食物中毒者,应及时选用抗菌药物,但对金黄色葡萄球菌肠毒素引起的中毒,一般不用抗生素,以补液、调节饮食为主。对肉毒毒素中毒,应及早使用单价或多价抗毒素血清进行治疗。

五、细菌性食物中毒的预防措施

1. 避免病原菌污染食物　首要措施要加强对污染源的管理,做好牲畜宰前、宰后的检疫、检验工作,防止感染病原菌的病畜肉流入市场;特别加强管理海鲜食品,防止污染其他食品。严防食品在加工、储存、运输、销售过程中被病原菌污染;成品、半成品、原料应分开加工、存放,使用的容器及砧板、刀具等应严格生熟分开,并做好消毒工作,防止交叉污染;生产场所、厨房、食堂等餐饮场所要有防蝇、防鼠设备;严格遵守饮食行业和炊事人员个人卫生等各项管理制度;患化脓性疾病和上呼吸道感染的患者,在治愈前应调离岗位,不得参加接触食品的工作。

2. 抑制病原菌繁殖　绝大部分食物中毒病原菌生长繁殖的最适宜温度为 20~40 ℃,在 10 ℃以下病原菌繁殖力会减弱,低于 0 ℃时大多数病原菌则不能繁殖和产毒。含蛋白质、碳水化合物丰富,尤其是含水量多的食品属于具有潜在危害的食品,一般在危险温度带(5~60 ℃)储存的时间超过 2 小时,病原菌就会大量繁殖,因此应在 5 ℃以下储存。低温保存食品时,应根据食品的性质和储存时间的长短选择冷藏或冷冻。一般家用冰箱冷藏的温度为 4 ℃左右,适宜于蔬菜、水果等植物性食物的短期储存;冷冻的温度为 20 ℃左右,适宜于畜、禽、水产品等动物性食物的长期储存。生鲜原料、半成品等在冷库或冰箱中储存的时间不要太长,并应做到先进先出,及时食用。需要随时提供的食品,如自助餐,可采用热储存(60 ℃以上)的方法。既保证了食物温度,又远离危险温度带从而保证食用安全。

此外,食品应快速冷却,以尽快脱离危险温度带,加工后的熟食品应尽快(从制作完成到食用应控制在 2 小时以内)食用,生食的海产品从加工完成到食用应控制在 1 小时以内。冷冻食品的解冻应在≤5 ℃的冷藏条件下缓慢解冻,切忌加热解冻,以避免营养流失。加工成糖渍、酸渍或腌制食品也可以抑制病原菌的生长繁殖。

3. 彻底加热食物 为彻底杀灭肉中的病原菌,肉块不应太大,并使中心温度达到80 ℃,持续 12 分钟;蛋类应彻底煮熟;熟食品长时间(超过 2 小时)放置后应再次加热(中心温度达 70 ℃以上,并维持 15 秒以上)后再食用。

六、沙门氏菌食物中毒

沙门氏菌属种类繁多,目前国际上已发现 2500 多个类型,我国有 200 多种,但对人类致病的仅占少数。其中引起食物中毒的主要有鼠伤寒沙门氏菌、猪霍乱沙门氏菌、肠炎沙门氏菌等。沙门氏菌属在外界的生命力较强,在普通水中可存活 2～3 周,在土壤中可过冬。沙门氏菌对热的抵抗力不强,55 ℃加热 1 小时,60 ℃加热 30 分钟或 100 ℃数分钟即可被杀灭。此外,由于沙门氏菌属不分解蛋白质,因此食物受到污染后无感官性状变化,特别容易被忽视从而引发中毒事件。

(一)流行病学特点

1. 流行特点 沙门氏菌食物中毒的发生率较高,一般为 10％～60％,有时高达90％。沙门氏菌感染人数也处于各种微生物导致食物中毒的前列。发生率高低受活菌数量、菌型和个体易感性等因素的影响;中毒全年都可发生,但多以夏、秋季为主,尤其是5～10 月,多发生在集体食堂。沙门氏菌致病力的强弱与菌型有关,尤其对于幼儿、体弱老人及其他疾病患者等易感性较高的人群更应提高警惕。

2. 中毒食品 以动物性食品为多见,特别是畜肉类及其制品,其次为禽肉、蛋类、乳类及其制品。

3. 中毒原因 沙门氏菌属广泛分布于自然界,通常寄居在人或动物的肠道内,可通过粪便污染环境和动物制品。

(1)畜禽类的生前感染和宰后污染 生前感染是指畜禽类在宰杀前已被沙门氏菌感染,是动物性食品中沙门氏菌的主要来源。宰后污染是指在屠宰的过程中或屠宰后的储存、运输、加工、销售和烹调等各个环节中,食物被带沙门氏菌的粪便、容器、污水、蝇、鼠等污染。

(2)蛋类及其制品污染 蛋类也容易被沙门氏菌污染,尤其是水禽及其蛋类,带菌率可达 30％～40％。沙门氏菌污染蛋类主要有两个途径:一是卵巢内污染,即家禽卵巢内带菌,可直接污染卵黄,在蛋壳尚未形成前即被污染;二是家禽肠道和肛门腔带菌,禽蛋在排出时,蛋壳表面可被粪便中的沙门氏菌污染。在一定的条件下,沙门氏菌可通过蛋壳气孔侵入蛋内,造成蛋液污染。

(3)乳及其制品污染 患沙门氏菌病乳牛的乳中可能带菌,以及健康乳牛的乳在挤出后也容易受到病牛粪便以及操作人员的污染。

（4）熟肉制品污染　制成的熟肉制品可受到带菌的容器、烹调用具以及食品从业人员的带菌者再次污染。

（二）发病机制

大量的沙门氏菌随食物进入人体后，在肠道内进一步繁殖，经淋巴系统进入血液，引起全身感染。同时释放出毒力较强的内毒素，内毒素和活菌共同侵害肠黏膜继续引起炎症，从而出现体温升高和腹泻等急性胃肠症状。

（三）中毒表现

沙门氏菌食物中毒表现较多，临床有五种类型，即胃肠炎型、类霍乱型、类伤寒型、类感冒型和败血症型，其中以胃肠炎型最为多见。该类型主要特点为：潜伏期短，一般为4～48小时，长者可达72小时；中毒初期表现为头痛、恶心、食欲缺乏，后出现呕吐、腹泻、腹痛，腹痛多在上腹部，伴有压痛；腹泻一日数次至十余次，主要为水样便，内有未消化的食物残渣，少数带有黏液或血；体温可达38～40℃；轻者3～5日即可恢复，预后良好。据报道我国1996～2015年间共发生沙门氏菌食物中毒事件166起，累计发病8 996人，无死亡病例。

（四）预防措施

1. 防止动物性食物污染　源头上需加强畜禽类屠宰的检疫和肉品检验，防止受污染的肉品流入市场。同时，加强肉类食品储存、运输、加工、销售、烹调等各环节的监督管理。特别是要防止熟肉制品被带菌的生食物、带菌者、带菌容器及用具污染。处理生鸡蛋后应洗手，蛋壳应清洗消毒。

2. 控制沙门氏菌繁殖　低温储存非常关键，食品生产加工企业、菜场、超市、食堂等均应配置冷藏、冷冻设备。低温储藏时温度应低于5℃，避光、低氧效果更佳。此外，加工后的熟肉制品应尽快食用，若储存则尽可能缩短储存时间。

3. 彻底加热以杀灭病原菌　加热杀灭病原菌是防止食物中毒的最后一关，灭菌效果与加热温度、持续时间、加热方式、肉块体积、细菌类型以及污染程度等多种因素有关。高温烹调时肉块不宜超过1千克，持续煮沸2.5～3小时，使肉中心呈灰色无血水，肉块深部温度至少达80℃，并持续12分钟。蛋类应煮沸8～10分钟。加工后的熟肉制品应低温储存，如在室温下放置超过2小时，切记再次加热后才能食用。

七、副溶血性弧菌食物中毒

副溶血性弧菌是一种嗜盐性细菌，主要存在于近岸海水、海底沉积物和鱼、贝类等海产品中。该菌对热和酸敏感，60℃加热5分钟或90℃加热1分钟可将其杀灭；用稀释一倍的食醋处理1分钟可将其杀灭。该菌在淡水中的生存期短，一般不超过2天，在海水中可生存50天以上。

（一）流行病学特点

1. 流行特点　地区分布以沿海地区为主，我国沿海水域、海产品中副溶血性弧菌的检出率较高，尤其是在气温较高的夏、秋季节。但随着海产品近年来大量流往内地，内地也有副溶血性弧菌食物中毒的散发。中毒大多发生在 5～11 月,高峰为 7～9 月,除温度、湿度条件外,也与海产品大量上市有关。男女老幼均可患病,尤以青壮年为多。

2. 中毒食品 以海产食品为主,如墨鱼、带鱼、黄花鱼、虾、蟹、贝、海蜇等最为多见,如墨鱼的带菌率达 93%、梭子蟹为 79.8%、带鱼为 41.2%。其次为盐渍食品,如咸菜、腌制畜禽类食品等。

3. 中毒原因

(1) 直接污染海产品 副溶血性弧菌广泛存在于海水、海底沉积物中,可导致海产品中副溶血性弧菌带菌率较高。该菌也可存在于海域附近的塘、河、井水中,致使该区域的淡水鱼、虾、贝等也受到污染。

(2) 带菌者污染食物 沿海地区的饮食从业人员、健康人群及渔民的副溶血性弧菌带菌率为 11.7% 左右,有肠道病史者带菌率可高达 31.6%～88.8%。这些带菌者特别容易对各种食物造成污染。

(3) 生熟交叉污染 沿海地区炊具的副溶血性弧菌带菌率为 61.9%,若食物容器、砧板、切菜刀等处理食物的工具生熟不分时,生食物中的副溶血性弧菌可通过上述途径污染熟食品或凉拌菜。

(二) 发病机制

副溶血性弧菌食物中毒属于混合型细菌性食物中毒,由大量的活菌及其产生的耐热性溶血毒素共同作用于肠道所致。摄入一定数量的致病性副溶血性弧菌数小时后,即可引起组织病变,并释放肠毒素和耐热性溶血素,致使患者出现肠壁炎症、水肿、充血等急性胃肠道症状。溶血素具有心脏毒性,对其他组织亦有毒性,可引起黏液血便、腹泻。

(三) 中毒表现

潜伏期为 2～40 小时,多为 14～20 小时。发病初期主要为腹部不适,尤其是上腹部剧烈疼痛或胃痉挛;继之出现恶心、呕吐、腹泻,体温升高;发病 5～6 小时后,腹痛加剧,以脐部阵发性绞痛为主。粪便多为水样、血水样、黏液或黏血样便;重症患者可出现脱水、意识障碍、血压下降等;病程 3～4 日,恢复期较短,预后一般良好。

(四) 预防措施

1. 防止污染 海产品加工前应用淡水充分冲洗干净;接触过海产品的工具、容器等也应洗刷干净,避免污染其他食物;盛装生、熟食品的器具要分开,防止交叉污染。

2. 控制繁殖 各种食物应低温储存,制作好的食品应尽快食用。

3. 杀灭病菌 鱼、虾、蟹、贝类等海产品吃前应烧熟煮透,切勿生食;蒸煮时需加热至 100 ℃,并持续 30 分钟;凉拌食品(如海蜇)制作时要清洗干净然后置于食醋中浸泡 10 分钟或在 100 ℃沸水中漂烫数分钟以杀灭副溶血性弧菌。

八、金黄色葡萄球菌食物中毒

葡萄球菌共有 19 个菌种,人体内可检出 12 个菌种。能引起中毒的葡萄球菌主要是能够产生肠毒素的金黄色葡萄球菌,且致病力最强,是重要的食物中毒病原菌之一。金黄色葡萄球菌广泛存在于自然界中,它为哺乳动物和鸟类皮肤及黏膜的正常菌群,在人体中主要存在于皮肤、黏膜以及与外界相通的各种腔道中,特别是鼻咽部,30%～80%的人群为该病原菌的携带者。葡萄球菌的抵抗能力较强,耐酸性、耐干燥,能在高盐、高糖环境下长期存活,且对热有较强的抵抗力,70 ℃需 1 小时方可杀灭。半数以上的金黄色葡萄球菌可产生两种以上的肠毒素,多数肠毒素耐热,并能抵抗胃肠道中蛋白酶的水解作用。食物一旦被金黄色葡萄球菌污染并产生毒素后,需在 100 ℃加热 2 小时方能破坏毒素,所以一般的烹调加热方法不能破坏毒素,极易引起食物中毒。

（一）流行病学特点

1. 流行特点　中毒多发生在夏、秋季节,其他季节也可发生;人体对肠毒素的感受性高,发病率可达 90%以上。

2. 中毒食品　主要是营养丰富且含水分较多的食品,如乳类及乳制品、肉类、速冻食品,其次为熟肉类,偶见鱼类及其制品、蛋制品等,水产品、果蔬和豆制品中相对较低。

3. 中毒原因

（1）致病菌来源　①人类带菌者对各种食物的污染。患有化脓性皮肤病、急性上呼吸道炎症和口腔疾患的患者,或健康人的咽喉和鼻腔、皮肤、头发带菌率均较高。上呼吸道被金黄色葡萄球菌感染的患者,其鼻腔带菌率高达 83.3%,而健康人带菌率也达到 20%～30%,带菌从业人员可对各种食物造成污染。②动物的化脓性感染部位常成为污染源,如乳牛患化脓性乳腺炎,其病原 60%为葡萄球菌引起,乳汁中极有可能带有金黄色葡萄球菌。

（2）肠毒素形成　食品受污染的程度、环境温度、食品种类等因素可影响毒素形成。食品受污染越严重,金黄色葡萄球菌繁殖越快,产生毒素越多。温度越高,产生肠毒素需要的时间越短,例如,谷类和薯类食品中的金黄色葡萄球菌在 20～37 ℃经 4～8 小时即可产生毒素,而降低至 5～6 ℃时则需 18 日才产生毒素。含蛋白质丰富、水分较多、含一定淀粉的食品如奶油蛋糕、冰激凌、冰棒等,或含油脂较多的食品如油煎荷包蛋,受金黄色葡萄球菌污染后易形成毒素。食物存放在 37 ℃左右的温度下且通风不良时,更容易产生毒素。

（二）发病机制

金黄色葡萄球菌食物中毒属于毒素型食物中毒,由金黄色葡萄球菌肠毒素引起,摄入活菌而无肠毒素的食物不会引起食物中毒。肠毒素作用于胃肠黏膜,引起炎症变化及水和电解质代谢紊乱,出现腹泻。同时,肠毒素经消化道吸收入血,刺激神经的内脏分支,信号到达呕吐中枢,引起反射性呕吐。

（三）中毒表现

该中毒起病急骤,潜伏期短,一般为 2～4 小时,极少超过 6 小时。主要表现为明显的胃肠道症状,有恶心、呕吐、中上腹剧烈疼痛和腹泻,以剧烈而频繁的呕吐最为显著,严重者可呈喷射状;呕吐物常有胆汁、黏液和血,腹泻物为稀便或水样便;因剧烈吐泻容易导致虚脱、肌痉挛及严重失水等现象;体温一般正常或略高;病程较短,一般在数小时至 1～2 日内迅速恢复,很少死亡。儿童对肠毒素比成人更为敏感,故发病率较成人高,病情也较成人重。

（四）预防措施

1. 防止污染食物

（1）避免带菌者对食物的污染　要定期对食品加工人员、饮食从业人员、保育员进行健康体检，有化脓性创伤（如疖、疮、手指化脓）、上呼吸道炎症（鼻窦炎、化脓性咽炎、口腔炎）等人员应暂时调换工作，禁止从事直接接触食品的加工和供应工作。

（2）避免对畜产品的污染　应经常对乳牛进行检疫，对患有乳腺炎、皮肤化脓性感染的乳牛应及时治疗。乳牛患化脓性乳腺炎时，其乳不能食用。在挤乳过程中要严格遵守卫生要求，避免污染。健康乳牛的乳挤出后应迅速冷却至 10 ℃以下，防止在较高的温度下病原菌繁殖并产生肠毒素。

（3）防止交叉污染　加强食品安全管理，科学设计生产工艺，防止生产过程中生熟交叉污染。对食品加工用具及生产车间经常消毒。防止食品在生产、包装、运输、销售等环节被金黄色葡萄球菌污染。

2. 防止肠毒素形成　低温、通风良好的条件不仅可抑制金黄色葡萄球菌的生长繁殖，也是防止肠毒素形成的重要条件，故食物应冷藏或置阴凉通风的地方，放置时间不应超过 6 小时，尤其是气温较高的夏、秋季节。控制水分同样可以抑制葡萄球菌的生长繁殖。尤其注意食用前还应彻底加热。

九、肉毒梭菌毒素食物中毒

肉毒梭菌广泛分布于土壤、植物界、海底、江湖河水和动物粪便中，特别是土壤中。肉毒梭菌在缺氧条件下和含水分较多的中性或弱碱性的食物中适合生长，并产生肉毒毒素。毒素共有 8 种类型，其中 4 种可引起人类中毒，我国报道的中毒多为 A 型、B 型。肉毒毒素是强烈的神经毒素，是目前已知的化学毒物和生物毒物中毒性最强的一种，其毒力比氰化钾强 1 万倍。肉毒毒素对胃蛋白酶、胰蛋白酶、酸和低温稳定，在正常的胃液中 24 小时不被破坏，且可被胃肠道吸收。但碱和热则易于破坏肉毒毒素而使其失去活性，如 80 ℃加热 30 分钟或 100 ℃加热 10 分钟，可完全破坏肉毒毒素。

（一）流行病学特点

1. 流行特点　全年均可发生，主要发生在 4～5 月。不同的菌型分布也有差异，A 型主要分布于山区和未开垦的荒地，如新疆察布查尔地区是我国肉毒梭菌中毒的多发地区，未开垦的荒地该菌检出率为 28.3%，土壤中的检出率为 22.2%；B 型多分布于草原区耕地。

2. 中毒食品　引起肉毒梭菌中毒的食物种类因地区和饮食习惯的不同而异。我国新疆多以家庭自制的植物性发酵食品为主，如臭豆腐、豆瓣酱、面酱、豆豉等；青海主要为越冬密封保存的肉制品。由于这些食物所用原料（粮、豆类）带有肉毒梭菌，发酵过程往往密闭缺氧，水分较多且温度为 20～30 ℃，尤其适合肉毒梭菌产毒；其次为低酸性罐头食品、腊肉、熟肉、鱼制品、凉拌菜、酱菜等。

3. 中毒原因　食物中的肉毒梭菌主要来源于带菌土壤及粪便，尤其是带菌土壤，它可污染各类食品原料并借助农作物、水果、海产品、昆虫、禽类等传播到各处。在家庭自制发酵食品和罐头食品的过程中,加热的温度或压力不足以抑制毒素的产生,尤其是发酵食品、罐头类食品,制成后又不经加热而直接食用,更容易引起中毒发生。

（二）发病机制

肉毒梭菌食物中毒由肉毒毒素引起。肉毒毒素随食物进入小肠内,经吸收进入血液后,主要作用于神经系统,导致肌肉麻痹和神经功能障碍。

（三）中毒表现

潜伏期一般为 12～48 小时,短者 6 小时,长者 8～10 日,潜伏期越短,症状越严重,病死率越高。肉毒梭菌中毒的临床表现与其他细菌性食物中毒不同,主要以运动神经麻痹的症状为主,而少见胃肠道症状。早期表现为头痛、头晕、乏力、走路不稳,以后逐渐出现视力模糊、眼睑下垂、瞳孔散大等神经麻痹症状。重症患者则首先出现对光反射迟钝,逐渐发展为语言不清、吞咽困难、声音嘶哑等,严重时出现呼吸肌麻痹、呼吸困难,因呼吸衰竭而死亡。病死率为 30%～70%,多发生在中毒后的 4～8 日。国内由于广泛采用多价抗肉毒毒素血清进行治疗,病死率已降至 10% 以下。患者经治疗可于 4～10 日恢复,一般无后遗症。

（四）预防措施

（1）对食品原料进行彻底的清洗处理,以除去泥土和粪便。家庭制作发酵食品时还应彻底蒸煮原料,于 100 ℃加热 10～20 分钟可破坏各型肉毒毒素。

（2）加工后的食品应迅速冷却并在低温环境下储存,避免再污染和在较高的温度或缺氧条件下存放,以防止毒素产生。

（3）生产罐头食品时,要严格执行《罐头食品企业良好操作规范》,特别应注意杀菌条件,以彻底杀灭肉毒梭菌。

（4）食用前对可疑食物进行彻底加热是破坏肉毒毒素从而预防中毒发生的可靠措施。

（5）防止婴儿肉毒中毒,对婴儿的辅助食品如蔬菜、水果、蜂蜜应严格防止肉毒梭菌污染。

（6）皮肤伤口处不要接触可疑食品,因肉毒毒素可经破伤的皮肤、黏膜表面或伤口被吸收。对肉毒梭菌毒素食物中毒好发地区的居民,应注意改变肉类贮存方式和吃生肉的饮食习惯。

十、蜡样芽孢杆菌中毒

蜡样芽孢杆菌是近年来引起食物中毒呈上升趋势的一种细菌。该菌不耐酸、不耐热,100 ℃经加热 20 分钟可被杀死。部分蜡样芽孢杆菌可产生毒素。几乎所有的蜡样芽孢杆菌均可在多种食品中产生腹泻毒素,该毒素为不耐热肠毒素,45 ℃加热 30 分钟或56 ℃加热 5 分钟均可使毒素失去活性。相反,呕吐毒素是低分子耐热肠毒素,对酸、碱、胃蛋白酶、胰蛋白酶等均不敏感,126 ℃加热 90 分钟仍有活性。呕吐毒素常在米饭类食品中形成。

（一）流行病学特点

1. 流行特点　蜡样芽孢杆菌食物中毒的季节性表现明显,与其他细菌性食物中毒一样,多发于夏、秋季,尤其是 6～10 月。

2. 中毒食品　引起中毒的食物种类繁多,在我国以剩米饭、米粉最为常见,还包括肉、乳及其制品。

3. 中毒原因　该菌主要是通过泥土、尘埃、空气,其次为通过昆虫、苍蝇、不洁的加工用具和容器等污染食物。受该菌污染的食物在通风不良及较高的温度下存放,或食用前不加热或加热不彻底,即可引起食物中毒。发生该菌引起的食物中毒时,中毒食品大多无腐败变质现象,除米饭有时会发黏、稍带异味外,大多数食品无感官性状的改变。

（二）发病机制

蜡样芽孢杆菌食物中毒的发生为该菌产生的肠毒素所致,临床表现因毒素不同而分为腹泻型和呕吐型两种。

（三）中毒表现

呕吐型中毒潜伏期 0.5～5 小时,以恶心、呕吐为主,腹泻较少见,体温正常,并有头晕、口干、四肢无力、寒战等症状。国内报道的蜡样芽孢杆菌中毒多为此型。病程均较短,一般不超过 24 小时。腹泻型潜伏期长于呕吐型,一般 8～16 小时,以腹痛、腹泻为主,水样便,体温升高较少,可有轻度恶心,呕吐罕见,病程稍长,一般为 16～36 小时。蜡样芽孢杆菌食物中毒一般预后良好,无死亡。

（四）预防措施

(1) 食品加工过程中必须严格执行良好操作规范,最大可能降低该菌的污染。

(2) 剩饭等熟食宜低温短时储存,食用前必须彻底加热,一般 100 ℃加热 20 分钟。

十一、大肠埃希氏菌食物中毒

埃希氏菌属俗称大肠埃希氏菌或大肠杆菌,存在于人和温血动物的肠道,属于肠道的正常菌群。大肠埃希氏菌在自然界生命力强,在土壤、水中可存活数月,对热的抵抗能力较其他肠道杆菌强,60 ℃加热 15 分钟仍有部分活菌,但对氯敏感,在含氯量为 0.5～1.0 mg/L 的水中很快死亡。只有少数菌株能致病(如伤寒杆菌、致病性大肠埃希氏菌等),尤其当人体的抵抗力减弱或食入被大量活菌污染的食品时,会引起食物中毒。

（一）流行病学特点

1. 流行特点　该中毒多见于夏秋季,7～8 月份为发病高峰期。

2. 中毒食品　引起食物中毒的食物种类与沙门氏菌相同,主要是动物性食物。

3. 中毒原因　由于大肠埃希氏菌存在于人和动物的肠道中,随粪便排出后污染水源和土壤,进而直接或间接污染食物。健康人肠道致病性大肠埃希氏菌的带菌率为 2%～8%。成人患肠炎、婴儿患腹泻时,致病性大肠埃希氏菌带菌率较健康人高,可达 29%～52%。食品中致病性大肠埃希氏菌的检出率高低不一,高者达 18.4%。饮食行业的餐具易被大肠埃希氏菌污染,致病性大肠埃希氏菌的检出率为 0.5%～1.6%。

（二）发病机制

大肠埃希氏菌食物中毒的发病机制与致病性大肠埃希氏菌的类型有关。肠致病性大肠埃希氏菌和肠侵袭性大肠埃希氏菌引起感染型中毒;肠产毒性大肠埃希氏菌、肠出血性大肠埃希氏菌、肠黏附(集聚)性大肠杆菌引起毒素型中毒。

（三）中毒表现

大肠埃希氏菌食物中毒的症状因埃希氏菌类型的不同而异,主要包括以下三种类型。

1. 急性胃肠炎型　易感人群主要是婴幼儿和旅游者;潜伏期一般 10～15 小时,短者 6 小时,长者 72 小时;主要表现为头痛、呕吐、水样便、腹痛、恶心、发热 38～40 ℃,吐、泻严重者可发生脱水。

2. 急性菌痢型　潜伏期一般 48～72 小时,主要表现为血便、脓黏液血便、腹痛、发热;病程 1～2 周。

3. 出血性肠炎型　潜伏期一般 3～4 日,主要表现为突发性剧烈腹痛、腹泻。开始为水便,大多数患者有呕吐;在 1～2 日内,变为血便且腹痛加剧,严重者粪便中只有血而无便。大多数患者可被治愈且无明显的后遗症,但仍有 10% 的儿童和老年人会发展为溶血性尿毒综合征,一般在腹泻后数天或 1～2 周后出现血小板减少、溶血性贫血、急性肾衰竭三大特征,病程 10 日左右,病死率一般在 10%。

（四）预防措施

大肠埃希氏菌食物中毒的预防措施同沙门氏菌食物中毒。

十二、志贺氏菌食物中毒

志贺氏菌属通称为痢疾杆菌,该菌有四种类型,即痢疾志贺氏菌、福氏志贺氏菌、鲍氏志贺氏菌、宋内志贺氏菌。其中痢疾志贺氏菌是导致典型细菌性痢疾的病原菌,因其在敏感人群中很少数量就可以致病,属于肠道传染病。而其余几种既是肠道传染病的病原菌,也被认为是食物中毒的病原菌(以宋内志贺氏菌群为主)。该菌在人体外的生活力弱,在日光照射下 30 分钟可被杀死,加热 58～60 ℃维持 10～30 分钟即可杀灭。但志贺氏菌耐寒,在冰块中能生存 3 个月。

（一）流行病学特点

1. 流行特点　全年均有发生,但多发生于夏、秋两季,尤其 7～10 月多见。

2. 中毒食品　主要是冷盘、凉拌菜。

3. 中毒原因　食品生产加工企业、集体食堂、饮食行业患有痢疾的从业人员或带菌者是污染食物的主要因素。熟食品被污染后,在较高温度下存放较长时间也是重要原因。

（二）发病机制

志贺氏菌食物中毒是大量活菌侵入肠道引起的感染型食物中毒,但个别菌株能产生肠毒素。

（三）中毒表现

潜伏期一般为 10～20 小时,短者 6 小时,长者 24 小时,主要表现为突然出现剧烈的腹痛、呕吐及频繁腹泻,并伴有水样便,带有血液和黏液,有恶寒、发热,体温高者可达 40 ℃以上,有的患者可出现痉挛。

（四）预防措施

志贺氏菌食物中毒的预防措施同沙门氏菌食物中毒。

科学知识链接

细菌性食物中毒快速检验的影响因素

当食物中毒发生后,检验人员准确、快速地出具检测报告,及时查明中毒原因,对各级疾病预防控制中心、市场监督管理部门采取控制决策以及对疾病的预防与治疗具有极其重要的指导意义。因此,做好以下几个方面非常关键:① 提升检验人员能力。微生物学检验人员应该在实际工作中不断总结经验,提高自身业务水平和操作技能,掌握各种细菌性食物中毒的采样步骤、检验程序、相关基本技术等,做到心中有数。② 应急检验物资准备。细菌性食物中毒多发生于春秋两季,应结合本地区历年食物中毒发生的类型、特点制定应急预案,包括采样、检测人员安排、采样器材及检验试剂、快速检测试剂盒、培养基、仪器等;定期整理食物中毒采样箱,做好各种突发事件应对措施。③ 样品的采集、运送与保存。采样时间上要及时,可疑中毒食品尽可能做到品种齐全、数量充足。样品快速运送、低温保存也是比较关键的环节。

第三节　真菌及其毒素食物中毒

一、赤霉病麦中毒

感染赤霉病的小麦即赤霉病麦,又称昏迷麦,不仅能引起人中毒,还能引起猪、狗、马、猫、猴等动物中毒。赤霉病麦的病原菌属于镰刀菌属,主要有禾谷镰刀菌、雪腐镰刀菌、黄色镰刀菌、燕麦镰刀菌、串珠镰刀菌等,我国以禾谷镰刀菌为主。感染赤霉病的病麦呈灰白色而无光泽,谷皮皱缩,组织松散易碎,含粉量少;受害麦粒也有呈现浅粉或者深粉色的,也有红色斑点状的。

禾谷镰刀菌在麦类、玉米等谷物上寄生、繁殖,在适宜的条件下产生镰刀菌毒素。已经鉴定的毒素至少有 40 余种,主要是有致呕吐作用的脱氧雪腐镰刀菌烯醇、雪腐镰刀菌烯醇、镰刀菌烯酮 X、T - 2 毒素等,这些均属于单端孢霉烯族化合物。一般烹调加工方法均不能去毒,在 110 ℃加热 1 小时才能破坏其毒素,对酸、碱稳定,较难去除。

（一）流行病学特点

麦类赤霉病一年四季均有发生,麦收季节多见;多发于多雨、气候潮湿的地区,以淮河和长江中下游一带最为严重,东北、华北地区也有发生。我国每 3～4 年有一次麦类赤霉病大流行,流行年份小麦减产近 50%,且会造成人畜中毒,从而丧失应用价值。

（二）中毒表现

起病急、症状轻、病程短、可自愈。患者一般在食后 10～30 分钟内发病,长者也有4～7 小时发病。其主要症状有恶心、呕吐、腹痛、腹泻、头昏、头痛、嗜睡、流涎、乏力,少数患者有发热、畏寒等。个别重病例有呼吸、脉搏、体温及血压波动,四肢酸软、步态不稳、颜面潮红,形似醉酒,故也称为"醉谷病"。症状一般 1 日左右自行消失,预后良好,尚未发现死亡病例。

（三）预防措施

1. 预防霉菌污染　预防赤霉病麦中毒的关键在于防止麦类、玉米等谷物受到霉菌的侵染和产毒。要加强田间和储存期的防霉措施,尤其是降低田间水位,改善田间小气候;选用抗霉品种或田间使用高效、低毒、低残留的杀菌剂等;收获后及时脱粒、晾晒或烘干;仓储期间注意通风,控制粮谷的含水量。

2. 去除或减少粮食中的霉变粒和毒素

（1）分离、稀释病麦　由于赤霉病麦的麦粒轻,相对密度小,可用风选法或者水选法分离病粒,或用稀释法使病粒的比例降低。

（2）加工处理　由于毒素主要存在于表皮内,可用打麦清理法、碾皮处理法、压制麦片法等降低毒素。一般的烹调方法难以将其破坏,可用病麦发酵制成酱油或醋,达到去毒的效果。感染严重的病麦,可作为生产工业淀粉或工业乙醇的原料,但不得作为饲料使用。

（3）已发生赤霉病的小麦暂停使用,禁止粮食部门收购。

3. 执行粮食中赤霉病麦毒素的限量标准　加强粮食卫生管理,应严格执行《食品安全国家标准食品中真菌毒素限量》(GB 2761—2017)规定,谷物及其制品,如玉米、玉米面(渣、片)、大麦、小麦、麦片、小麦粉中脱氧雪腐镰刀菌烯醇的限量为 1 000 μg/kg。

二、霉变甘蔗中毒

霉变甘蔗中毒是指食用了因保存不当而霉变的甘蔗引起的食物中毒。甘蔗在不良的条件下长期储存,会导致霉变;尤其是甘蔗收割时未完全成熟,含糖量低,更容易发生霉变。霉变甘蔗质地较软,外皮失去光泽,可见各种颜色的霉菌生长;内瓤部外观色泽比正常甘蔗深,一般呈浅棕色或褐色,可有霉点,闻之有霉味和酒糟味或酸味。

从霉变甘蔗中分离出的产毒真菌为甘蔗节菱菌霉。新鲜甘蔗中甘蔗节菱孢菌的侵染率极低,仅为 0.7%～1.5%,但经过 3 个月的储存后,侵染率可达 34%～56%。长期储存的甘蔗是节菱孢菌发育、繁殖、产毒的良好培养基。该菌产生的毒素为 3-硝基丙酸,主要损害中枢神经系统。

（一）流行病学特点

霉变甘蔗中毒常发生于我国北方地区的初春季节,2～4 月为发病高峰期,多见于儿童和青少年,病情常较严重,甚至危及生命。

（二）中毒表现

霉变甘蔗中毒的潜伏期短，最短的仅十几分钟，轻度中毒者潜伏期较长，重度者多在 2 小时内发病。中毒最初表现为一过性消化道功能紊乱，出现恶心、呕吐、腹痛、腹泻，随后出现神经系统症状，如头昏、头痛和复视。重者可出现阵发性抽搐。抽搐时四肢强直，屈曲内旋，手呈鸡爪状，眼球向上偏向凝视，瞳孔散大，继而进入昏迷。患者可因呼吸衰竭而死亡，幸存者则留下严重的神经系统后遗症，导致终身残疾。出现后遗症及病死率可达 50％，重症及死亡者多见于儿童。

（三）预防措施

（1）甘蔗必须于成熟后收割，收割后注意防冻；储存及运输的过程中防伤、防冻、防止霉菌污染繁殖；储存期不可过长。

（2）加强食品卫生监督检查，严禁出售霉变甘蔗，更不能将霉变甘蔗加工成鲜甘蔗汁出售，发现霉变甘蔗立即销毁。

（3）加强宣传教育，食用前仔细检查甘蔗的质量，儿童应在家长的监护下食用。

科学知识链接

霉变甘蔗的辨别

甘蔗清甜多汁，营养丰富，深受大众喜爱。然而市场上销售的甘蔗，由于越冬长期贮存冷冻后再化冻，化冻后真菌在适宜的温度下容易在甘蔗中繁殖，结果导致霉变发生，并产生毒素。因此，在购买甘蔗时需掌握"摸、看、闻"的原则：① 摸软硬度。新鲜甘蔗质地坚硬，霉变甘蔗质地较软。② 看新鲜度。新鲜甘蔗无论是紫皮的还是绿皮的，外皮有正常光泽，两端无长毛，剁开的瓤部断面颜色正常呈乳白色；而霉变甘蔗的表面一般都色泽不鲜、外观不佳，节与节之间或小节之间可见虫蛀痕迹，切开断面有白色絮状或绒毛状霉菌菌丝体，瓤部颜色略深，呈淡褐色。③ 闻气味。新鲜甘蔗有股清香味，霉变甘蔗往往有酸霉味及酒糟味。另外，值得注意的是霉变甘蔗榨汁后产生的甘蔗汁和一般的甘蔗汁在颜色上较难区分，因此最好不要买榨好的甘蔗汁，最好亲自挑选好甘蔗并现场榨汁。

第四节 有毒动植物食物中毒

一、河豚中毒

河豚又名鲀、气鼓鱼、气泡鱼，是一种味道鲜美又含有剧毒的鱼类，属于暖水性海洋底栖鱼类，在我国各大海区及长江中下游均有分布。河豚品种很多，有 40 余种。其体形特征为：身体圆滑，头、胸部大，腹、尾部小，背上有鲜艳的斑纹或色彩，体表无鳞、光滑或有细刺，有明显的门牙，上下各两枚。河豚在不利的环境下腹部能鼓气。常引起人中毒的主要为星点东方鲀、豹纹东方鲀等。

（一）有毒成分

河豚味道鲜美，肌肉一般无毒，但皮肤、内脏、血液含有毒素，其有毒成分为河豚毒素。河豚毒素的理化性质非常稳定，经煮沸、盐腌、日晒均不易降解，如 100 ℃加热 24 小时、200 ℃以上加热 10 分钟方可被破坏，偏碱性环境易于降解。

河豚体内的毒素因部位、品种、季节、环境等因素不同而有差异。卵巢、鱼卵、肝脏有剧毒，其次为肾脏、眼睛、皮肤、血液。通常情况下，新鲜的肌肉不含毒素，但是河豚死亡后，内脏的毒素可渗入肌肉，使其含毒。每年 2～5 月为河豚繁殖季节，此时卵巢的毒性更强，6～7 月产卵后，卵巢萎缩，毒性会减弱，所以河豚中毒多发生于春季。

（二）临床表现

患者发病急而剧烈，潜伏期一般 10 分钟～3 小时。患者最初感觉唇、舌和手指有轻微的麻木刺痛感，并逐渐变得麻痹；随即感觉胃部不适，出现恶心、呕吐、腹痛、腹泻等胃肠道症状，口唇麻痹进一步加剧，但此时尚存知觉；进一步可出现四肢麻痹、运动失调（醉汉步态），甚至全身麻痹、行走困难、语言不清、发绀、血压和体温下降、知觉丧失、呼吸迟缓而浅表；最后可因呼吸麻痹导致死亡，病死率为 40%～60%。死亡通常发生在发病后 4～6 小时内，若超过 8 小时未死亡，一般可以恢复。

（三）预防措施

向社会广泛宣传河豚的毒性及其危害，提高大众识别河豚的能力。同时要向渔民进行宣传教育，必须将河豚剔除，并不要随意扔弃。水产品收购、加工、销售等部门应严格把关，防止河豚流入市场。经批准加工河豚的单位，必须严格按照规定由专业人员去除内脏、皮、头等含毒部位，洗净血污，经鉴定合格后方可食用，加工废弃物应销毁。加强对市场和饮食业海杂鱼的监督检查，防止河豚混入海杂鱼中一同销售。

二、鱼类引起的组胺中毒

鱼类引起的组胺中毒是指食用了含大量组胺的鱼类而引起的以过敏性症状为主的急性中毒性疾病。引起此种过敏性中毒的鱼类主要是海水鱼类中的青皮红肉鱼（如金枪鱼、鲣鱼、鲐鱼、沙丁鱼、竹夹鱼、马鲛鱼等）。

（一）有毒成分

鱼类引起中毒的有毒成分是组胺。引起此类中毒的青皮红肉鱼，它们的皮下肌肉血管系统发达，血红蛋白含量高，因此组氨酸含量高。当鱼体不新鲜或腐败时，鱼体中的组氨酸在污染菌的作用下生成组胺。环境温度在 10～37 ℃，特别是 15～20 ℃，鱼体含盐 3%～5% 以及弱酸性条件下，易于产生组胺。组胺可刺激心血管系统和神经系统，促使毛细血管扩张充血，血压下降，心律失常，甚至心搏骤停。组胺还可导致支气管平滑肌收缩，引起支气管痉挛。

（二）临床表现

中毒特点是发病快（潜伏期一般为 0.5～1 小时，短者 5 分钟，长者 4 小时）、症状轻、恢复快。主要症状表现为面部、胸部及全身皮肤潮红，眼结膜充血，并伴有头晕、头痛、心慌、脉快、胸闷和呼吸加快等,部分患者出现视物模糊、荨麻疹、咽部烧灼感、血压下降等,体温一般正常,1～2日后可恢复健康,预后一般良好。

（三）预防措施

1. 防止鱼类腐败　在鱼类生产、储存、运输、销售各个环节注意冷冻、冷藏,并控制细菌污染,防止鱼类腐败变质。

2. 加强组胺含量监测　市售鲜海水鱼类应冷藏或冷冻,要有较高的新鲜度,其组胺含量应符合《食品安全国家标准　鲜、冻动物性水产品》(GB 2733—2015)的规定。

3. 加强宣传教育　消费者购买时应注意鱼的新鲜度,烹调时使用加醋或油炸等方法可有效降低组胺含量。

三、毒蕈中毒

蕈又称蘑菇,属于大型真菌,有较发达的子实体。我国蕈类种类繁多,在已鉴定的蕈类中,可食用蕈有近300种,有毒蕈类有100多种,对人生命有威胁的蕈有20余种,其中含剧毒可致人死亡的有10余种。毒蕈与可食用蕈不易区分,常因误食而中毒,中毒症状复杂,如不及时抢救,病死率较高。我国云南、贵州、四川地区发生中毒起数较多,多发生在第二、第三季度,其中第三季度为高峰季节,因此时高温多雨,野生蕈大量生长,个人或家庭采集野生蕈因缺乏经验而误食中毒。

（一）有毒成分

毒蕈的有毒成分十分复杂,一种毒蕈可以含有几种毒素,而一种毒素又可存在于多种毒蕈之中。根据有毒成分和中毒症状,可分为胃肠毒素、神经精神毒素、溶血毒素、肝肾毒素和光过敏毒素五大类。

（二）临床表现

毒蕈中毒症状复杂,根据临床表现,一般分为五类。

1. 胃肠炎型　主要引起胃肠道反应。潜伏期一般为0.5～6小时,多在食后2小时左右发病,最短的仅10分钟。主要症状为恶心、呕吐、剧烈腹痛、腹泻,每日可达十余次,多为水样便,体温不高;病程较短,一般2～3日,预后良好;严重者会因剧烈呕吐和腹泻引起严重脱水及电解质紊乱,导致血压下降、血容量不足,甚至休克、昏迷、急性肾衰竭。

2. 神经精神型　潜伏期短,一般为1～6小时,主要特点是出现精神症状,如流涎、大汗、流泪、脉缓、对光反射消失、呼吸急促等,部分患者会出现胃肠道症状;重症者有神经兴奋、精神错乱和精神抑制等,如谵妄、幻听、幻视、狂笑、手舞足蹈、行动不稳、语言障碍、答非所问、精神错乱;病程短,1～2日可恢复,无后遗症。

3. 溶血型　潜伏期6～12小时,最短2小时,最长可达2日,开始表现为恶心、呕吐、腹泻、腹痛等胃肠道症状,发病3～4日后出现溶血性黄疸、肝脾肿大、肝区疼痛,少数患者出现血红蛋白尿;严重者出现心律不齐、谵妄、抽搐或昏迷,也可引起急性肾衰竭,预后不良;一般病程2～6日,病死率较低。

4. 脏器损害型　此型中毒最为严重,病情凶险,如不及时抢救,病死率极高,一般为

60％～80％。潜伏期一般为 10～24 小时，短者 6 小时，长者可达数日。可出现胃肠炎、脏器损害症状，如肝大、黄疸、肝功能异常以及精神症状。

5. 光过敏型　潜伏期一般为 24 小时左右，可出现类似日光过敏性皮炎的症状，即身体暴露于日光的部位出现肿胀、疼痛，尤其是嘴唇肿胀外翻，形似猪嘴，皮肤肿胀严重部位可出现水疱，还有指尖疼痛、指甲部位出血等。

（三）预防措施

加强宣传教育，提高大众对有毒蕈的鉴别能力。不要采集不认识的野生蕈食用，不要在个体商贩处购买不认识的野生蕈，以免误食中毒。

四、含氰苷类食物中毒

含氰苷类食物中毒是指摄入含氰苷类食物，如木薯、亚麻、蚕豆、苦杏仁、桃仁、李子仁、枇杷仁等果仁引起的食物中毒。

（一）有毒成分

含氰苷类食物中毒的有毒成分为氰苷，包括苦杏仁苷和亚麻苦苷两种，苦杏仁、桃仁、李子仁、枇杷仁、樱桃仁、杨梅仁等果仁中含有苦杏仁苷，其中苦杏仁的含量最高，平均为 3％，其他果仁平均为 0.4％～0.9％。木薯和亚麻籽中含有亚麻苦苷。

果仁中的苦杏仁苷在口腔、消化道中遇水后，被果仁所含的苦杏仁酶作用水解，释放出氢氰酸，氢氰酸被迅速吸收进入血液中，从而造成细胞缺氧窒息。此外，氢氰酸对呼吸中枢和血管运动中枢也具有麻痹作用。儿童吃 6 粒苦杏仁，成人吃 10 粒就能引起中毒；小儿误服 10～20 粒苦杏仁，成人服 40～60 粒，即可致死。

（二）临床表现

苦杏仁中毒潜伏期为 0.5～12 小时，一般为 1～2 小时；木薯中毒潜伏期一般多为 6～9 小时。两者中毒表现相似，开始时口中苦涩、头晕、头痛、恶心、呕吐、心慌、脉速、四肢无力；继而出现胸闷、不同程度的呼吸困难，有时在呼出气中可闻到苦杏仁味；严重者意识不清、呼吸微弱、四肢冰冷、昏迷，常发出尖叫；继之意识丧失，瞳孔散大，对光反射消失，牙关紧闭，全身阵发性痉挛；最后因呼吸麻痹或心跳停止而死亡。空腹、年幼及体弱者中毒症状重，病死率高。

（三）预防措施

苦杏仁中毒常发生于儿童生吃水果果仁，或未按医生处方配药而自用苦杏仁煎药。木薯中毒主要是由于食用未经过合理加工的木薯或生食木薯。故可采取以下相应的措施预防含氰苷类食物中毒。

（1）加强宣传教育尤其是儿童，不生吃各种果仁（尤其是有苦味的，如苦杏仁、苦桃仁等）；不吃未煮熟的木薯；最好不空腹吃木薯，且一次不宜吃得太多；老、幼、体弱者及孕妇均不宜食用木薯。

（2）采用合理的加工及食用方法。氰苷类有较好的水溶性，用果仁加工食品时，必须用清水充分浸泡，再用敞锅蒸煮，使氢氰酸挥发掉。木薯食用前去皮，水洗切片后加大量水敞锅煮熟，换水再煮一次，或水浸泡 16 小时以上，弃汤、水食用。

（3）用杏仁作为药物治疗小儿咳嗽时，不能自行下药，要遵医嘱。

（4）木薯中氰苷的含量与品种、栽种季节、土壤、肥料等有关，故可推广含氰苷低的木薯品种。

五、发芽马铃薯中毒

马铃薯又名土豆、山药蛋、洋芋等，营养丰富，是人们日常喜爱的食物。但当储存不当导致发芽或皮变绿时，会产生有毒物质，如果处理、烹调不当，容易引起食物中毒。

（一）有毒成分

发芽马铃薯中的有毒成分为龙葵素。龙葵素含量随品种和季节变化，在新收获和未发芽的马铃薯中龙葵素的含量很低，一般为（2～10 mg)/100 g。当马铃薯发芽或皮变绿后，龙葵素的含量明显升高，最高可达（400～730 mg)/100 g，人食入 200～400 mg 龙葵素便会引起中毒。龙葵素进入人体后，对胃肠道黏膜有较强的刺激作用，对呼吸及运动中枢亦有麻痹作用，并能引起脑水肿、充血。此外，对红细胞也有溶血作用。

（二）临床表现

发芽马铃薯中毒潜伏期 1～12 小时，多为 2～4 小时。临床表现主要为口腔、咽喉部有抓痒感或灼烧感，出现恶心、呕吐、腹痛、腹泻等症状；剧烈的呕吐、腹泻可导致脱水、电解质紊乱、血压下降等；随病情加重，继而出现神经系统症状，如呼吸困难、耳鸣、畏光、眩晕等，重者可因心脏衰竭或呼吸中枢麻痹而死亡。

（三）预防措施

（1）马铃薯应放在无阳光直射、通风、干燥、阴凉的地方，以防止发芽、变绿。

（2）对发芽较少的，可彻底去除芽眼及周围组织，去皮后用水浸泡 30 分钟，烹调时煮透并加食醋以破坏残留的毒素。发芽多的或皮肉变为黑绿色的马铃薯应丢弃。

六、四季豆中毒

四季豆又称豆角、菜豆、芸豆、梅豆角等，是日常食用蔬菜。但可因烹调加工不当而引起食物中毒。

（一）毒性成分

四季豆的毒性成分包括皂苷和植物红细胞凝集素。植物红细胞凝集素又称植物血凝素，为一种毒蛋白，具有凝血作用。该毒素比较耐热，加热 100 ℃并维持一段时间才能被破坏。中毒的发生与烹调时四季豆未充分熟透有关，中毒程度与摄入量的多少一致。

（二）中毒表现

潜伏期一般为 1～5 小时，症状有恶心、呕吐、腹痛、腹泻、头晕、头痛，少数患者有胸闷、心慌、出冷汗、手脚发凉等，体温一般正常。预后良好，多数患者在 24 小时内恢复，无死亡。

（三）预防措施

（1）预防四季豆中毒最有效的措施是烧熟、煮透，无论是炒、炖、凉拌，都要加热至菜豆失去原有的生绿色，食用时无豆腥味，决不可贪图色泽或脆嫩的口感而减少烹煮时间。

（2）对餐馆、工厂、学校（含托幼机构）、建筑工地食堂等集体供餐单位的炊事员应进行有关食物中毒知识的培训，以避免四季豆集体中毒事件的发生。

七、白果中毒

白果又名银杏果，味带香甜，可以煮或炒吃，有祛痰、止咳、润肺、定喘等功效。白果中毒问题近年来常有报道，尤其在白果成熟的 9～10 月份高发，大多因生食、炒食或烧食白果过量所致。

（一）毒性成分

白果的肉质及种皮中含有有毒成分白果酸，种子及核仁中含有白果二酚、白果酸，其中尤以白果二酚毒性最大。白果毒吸收后损害神经系统，出现先兴奋后抑制症状，并损害末梢神经，引起功能障碍。白果中毒轻重与食用量及个人体质有关，多见于儿童，一般中毒量为 10～50 粒。当人皮肤接触种仁或肉质外种皮后可引起皮炎、皮肤红肿。经皮肤吸收或食入白果的有毒部位后，毒素进入小肠再经吸收，作用于中枢神经系统，故中毒的主要表现为中枢神经系统损害和胃肠道症状。

（二）中毒表现

中毒的潜伏期为 1～14 小时。轻者嗜睡、反应迟钝、食欲缺乏、口干、头晕、呕吐、腹泻等，1～2 天可愈。重者除胃肠道症状外还有抽搐、肢体强直、呼吸困难、神志不清、瞳孔散大等。严重者常于 1～2 天后因呼吸衰竭、心脏衰竭而危及生命。

（三）预防措施

（1）采集白果时避免与种皮接触；不生食白果及变质的白果；生白果去壳及果肉中绿色的胚，加水煮熟后弃水再食用，食用不可过多。

（2）应向家长普及相关中毒知识，最好禁止儿童吃白果。

科学知识链接

一起四季豆引起的食物中毒调查分析

2017 年 11 月 20 日，某镇初级中学陆续多人出现疑似食物中毒症状。学校马上向市教育局、卫计委电话报告，并将发病学生立即送往医院救治。该市疾病预防控制中心及时开展调查、采样，并立即采取了一系列防控措施。至 11 月 23 日，所有病例均痊愈出院。

中毒病例主要表现为呕吐、恶心、腹胀、头痛、腹痛等。首例病例于 11：40 开始发病，末例发病时间为 14：40，平均潜伏期为 70 分钟。

经调查可基本排除其他餐次和饮用水的可能，所以将本次中毒餐次锁定为午餐，同时开展病例对照研究后发现炒四季豆为本次食物中毒的危险因素。所采集的呕吐物、炒四季豆样品检测皂苷毒素,剩余米饭、呕吐物、菜品、厨具涂抹物等分别检测金黄色葡萄球菌和蜡样芽孢杆菌。结果显示7份呕吐物和1份炒四季豆皂苷均为阳性,各种菜品、呕吐物及涂抹标本金黄色葡萄球菌、蜡样芽孢杆菌均为阴性。

现场卫生学调查发现食堂具有卫生许可证,但工作人员健康证已过期。冷藏柜、消毒柜等各类设施齐全,有防蚊蝇设施,厨房洗菜、宰杀、清洗消毒功能区划分清楚。整体卫生干净整洁,但无食品出入库记录,冷藏柜存在生熟混放情况。

综合实验室的检测结果、食源性疾病现场调查结果及患者的主要临床症状,本次事件可确定为一起由食用未煮熟的四季豆所含的皂苷毒素引起的食物中毒。

第五节　化学性食物中毒

化学性食物中毒是指由于食用了受到有毒、有害化学物质污染的食物所引起的食物中毒。化学性食物中毒一般无明显的季节性、地区性特点,也无特异的中毒食物。一旦发生化学性食物中毒,病死率很高。2018年我国突发公共卫生事件报告管理信息系统的统计资料表明,当年共发生24起化学性食物中毒事件,其中亚硝酸盐引起的中毒事件数及中毒人数最多,分别占该类别事件的37.5%和53.7%;甲醇引起的死亡人数最多,占该类别事件的45%。

一、亚硝酸盐中毒

常见的亚硝酸盐有亚硝酸钠和亚硝酸钾,广泛用于涂料、有机合成材料,或作为医药分析试剂,或作为氰化物中毒的解毒剂,也用于肉类制品的发色、防腐。

亚硝酸盐食物中毒无明显的季节性,食物中毒起数和人数农村居多,肉类及其制品引起的亚硝酸盐食物中毒居首位。为保证食品安全,确保公众身体健康,2012年,卫生部、国家食品药品监督管理总局联合发布公告,禁止餐饮服务单位采购、贮存、使用食品添加剂亚硝酸盐(亚硝酸钠、亚硝酸钾)。

(一)毒性成分

因亚硝酸盐是一种强氧化剂,可将血液中正常的低铁(二价)血红蛋白氧化为高铁(三价)血红蛋白。高铁血红蛋白不仅失去携带氧的能力,还能阻止正常血红蛋白释放氧,因而出现组织缺氧现象,出现高铁血红蛋白症。中枢神经系统的功能也因缺氧而受到损害。此外,亚硝酸盐还具有松弛血管平滑肌的作用,引起血管扩张、血压下降。亚硝酸盐的食物来源主要包括:

1. 误食　亚硝酸盐外观及口感与食盐非常相似,容易当作食盐误食出现中毒。

2. 摄入含硝酸盐、亚硝酸盐多的蔬菜　摄入大量的不新鲜蔬菜。某些种类的蔬菜,尤其是叶类蔬菜,如菠菜、韭菜、白菜、生菜等含较多的硝酸盐,特别是在种植时大量施用氮肥及除草剂或缺乏钼肥时,蔬菜中的硝酸盐含量更高。这些蔬菜在放置过久或腐烂的情况下,硝酸盐被还原菌转化成亚硝酸盐。刚腌制不久的蔬菜,尤其是在加盐量少于15%的情况下。一般蔬菜腌制2~4天时,亚硝酸盐的含量开始增加,第7~8天达高峰,一般腌制 20 天后亚硝酸盐含量明显下降。煮熟的蔬菜放在不干净且较高温的环境下较长时间,亚硝酸盐含量也会升高。

3. 井水中硝酸盐含量过高   有的地区井水中硝酸盐的含量较高,俗称"苦井水"。用苦井水煮粥或其他食物并放置过久,硝酸盐在细菌的作用下还原成亚硝酸盐。

4. 添加剂过量使用   加工肉制品时,常用亚硝酸盐或硝酸盐作防腐剂、发色剂,过量添加便会引起食物中毒。

5. 体内生成   当人体胃肠功能紊乱,患有贫血、肠道寄生虫病或胃酸浓度降低时,肠道内的硝酸盐还原菌大量繁殖。此时如大量食用含硝酸盐较多的食物,肠道内的硝酸盐还原菌可将硝酸盐转化为亚硝酸盐,引起亚硝酸盐中毒。

(二)中毒表现

中毒潜伏期长短与摄入亚硝酸盐量以及中毒原因有关。误食纯亚硝酸盐引起的中毒潜伏期一般为 10～20 分钟,而摄入含大量硝酸盐的蔬菜引起的中毒潜伏期一般为 1～3 小时或更长。中毒的主要症状为口唇、指(趾)甲及全身皮肤出现青紫发绀等组织缺氧的表现,并有头晕、头痛、乏力、胸闷、气短、心悸、呼吸困难、嗜睡或烦躁不安,也有恶心、呕吐、腹痛、腹泻等消化道症状。重者心率减慢、血压下降、心律失常、昏迷和惊厥,常死于呼吸循环衰竭。

(三)预防措施

1. 妥善保存亚硝酸盐和硝酸盐   硝酸盐和亚硝酸盐要由专人保管,应与食盐、小苏打等看起来相似的食品辅料分开存放;餐饮业使用的亚硝酸盐、硝酸盐类发色剂,应单独存放在固定的场所或橱柜内,要有醒目标志,严格履行申领手续,防止误食。

2. 严格执行食品添加剂使用的管理   肉制品中加入硝酸盐和亚硝酸盐的量应严格遵守《食品安全国家标准 食品添加剂使用标准》(GB 2760—2014)的规定,不可超范围使用和过量添加。

3. 蔬菜现做现吃   保持蔬菜新鲜,不吃腐烂变质的蔬菜;煮熟的蔬菜不宜在室温下长时间存放,最好不吃隔夜剩菜;腌菜必须选用新鲜蔬菜为原料,且至少腌制 20 日以上方可食用,食盐的浓度应达到 15% 以上。

4. 改良苦井水   对饮水中硝酸盐含量较高的地区进行水质处理。必须使用苦井水时,不要用于煮粥,烹调后的熟食品在室温下存放尽量不要过夜。

5. 改善土壤环境   合理地施用钼肥可降低蔬菜中硝酸盐的含量。

6. 采取合理的加工、烹调方法   蔬菜在烹调前先焯水、弃汤再烹炒可以大大降低其中的硝酸盐含量;将蔬菜放在维生素 C 溶液或浓度为 1% 的食盐溶液中浸泡一昼夜,亚硝酸盐的含量可减少至 10%。

二、有机磷农药中毒

有机磷农药是目前我国使用量最大的杀虫剂,有挥发性及特殊恶臭。水果、蔬菜容易吸收有机磷,且药物残留高。有机磷农药是一种神经毒,对人和温血动物有很高的毒性。常用的有机磷农药多达一百余种,对人的毒性大小不一。

（一）毒性成分

有机磷农药进入人体后，主要是通过抑制体内胆碱酯酶的活性而引起神经功能紊乱。摄入有机磷农药的途径主要包括：

（1）对有机磷农药的危害性了解不够，用装过有机磷农药的容器盛装食用油、酱油、啤酒等；将有机磷农药与食物混放在一起，使食物受到污染；使用有机磷农药过程中未注意洗手就进食。

（2）未按规定施用有机磷农药；喷洒过有机磷农药的瓜果、蔬菜在安全间隔期内即采摘食用；违规在蔬菜、水果上喷洒甲胺磷等高毒类有机磷农药。

（3）食用被有机磷农药毒死的家畜、禽肉及水产品。

（二）临床表现

有机磷农药急性中毒的潜伏期短者约 10 分钟，长者 2 小时，多在 30 分钟以内。根据中毒症状的轻重，可将有机磷农药的急性中毒分为以下三级：

1. 轻度中毒　有头晕、头痛、恶心、呕吐、多汗、胸闷、视物模糊、无力等症状。

2. 中度中毒　除上述中毒症状外，还有肌束震颤、瞳孔缩小、轻度呼吸困难、大汗、流涎、腹痛、腹泻、步态蹒跚、意识清楚或模糊等症状。

3. 重度中毒　除上述中毒表现外，并伴有肺水肿、脑水肿、昏迷、呼吸麻痹，死亡率高。

（三）预防措施

（1）进行有机磷农药安全使用的宣传教育。

（2）严格遵守农药合理使用准则：① 遵守有机磷农药使用的安全间隔期和适用的农作物种类范围。② 有机磷农药必须专人专库保管，喷药及拌种用的容器应专用，盛装过有机磷农药的容器不能用于盛装食物。③ 配药、拌种时应远离畜圈、饮水源和厨房，以防污染。④ 喷洒农药时，做好个人防护，如穿长衣长裤、戴口罩等；在使用的过程中，严禁进食、吸烟、喝水；使用完后应用肥皂洗脸、洗手。

（3）蔬菜、水果食用前应彻底清洗干净。

三、甲醇中毒

甲醇，又叫木醇、木酒精，为无色、透明、易燃、易挥发、略有乙醇味的液体，在工业酒精中含量较高。

（一）毒性成分

甲醇在消化道可被迅速吸收进入血液，但在体内氧化速度较慢且不易排出，有明显的蓄积作用，主要损害中枢神经系统，特别是视神经。饮用 40% 的甲醇 10 mL 可导致失明，饮用 30 mL 为致死量。在肝脏，甲醇代谢为毒性更强的甲醛和甲酸，可导致代谢性酸中毒。摄入甲醇的途径主要包括：

1. 酒类掺假　饮用以甲醇或工业乙醇（含大量甲醇）勾兑的白酒、米酒、黄酒等酒类引起中毒。

2. 甲醇误饮　甲醇有乙醇的气味，在感官上与白酒相似，容易误饮中毒。

3. 酿酒不当 使用某些含果胶高的原料(如薯类)酿酒,果胶在蒸煮过程中会分解生成甲醇,使酒中甲醇含量过高;或工艺不当导致蒸馏酒中甲醇含量过高,都可导致中毒。

（二）临床表现

甲醇中毒潜伏期8～48小时,一般为12～24小时,口服纯甲醇者中毒潜伏期最短约40分钟。其主要表现为中枢神经系统损害、眼部损害和代谢性酸中毒的症状。神经系统损害表现为头痛、头晕、乏力、嗜睡、意识障碍,重者有谵妄、癫痫样抽搐、昏迷等,少数患者可出现幻听、幻视、狂躁等精神症状;眼部损害早期表现为视力模糊、畏光、眼球疼痛、视力下降,重者出现复视、失明;其他症状可有恶心、呕吐、腹痛、腹泻,血尿或无尿,心动过缓、休克、呼吸困难等。严重者因呼吸停止死亡。

（三）预防措施

（1）妥善保管甲醇、工业酒精并做好标识,避免误食。

（2）加强对白酒尤其是散装白酒生产、销售的监督、管理,严厉打击掺假、制假。

（3）对酒类生产厂家施行强制检验制度,禁止不合格产品流入市场。

（4）优化酿酒工艺,严格执行相关酒类食品安全国家标准。

科学知识链接

一起由亚硝酸盐引起的食物中毒事件调查分析

2019年7月28日,某市疾病预防控制中心接到报告,某乡镇卫生院发现一起疑似食物中毒事件。市疾控中心立即成立事件处置小组,采取措施进行控制,防止事件的进一步扩大。

11例中毒患者潜伏期为25～75分钟,其中老年人和小孩发病最早,均为60分钟以内。患者主要表现为头晕、神志不清、呼吸困难、呕吐和皮肤发绀等症状。

流行病学调查显示,中毒人员除下午在酒店就餐,早晨及上午在家就餐外,其余时间未在其他地方就餐。随后立即采集患者的呕吐物、洗胃液及患者就餐时所有关联的食物。检验结果发现食品样品(牛肉炖土豆、原料熟牛肉)检出亚硝酸盐含量高出最高限量近4倍,采集的住院患者呕吐物及洗胃液检出高浓度的亚硝酸盐。黄瓜咸菜、辣白菜中亚硝酸盐属限量标准范围内,其余食物及食材中亚硝酸盐含量均低于检出限。

随后紧急在酒店后厨进行现场调查,发现类似于食盐的白色颗粒状物质,第一时间采集样品进行检测,确认是亚硝酸盐。炖牛肉时应该加入少量亚硝酸盐,属于发色剂,因其疏忽,误将亚硝酸盐当作食盐进行加工,监督执法部门第一时间对该酒店采取相关管控措施。

综合实验室的检测结果、食源性疾病现场调查结果及患者的主要临床症状,判定此次事件为一起由亚硝酸盐引起的食物中毒事件。

思政知识链接

食品安全的重要性——以人为本,确保人民群众"舌尖上的安全"

近年来,我国食品安全事件屡屡发生,许多食物被曝含有毒物质,越来越多食物中毒事件的发生使百姓人心惶惶。新出现的食品安全问题让大多数人开始担心会不会危及自己的健康和身体。习近平总书记指出：民以食为天，加强食品安全工作，关系我国13亿多人的身体健康和生命安全，必须抓得紧而又紧。这些年，党和政府下了很大气力抓食品安全，食品安全形势不断好转，但存在的问题仍然不少，老百姓仍然有很多期待，必须再接再厉，把工作做细做实，确保人民群众"舌尖上的安全"。他强调，各级党委和政府及有关部门要全面做好食品安全工作，坚持最严谨的标准、最严格的监管、最严厉的处罚、最严肃的问责，增强食品安全监管统一性和专业性，切实提高食品安全监管水平和能力。要加强食品安全依法治理，加强基层基础工作，建设职业化检查员队伍，提高餐饮业质量安全水平，加强从"农田到餐桌"全过程食品安全工作，严防、严管、严控食品安全风险，保证广大人民群众吃得放心、安心。

（周明）